はじまりのサラダと栄養学

「食べる」の本質を解いた新しい食事法

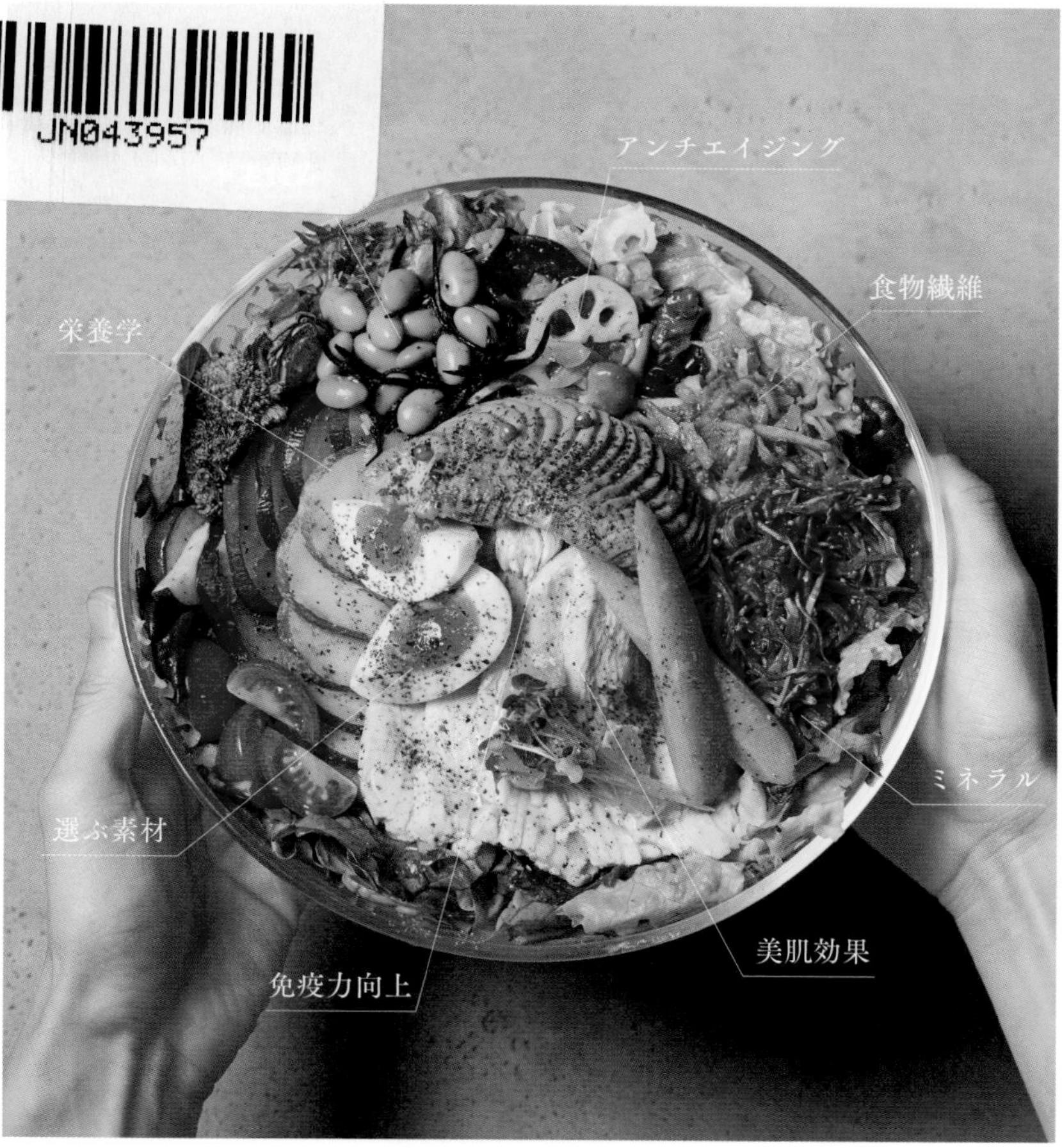

サラダ王子／鍼灸師 田代健斗

KADOKAWA

「はじまりのサラダ」でカラダを満たすとココロも満たされる

鍼灸師である僕が、サラダと栄養学についてインスタグラムで発信するようになったのは4年ほど前です。

きっかけは、鍼灸で体調を整えても「また具合が悪くて」と来院される方が多いこと。対症療法を続けていても食事や生活習慣を変えない限り根本治療にはならないと感じていました。

実は僕自身も、以前は忙しさにかまけて加工食品を頻繁に食べ、ストレスが溜まると謎の腹痛や片頭痛に襲われ、風邪もよくひき、ニキビにも悩まされていました。このまま不調を抱えて生きていくのは嫌だなと思い、健康に関する論文を調べはじめたのが食生活を変えたきっかけです。

圧倒的に足りなかったのは野菜。健康維持とアンチエイジングのためには1日に600〜800gの野菜を食べるのがいいとわかり、カラダを栄養で満たし、野菜中心の食生活で人生を変えていく「はじまりのサラダ」を作りました。

以後、あらゆる不調がなくなり、風邪もひかず肌もキレイになり、自然とお腹が凹んでいました。野菜と果物をたくさん食べると幸福感が増して、ココロまでも満たされるんです。

この幸福感を、「はじまりのサラダ」で多くの人とシェアしたい！ そんな思いを、この本に詰め込みました。

忙しい人こそ試してほしい究極の「つくり置きサラダ」

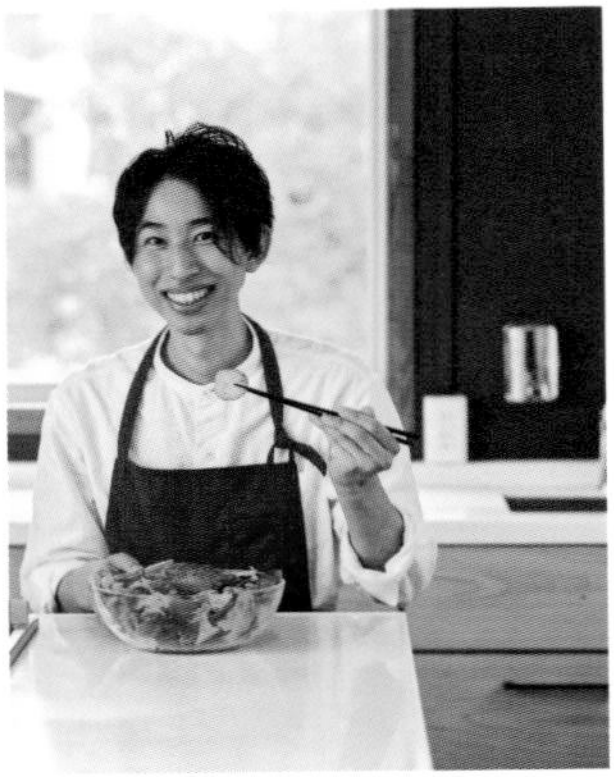

手間をかけたくないなら、葉物野菜の上に全ての栄養素をのせてワンボウルに収まるこのサラダをぜひ！どのレシピも栄養満点で美味しくて、それぞれが合わさるともっと美味しい。美味しいから続く。続くから健康になれる。試してみてください！

僕の本職は鍼灸師です。毎日、朝9時から夜9時まで仕事があるので、平日に食事の準備に時間をかけることができません。

週1回頑張って葉物野菜や低温調理した鶏むね肉、「じゃがさつ」、野菜のマリネなどを用意して、平日はそれらを集めて食べるスタイルにしたら、サラダ生活が続けられるようになりました。冷蔵庫から取り出して、器に盛るだけ。10分もかからずに準備完了！

この方法を編み出したことで、晩ごはんに野菜を600g以上、毎日摂取できるようになりました。野菜は野菜室に入れておくと、栄養素が日に日に減少していくので、できたら買ったものはその日に調理するのがベストです。これは、全ての食べ物に通じる話。

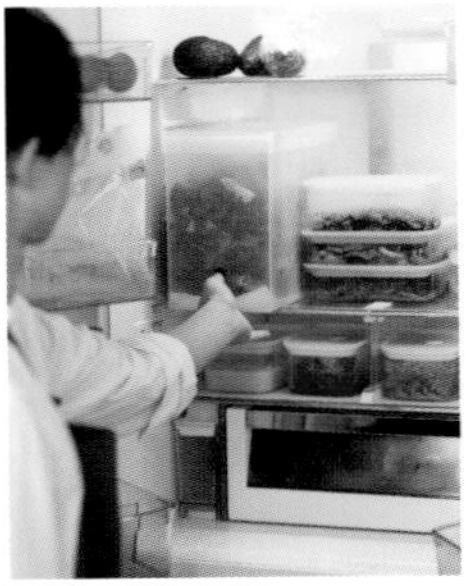

冷蔵庫は1週間分の葉物野菜と、サラダにトッピングする材料でいっぱい！

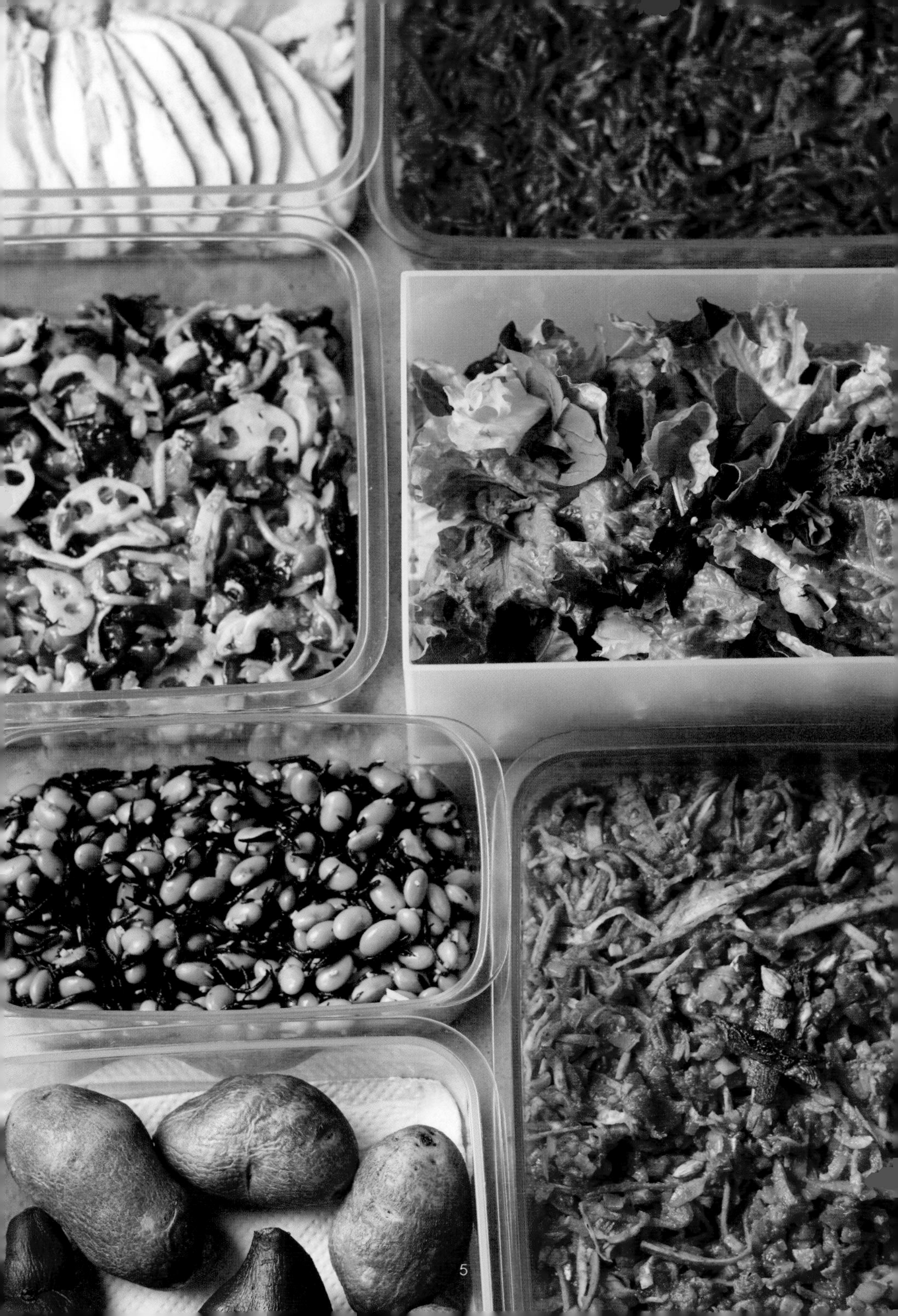

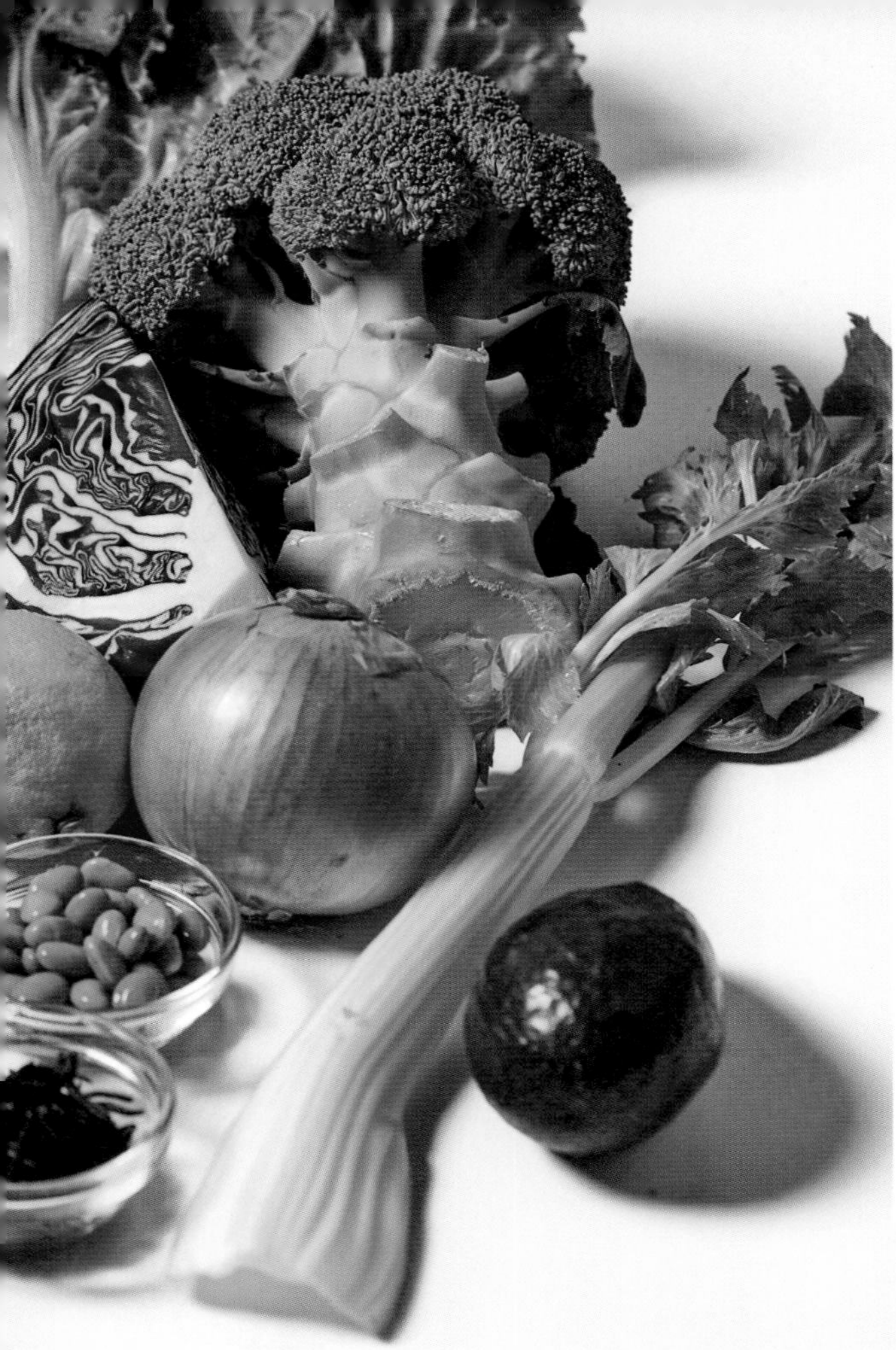

健康でいるためには カロリーの質にこだわる

世の中にはさまざまな健康法やダイエット法の情報があふれ、今や何が良いのか悪いのか判断が難しいほどです。

僕も、多くの患者さんの悩みを聞き、勉強をしながらベストな健康法について長年考えてきました。

そして、「なるほど」と腑に落ちたのが、イェール大学予防研究センターが発表した『Can We Say What Diet Is Best for Health?（どのような食事が健康に最適か言えますか?）』[1]という論文。

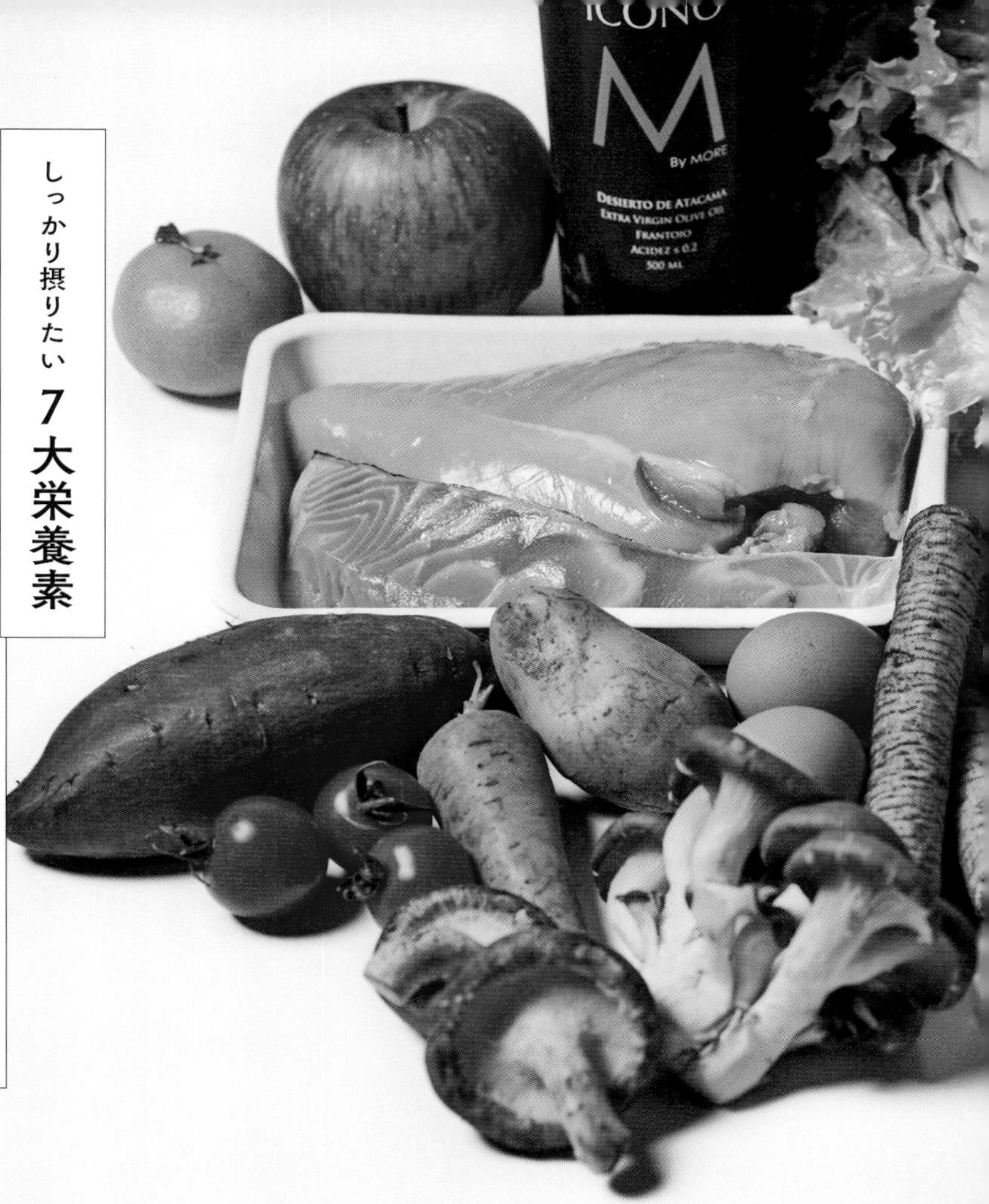

しっかり摂りたい 7大栄養素

- ▼糖質
- ▼脂質
- ▼ビタミン類
- ▼水
- ▼タンパク質
- ▼ミネラル
- ▼食物繊維

過去の質の高い研究167件を精査した結果、健康状態を左右するのは、**〝カロリーの質〟**だと結論づけたのです。

質を上げるには、ビタミンやミネラル、食物繊維が豊富な野菜をたくさん食べ、良質なタンパク質と脂質を摂り、体脂肪になりにくい糖質を摂ること。つまり、加工食品を避けて、自然に近いものを食べることです。超加工食品時代の今、それは難しいことでしょうか？　大丈夫。やってみると、意外と簡単です。

[1] https://www.annualreviews.org/content/journals/10.1146/annurev-publhealth-032013-182351

野菜と果物を1日600~800g食べよう

2017年にハーバード大学とロンドン大学が行った『野菜や果物の消費量と死亡率』[2] のメタ分析に、

「1日200gの野菜や果物を増やすごとに全死因の死亡率が10%下がった!」

という驚くべき報告があります。しかも、欧州からアジア圏の200万人を対象に、さまざまな病気について調べたところ、野菜や果物は1日800gまで食べることでさらにメリットが得られると結論づけたのです。

ならば、**最高の健康効果を求めて1日800gの野菜をいただく**のが何より。そう決めてから、外食する日以外は昼にスムージー、夜はサラダの生活をしております。

食べるほど健康になり、アンチエイジングにも役立ち、いくら食べても太らない野菜は魔法のアイテム。たっぷりの葉物野菜に、根菜や鶏むね肉や良質な脂質であるアボカドも加えて主食にすることで、**食事の概念が変わります。**

[2] https://www.ncbi.nlm.nih.gov/pmc/articles/PMC5837313/

僕の1日のスケジュール

8:00　起床

まず白湯、コーヒーを飲む
自家製塩レモン水をつくる

週に一回汲みに行く湧水で入れた朝のコーヒーは格別。酸化度とカビ毒の少ない有機栽培の豆を愛用。

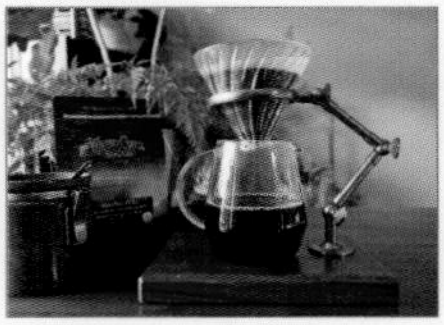

8:40　出勤

9:00　診療スタート

のどが渇いたら、温かいごぼう茶や塩レモン水を適宜飲む

診療は一人１時間で、鍼灸とマッサージを施術。年間2000人ほどの治療を行っています。

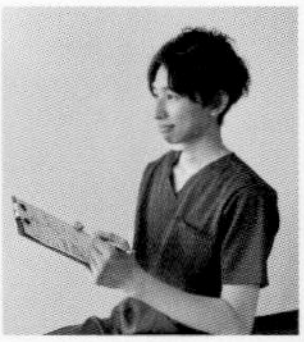

水400mℓ、レモン汁1/2個分、塩1ｇ、好みではちみつ。塩分は１日５～６ｇは摂りたいので、これで補います。

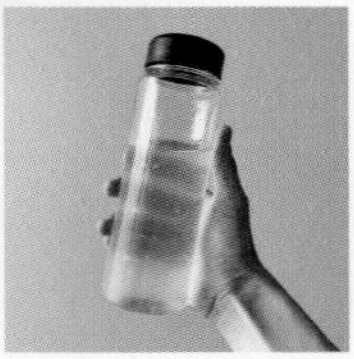

13:30　昼休憩

昼ごはん → **自宅に戻り、グリーンスムージーをつくって飲む**

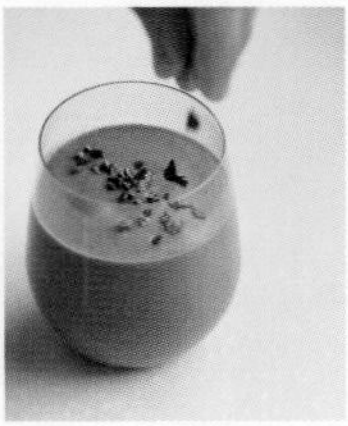

15:00　診療スタート

ごぼう茶や塩レモン水を適宜飲み、お腹がすいたら無塩ミックスナッツをつまむ

21:00　診療終了、退勤

22:00

晩ごはん → **ガラスボウルにサラダを盛りつけ、食べる**

入浴、論文を読んだり勉強したり
Instagramの投稿を作る

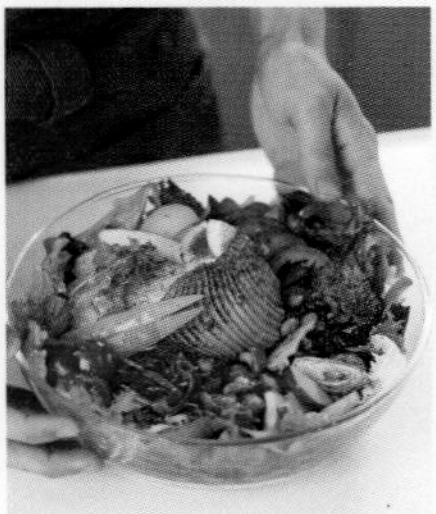

25:00　就寝

CONTENTS

「はじまりのサラダ」でカラダを満たすとココロも満たされる――2
忙しい人こそ試してほしい究極の「つくり置きサラダ」――4
健康でいるためにはカロリーの質にこだわる――6
野菜と果物を1日600〜800g食べよう――8
僕の1日のスケジュール――9

第1章 はじまりのサラダのレシピ

ビタミン・ミネラル　苦味

1週間分の葉物野菜を仕込む――16
重曹水に12分漬け置き洗いで汚れや農薬を落とす――18
重曹効果で新鮮長持ちな葉物野菜を毎日食べ、健康になる――22

糖質　甘味

じゃがいも&さつまいもを蒸す――24
「じゃがさつ」の糖質を冷やすことで痩せやすい体質をつくる――26

タンパク質　旨味

鶏むね肉を低温調理する――28
58℃で4時間40分。ゆっくり火を入れるとしっとり仕上がり、体の老化を抑える――30

ミネラル・食物繊維　酸味
枝豆ひじきの生姜バルサミコ――32
海藻で食物繊維とミネラルを、枝豆で植物性タンパク質を補う――34

食物繊維・ビタミン　旨味
3種のきのこと蓮根の和風マリネ――36
きのこを毎日18g摂ることでがんの発症リスクを34%減らす――39

食物繊維・ポリフェノール　辛味
切り干し大根とごぼうのトマトスパイス煮込み――40
抗酸化作用、脂肪燃焼作用が高いスパイスをしっかり摂るレシピ――42

食物繊維・ミネラル　酸味
紫キャベツのマリネ――44
タンパク質はマリネと一緒に摂ることで糖化と酸化を防ぐ――46

つど用意するもの――48
アボカド▼脂質、ミニトマト▼リコピン、にんじん▼βカロテン、
みかん（柑橘類）▼ビタミンC、季節の野菜のグリル、半熟卵▼タンパク質

「はじまりのサラダ」を盛りつける――52

COLUMN
自家製粒マスタードのつくりかた――54

第2章 はじまりの栄養学

1 食べることへの納得感を考える――56
2 正しい食生活のお手本は旧石器時代にあり――60
3 農耕がはじまり質の悪いカロリーと不安がはじまる――66
4 最高の主食は痩せ効果がある「じゃがさつ」――72
5 脳を乱して太らせる白い悪魔の三兄弟――74
6 そもそも人間は太らないようにできている――80
7 ジャンクフードはときどき楽しむエンタメと考える――84
8 1日に食べる量と自由に使えるカロリーを意識しておく――92
9 腸を喜ばせることが強いメンタルと幸福感を生む――96
10 37兆個の細胞が必要な栄養とは？――102
11 脂質は薬にも毒にもなる――106
12 9・3万人を調査してわかった選ぶべき脂質――118
13 体をサビから守る質の良いタンパク質の選び方――122
14 酸化を抑えるタンパク質の調理法と加工食品について――128
15 肥満細胞になる「糖質」はそもそも必要なのか？――132
16 僕たちの人生を伴走する腸内細菌をもてなし守る――138
17 最高のアンチエイジングは食べないこと――148
18 野菜のカリウムは摂り過ぎても心配いらない――152
19 持続可能な健康生活は毎日のサラダから――156

COLUMN おやつはナッツかカットフルーツを選択 ―― 162

第3章 ホールスープとグリーンスムージー

野菜の栄養と旨味を丸ごといただく優しさしみるホールスープ ―― 164
皮ごと栄養を摂るホールスープは塩だけで味付けして味変を楽しむ ―― 168
ビーツのホールスープ ―― 170
アジア風スープ ―― 171
完全栄養食をデザインしたグリーンスムージー ―― 172
完全栄養食のスムージーを朝食や昼食に置き換える ―― 177
サラダとホールスープ、スムージーを組み合わせた日々の暮らしの提案 ―― 178

こだわりの食材 ―― 180
こだわりの調味料 ―― 182
こだわりの道具 ―― 184

「はじまりのサラダ会」を通して食べることを改めて考えるきっかけをつくっていきたい ―― 186

参照文献、参考論文一覧 ―― 190

STAFF CREDIT

デザイン
吉村亮　大橋千恵
(Yoshi-des.)
撮影
鈴木泰介
スタイリング
すずき尋巳
協力
平井敬子
校正
麦秋アートセンター
DTP
ニッタプリントサービス
編集協力
丸山佳子
編集
前山陽子
(KADOKAWA)

はじまりのサラダのレシピ

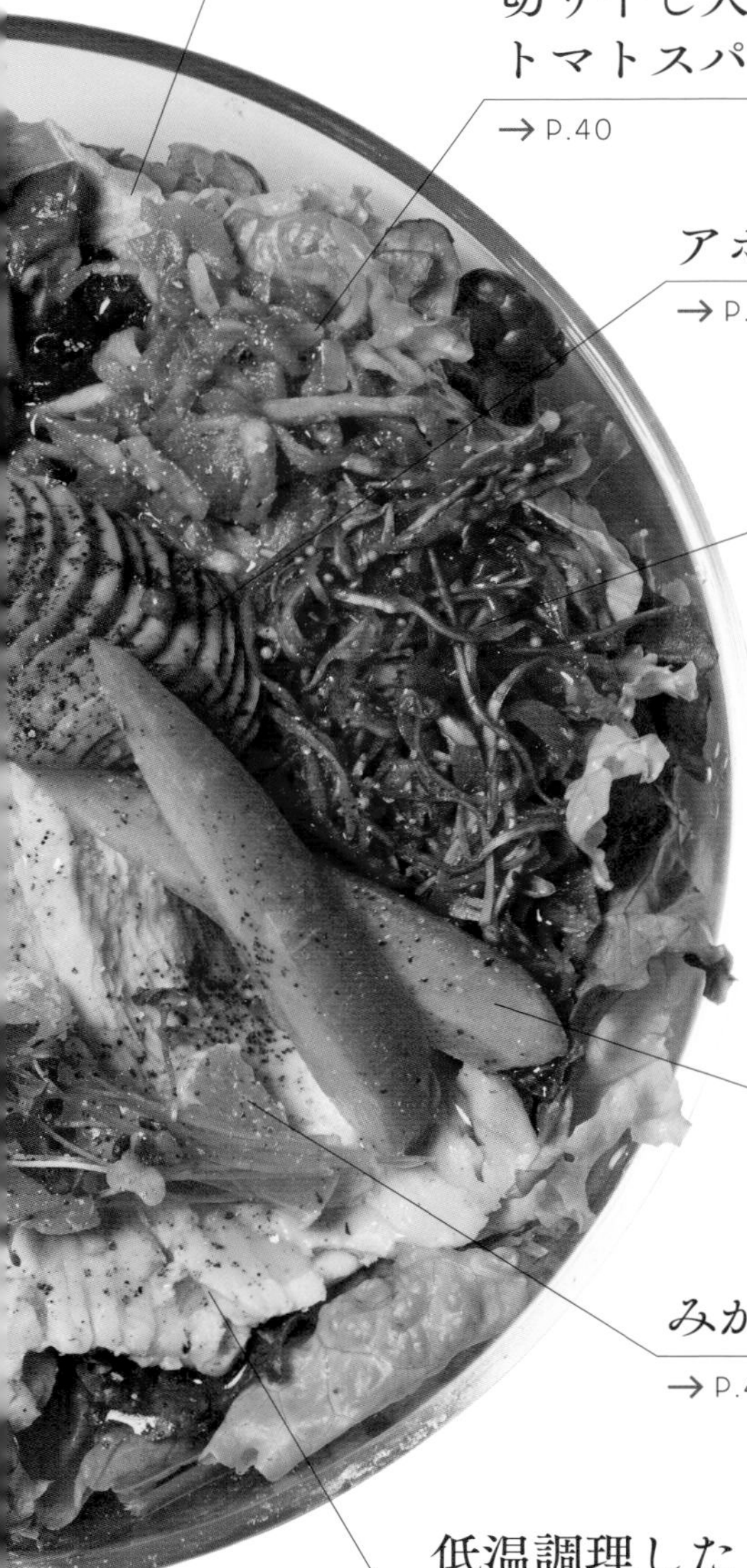
葉物野菜
→ P.16
切り干し大根とごぼうのトマトスパイス煮込み
→ P.40
アボカド
→ P.48
紫キャベツのマリネ
→ P.44
にんじん
→ P.49
みかん
→ P.49
低温調理した鶏むね肉
→ P.28

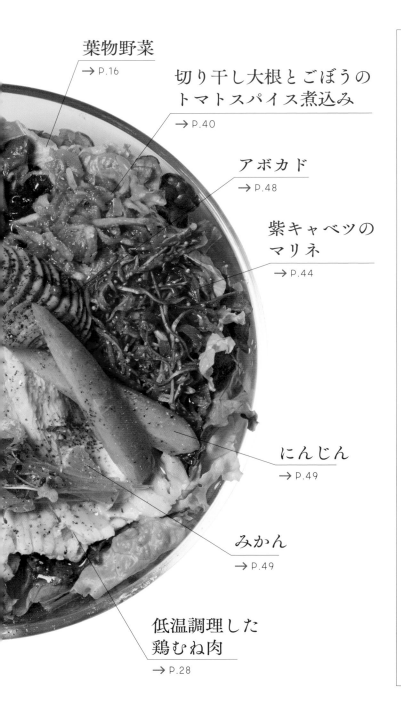

第1章

マリネや煮込みに味がついているのでドレッシングは必要ありません。高品質のEXVオリーブオイルとミネラルたっぷりの天日塩で野菜を味わってください。

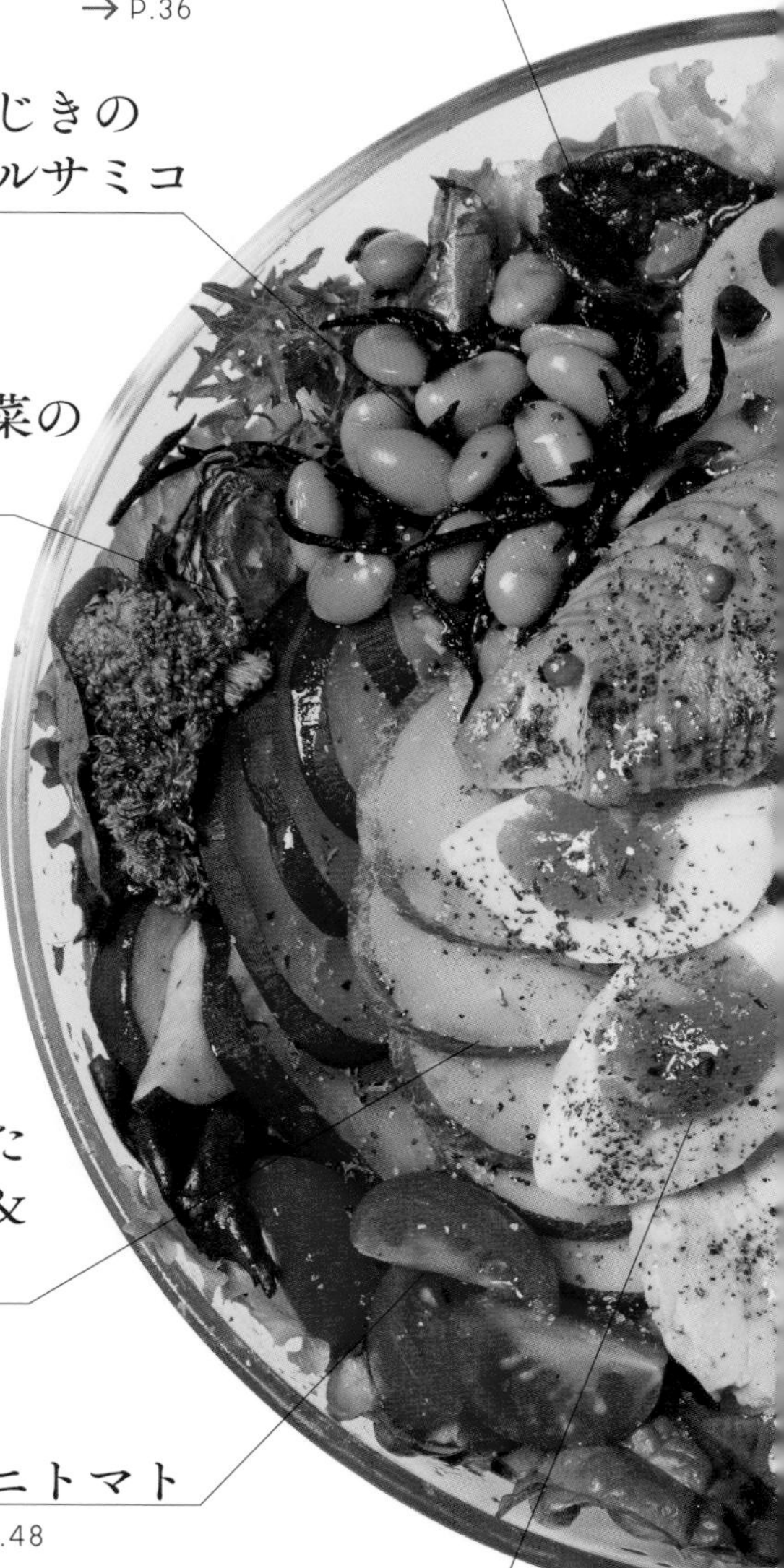

3種のきのこと
蓮根の和風マリネ
→ P.36
枝豆ひじきの
生姜バルサミコ
→ P.32
季節の野菜の
グリル
→ P.50
炊飯調理した
じゃがいも&
さつまいも
→ P.24
ミニトマト
→ P.48
半熟卵
→ P.51

ビタミン・ミネラル

苦味

1週間分の葉物野菜を仕込む

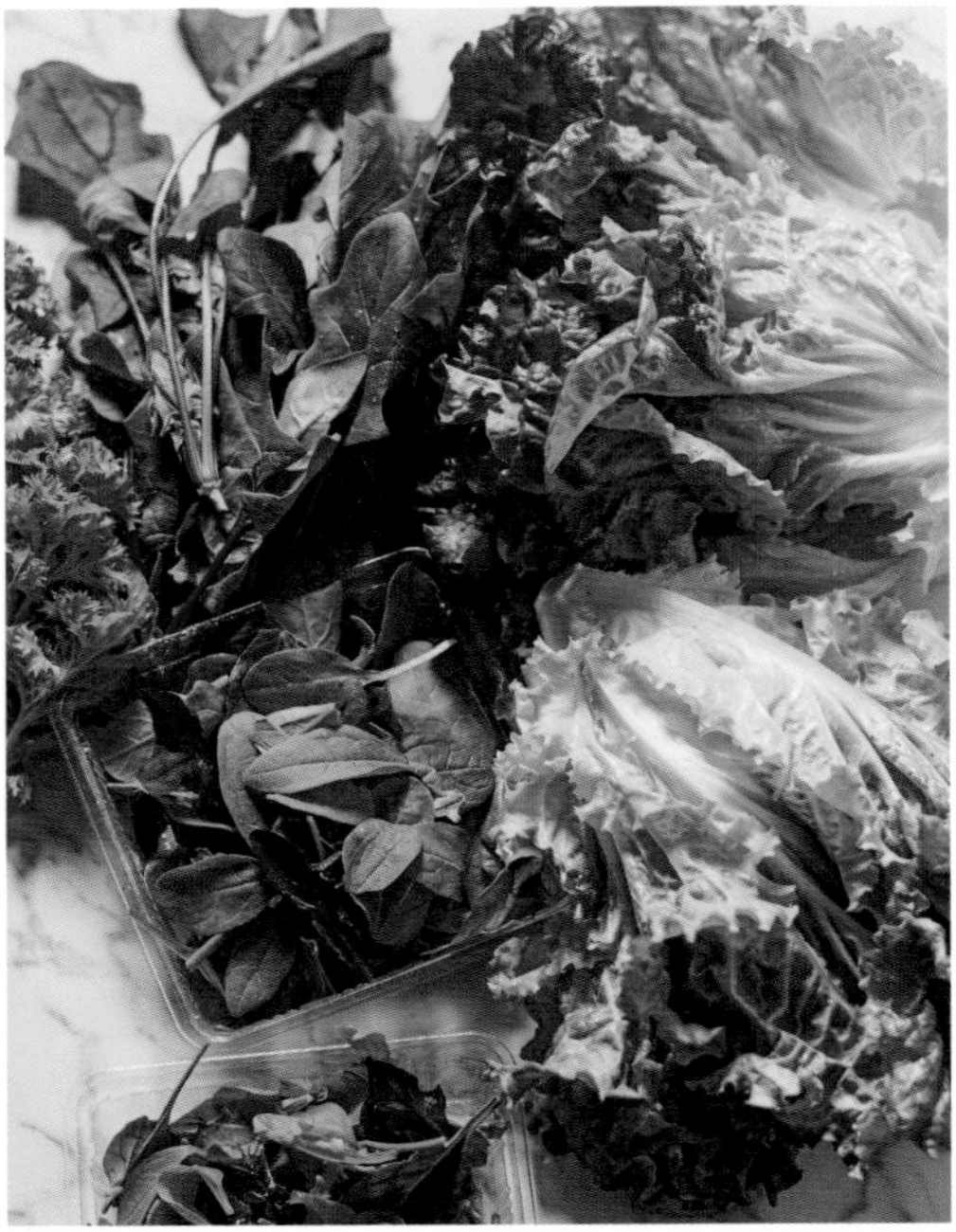

用意するもの（5〜6日分）

サニーレタス……2株
サラダほうれん草（またはケール）……1束
ベビーリーフ……大1パック
季節の葉物野菜（わさび菜、セルリーなど）……1束

毎日たくさん野菜を食べるにあたって、全てオーガニックがもちろん理想ではありますが、現実はなかなかに厳しいはずです。だから多少農薬が残留しているスーパーの野菜でも大丈夫なので、僕たち自身で農薬をなるべく減らす工夫をし、食べることが大切だと思っています。その工夫が、重曹洗いです。

重曹で農薬が落ちるの？　と思うかもしれませんが、２０１７年のアメリカ化学会の実験［3］で、その効果が証明されています。

リンゴを重曹水、次亜塩素酸ナトリウム水、水道水などで洗って残留農薬量を検証したところ、**「重曹水で12分漬け置き洗いした場合に最も農薬が落ちた」**というのです。

ちなみに重曹水に漬けたリンゴは、チアベンダゾール（浸透性の殺虫剤）も80％減少。

[3] https://pubs.acs.org/doi/abs/10.1021/acs.jafc.7b03118

重曹水で漬け置き洗いすると葉物野菜が新鮮なまま1週間長持ちする

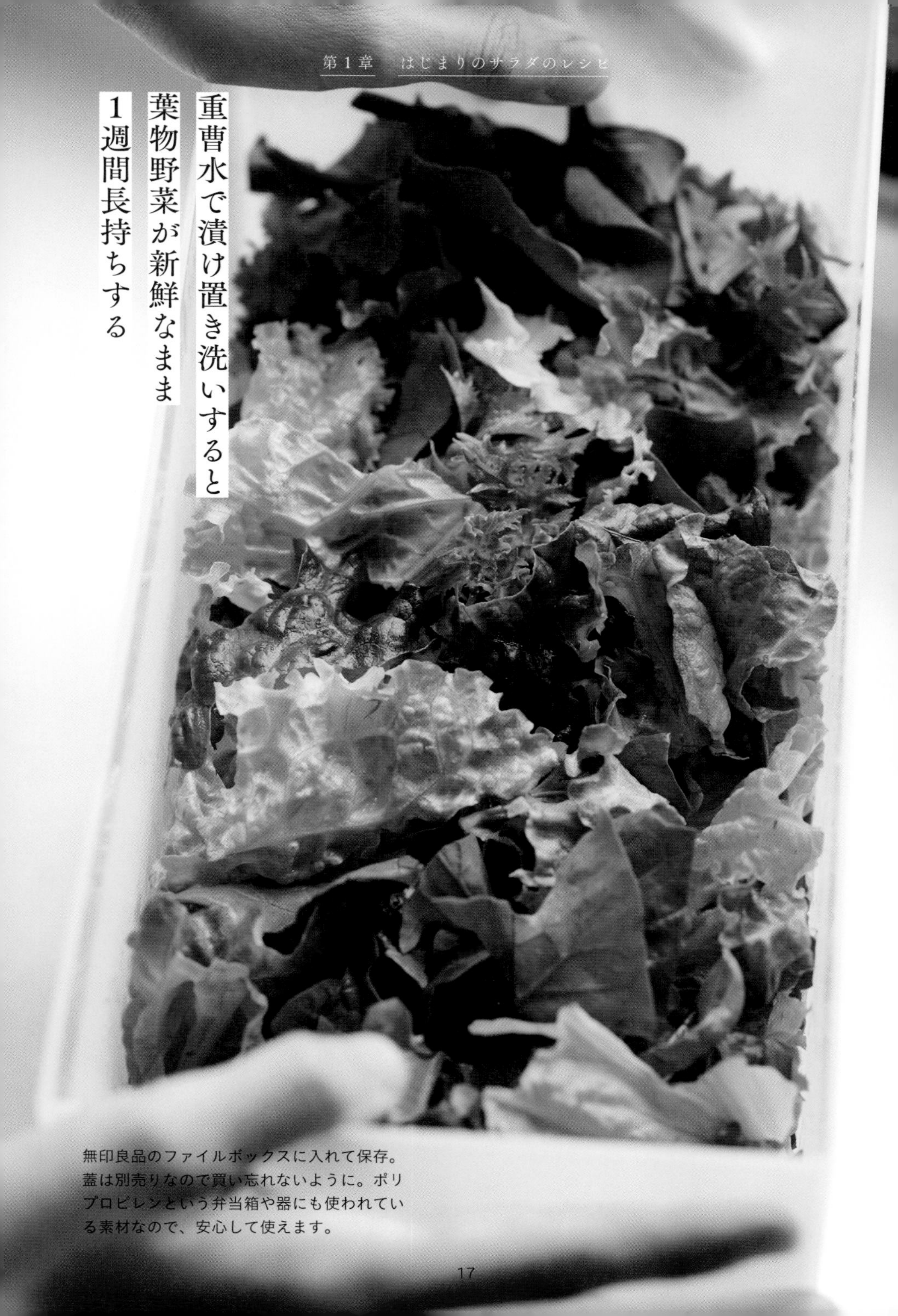

無印良品のファイルボックスに入れて保存。蓋は別売りなので買い忘れないように。ポリプロピレンという弁当箱や器にも使われている素材なので、安心して使えます。

重曹水に12分漬け置き洗いで汚れや農薬を落とす

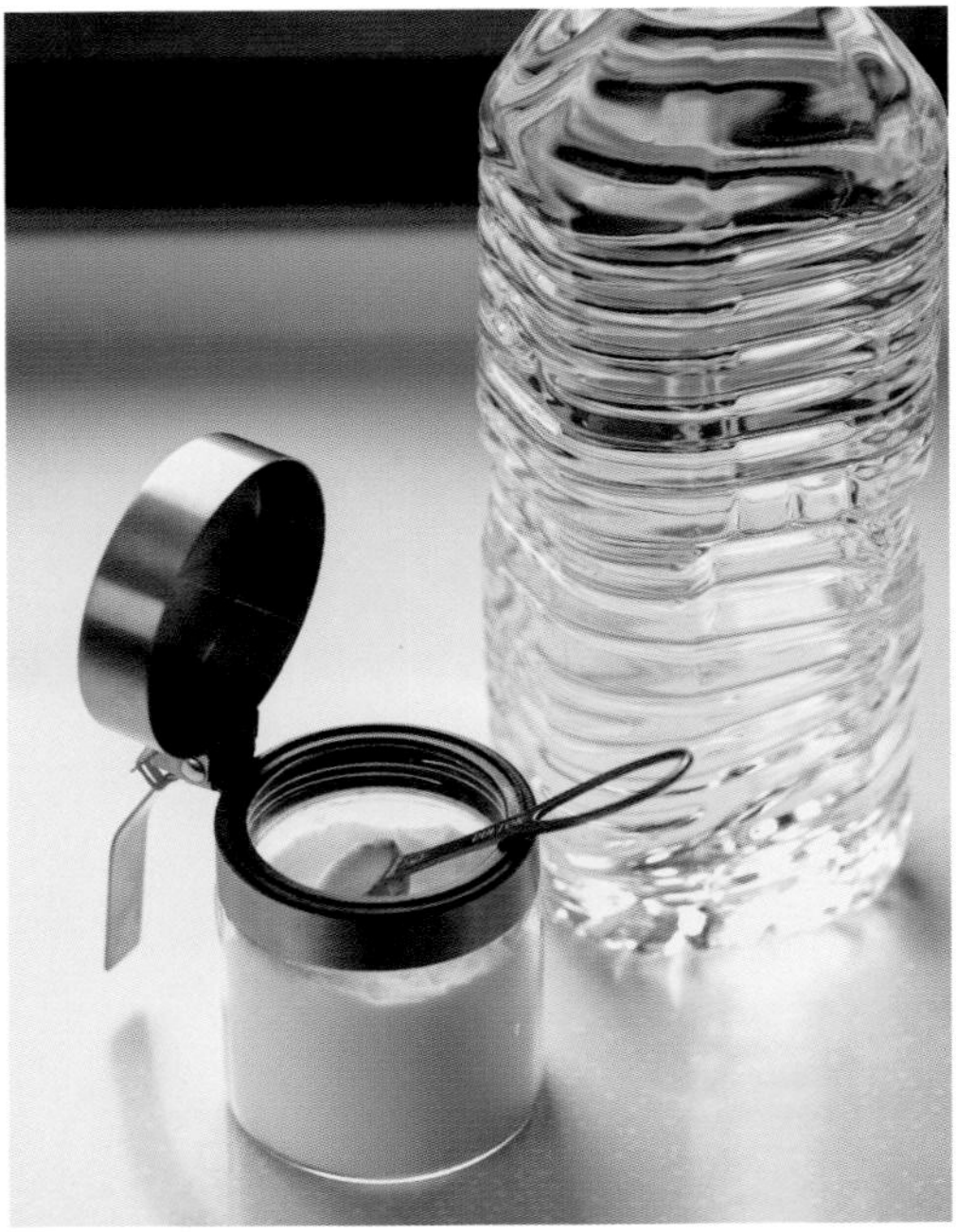

水2ℓに対して、重曹大さじ1が目安。重曹は料理用で、国産のものがおすすめ。

ホスメット（内部浸透しない農薬）は95・6%も洗浄されたと報告されています。

農薬や多くの汚れは酸性ですが、重曹はアルカリ性。そのため、農薬や汚れを中和させることができ、漬け置き洗いだけで簡単に落とすことができるのだとか。

重曹は素晴らしいアイテム。しかし一方で、「そもそも重曹って体に害はないの？」という疑問も浮かんできます。

2019年にポツダム大学が発表した論文［4］によると、「重曹水（1kgあたり0・3g程度）を飲んだ被験者のうち66%が、『運動のパフォーマンスが上がった』『体の調子が良くなった』」など、重曹水の健康効果も報告されています。ベーキングパウダーとして料理にも使われている重曹は、口に入れても安全だし、野菜にも体にも良い！　ということです。安心して使ってください。

[4] https://pubmed.ncbi.nlm.nih.gov/31191097/

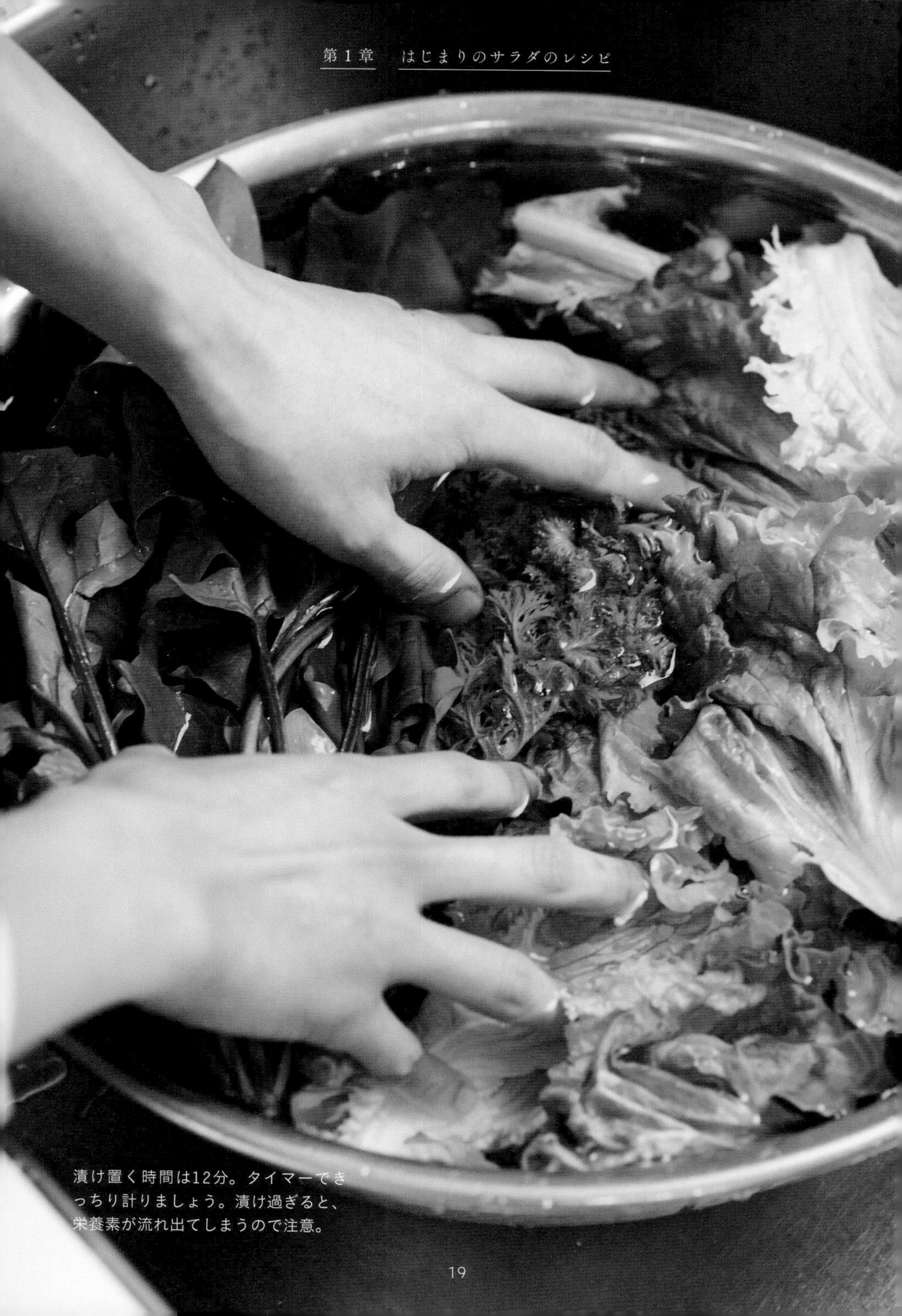

漬け置く時間は12分。タイマーできっちり計りましょう。漬け過ぎると、栄養素が流れ出てしまうので注意。

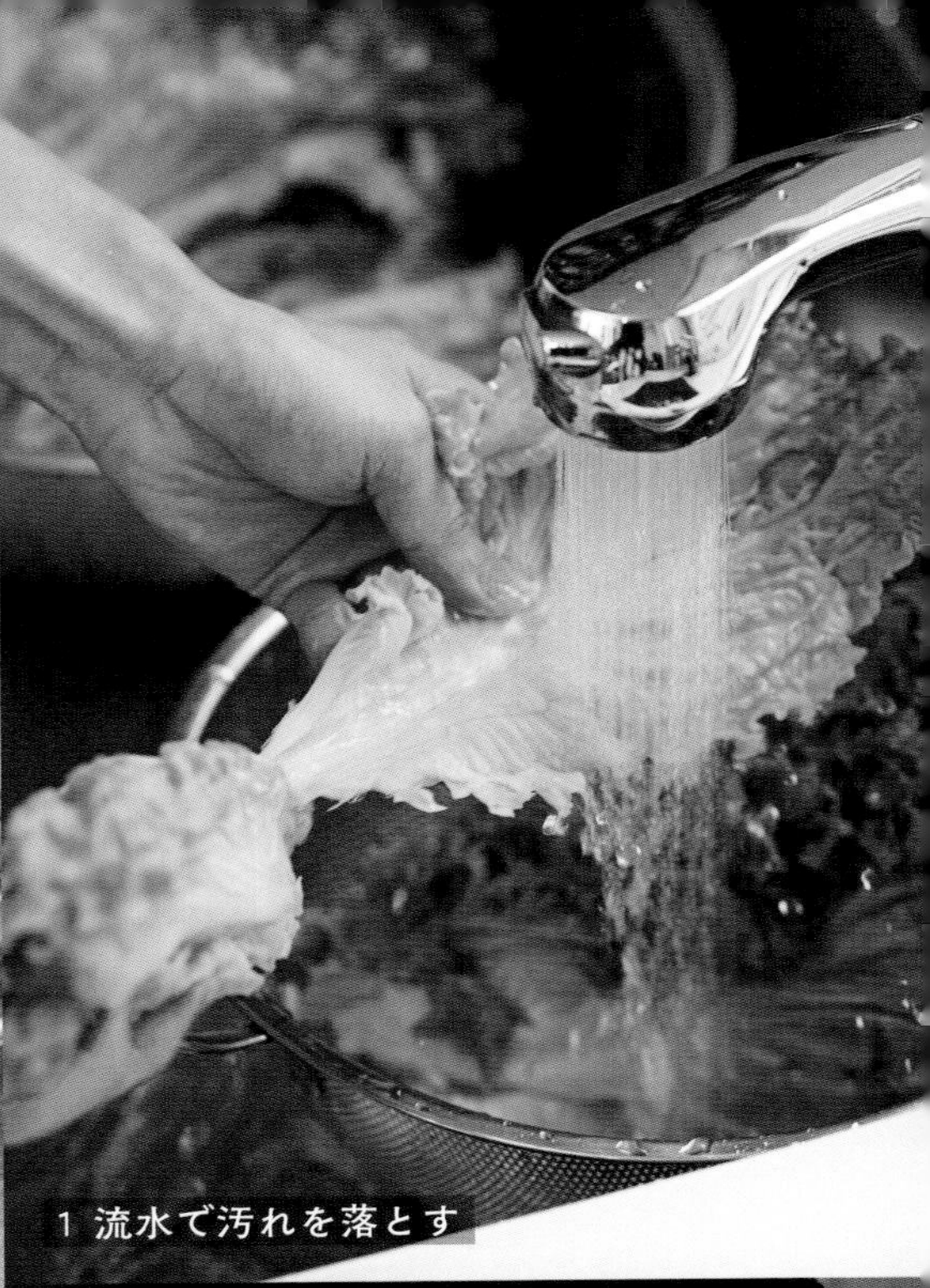

1 流水で汚れを落とす

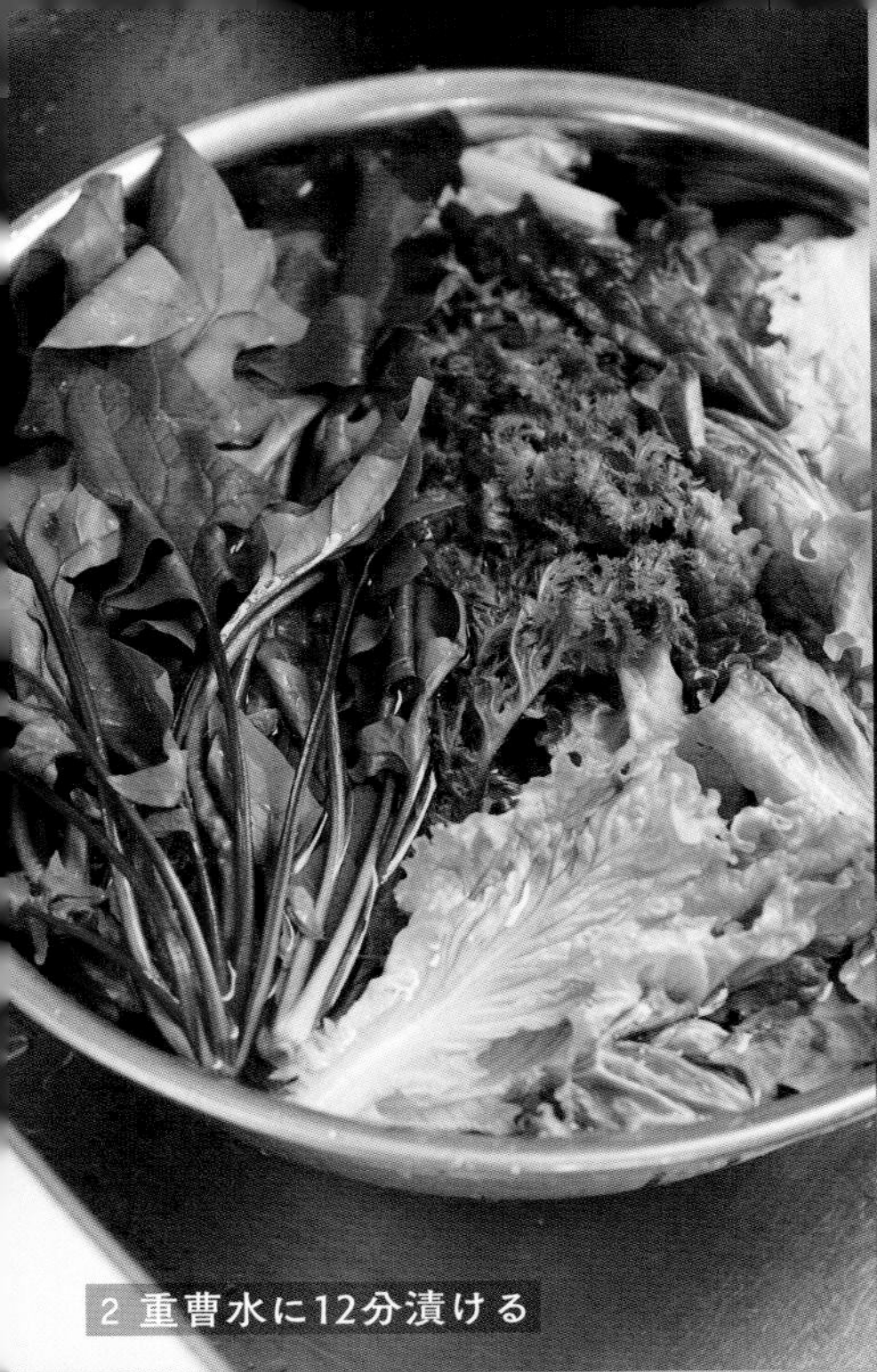

2 重曹水に12分漬ける

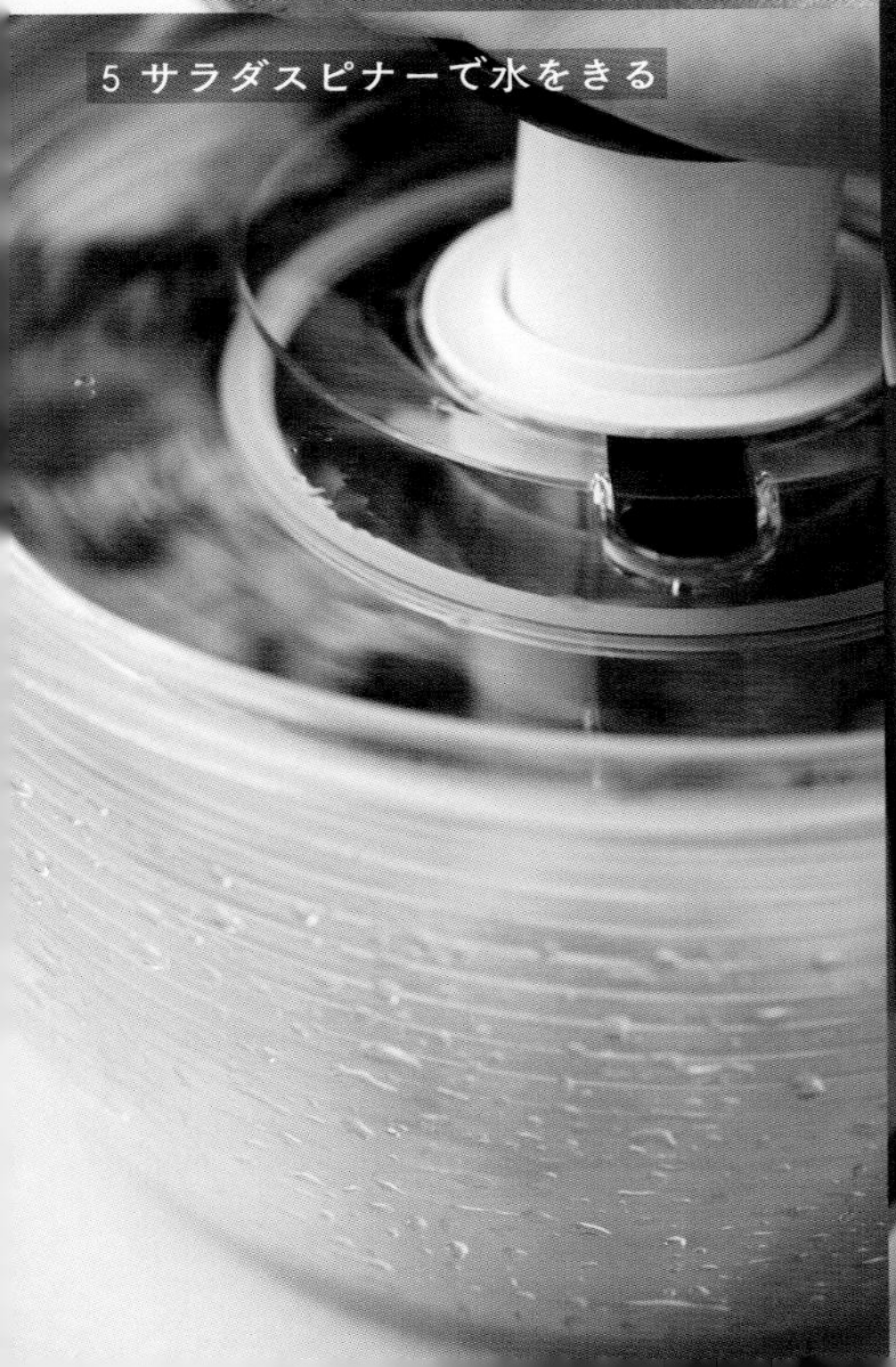

5 サラダスピナーで水をきる

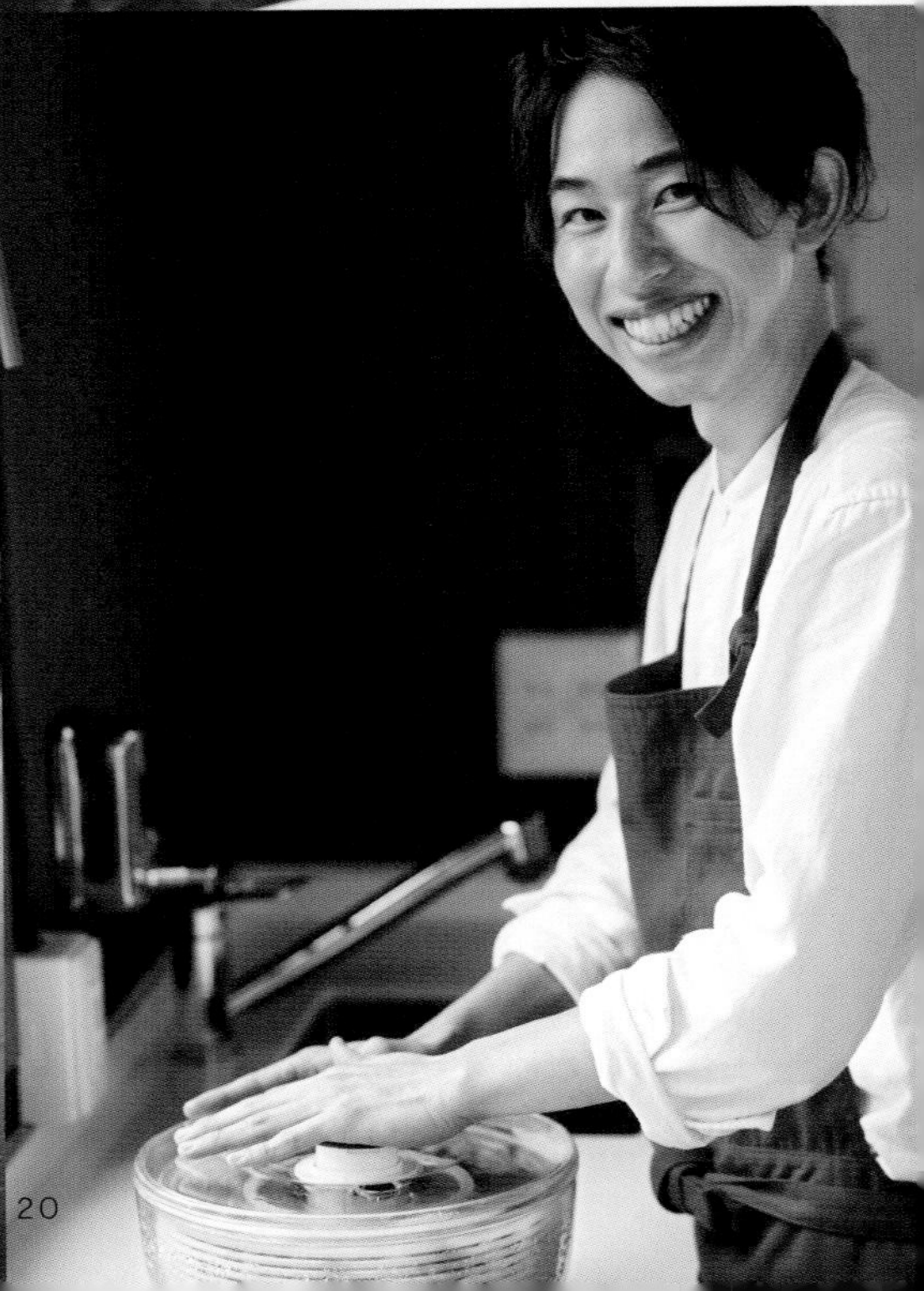

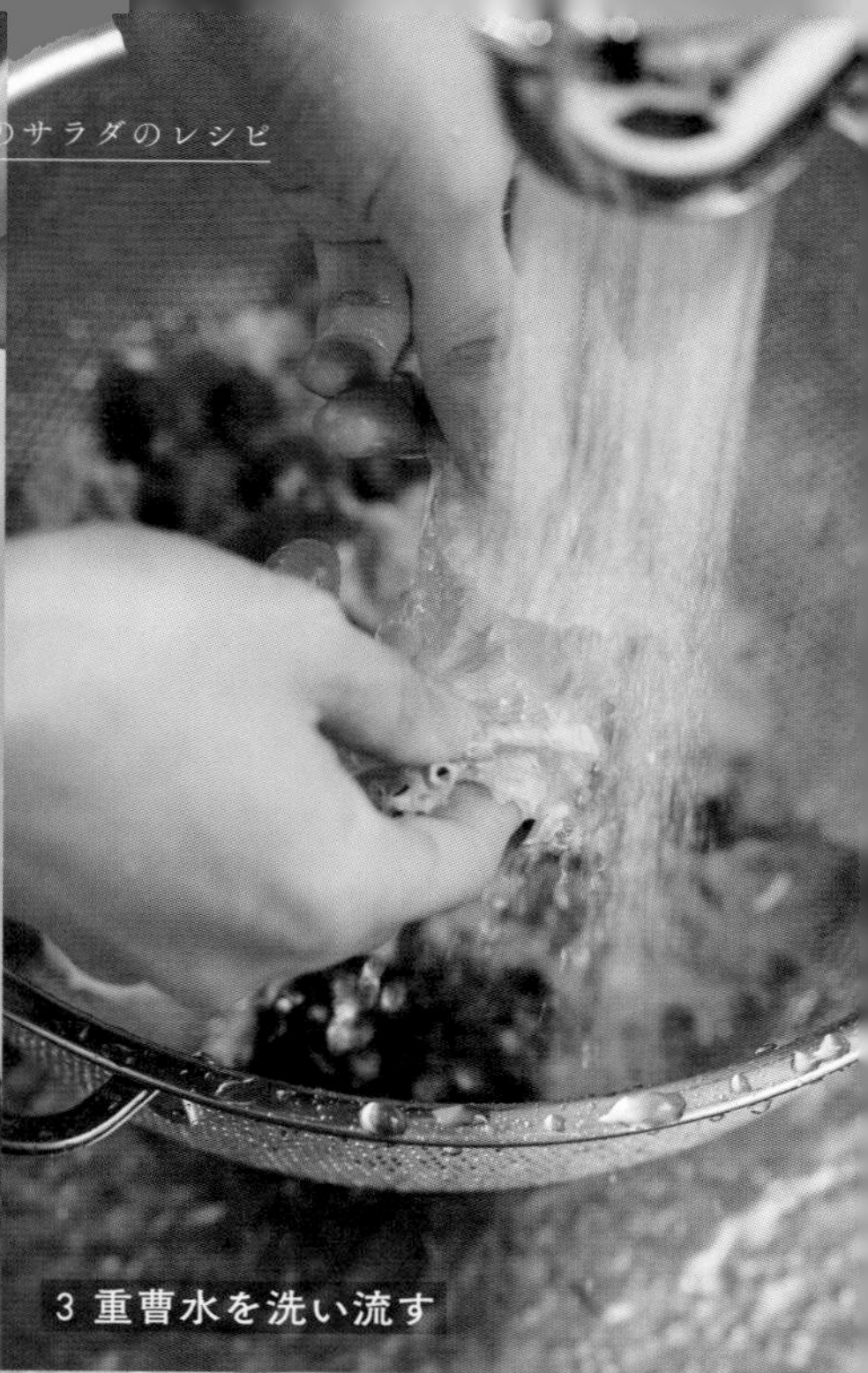

3 重曹水を洗い流す

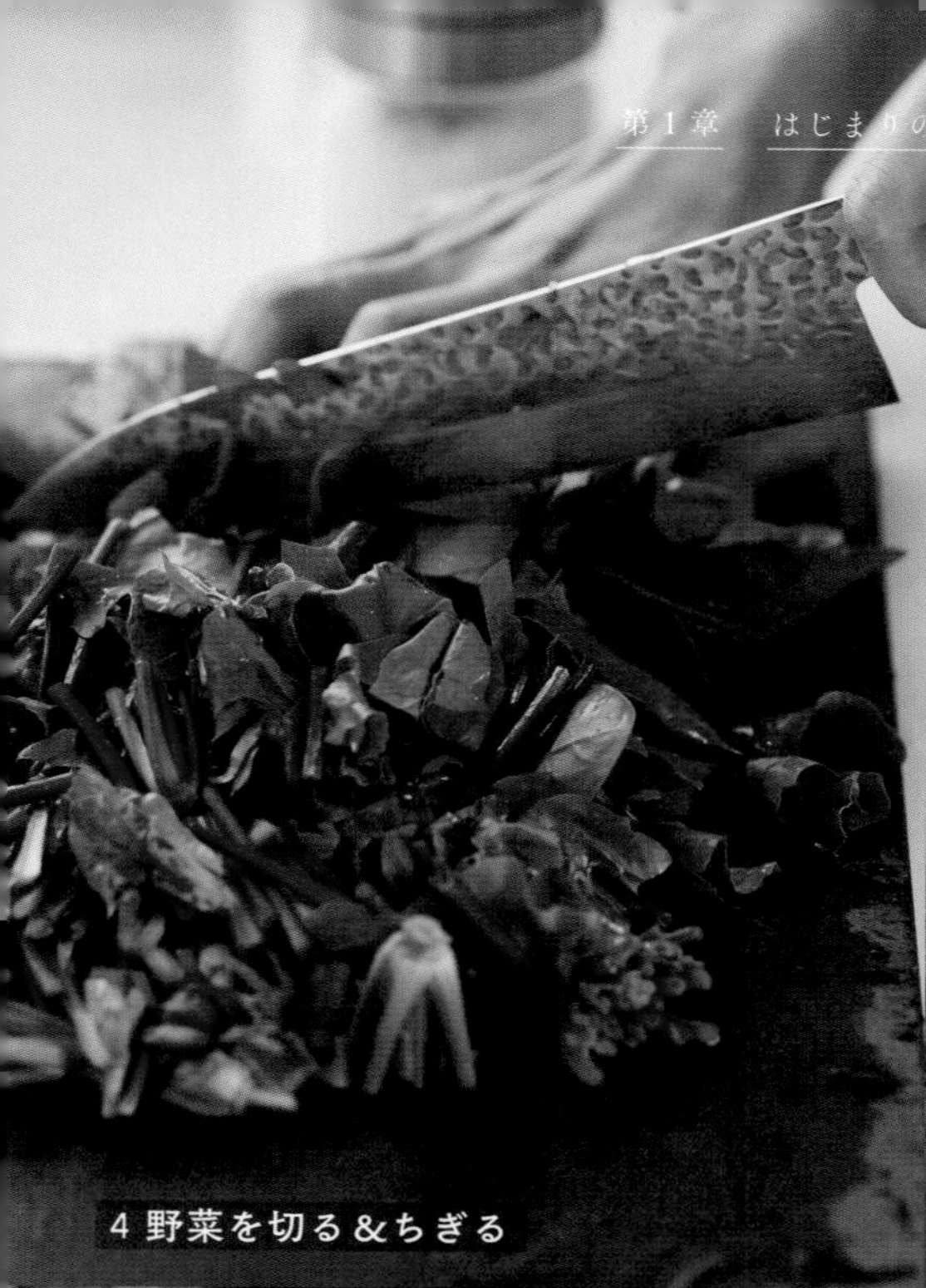

4 野菜を切る＆ちぎる

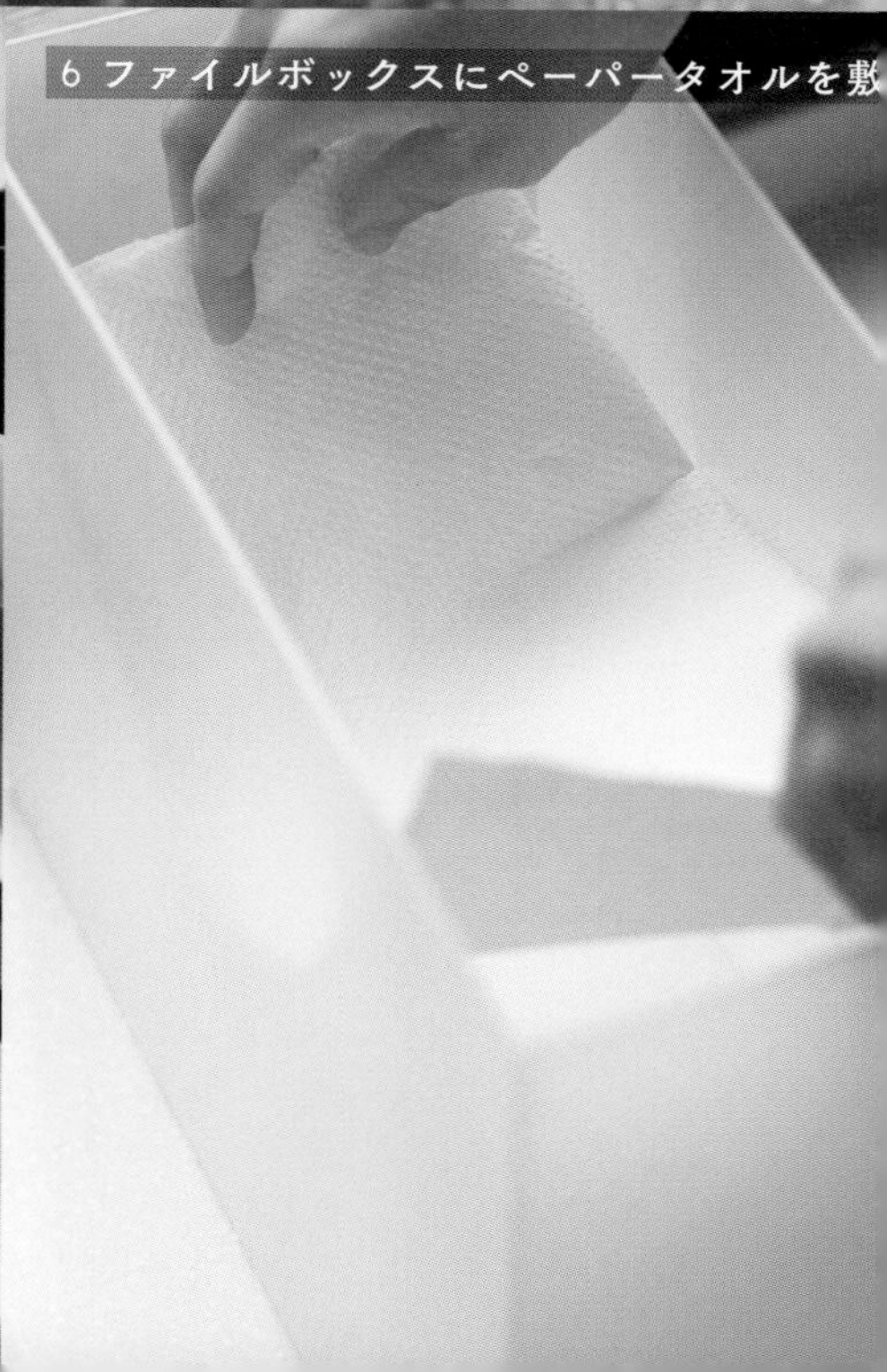

6 ファイルボックスにペーパータオルを敷

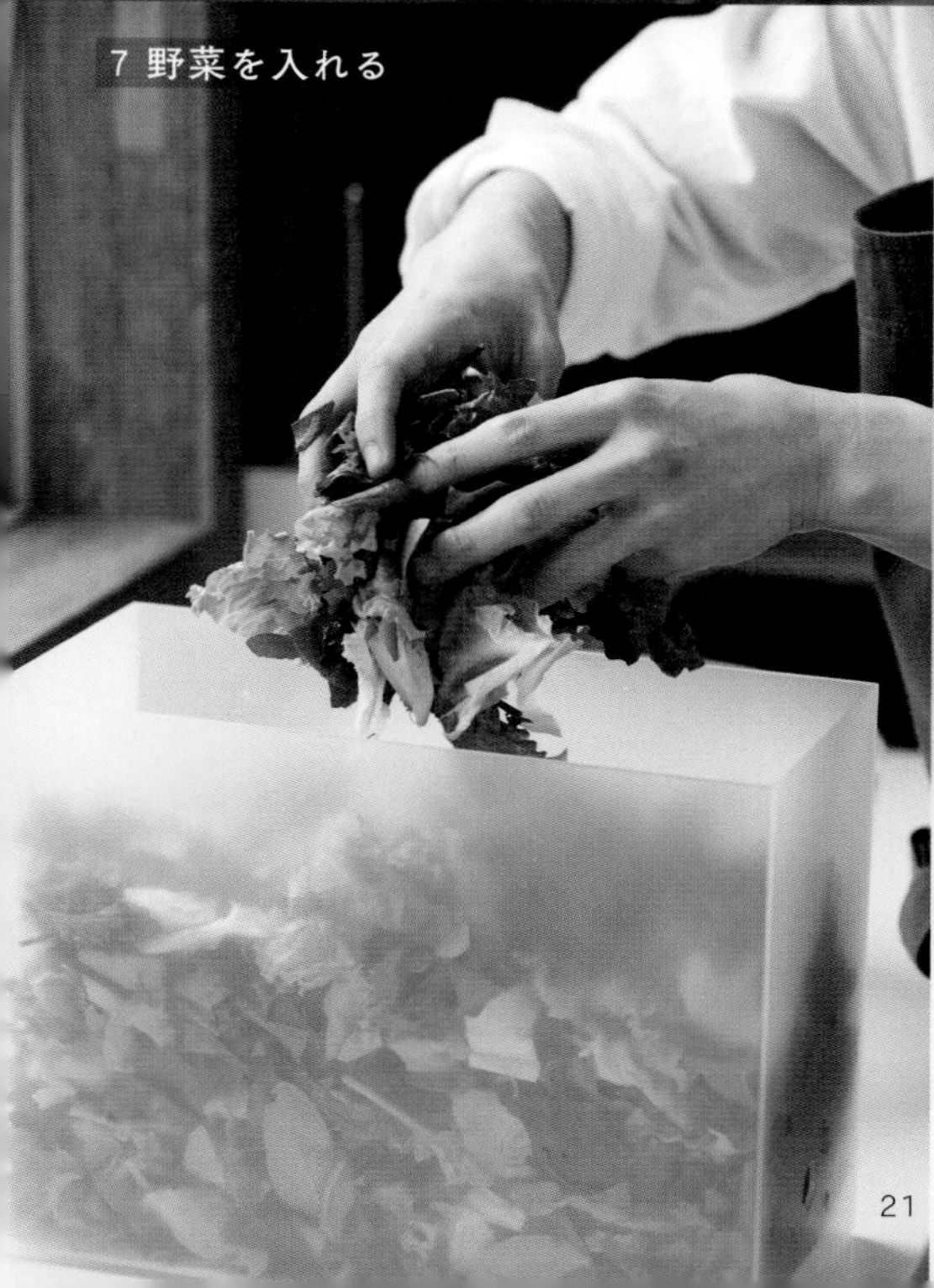

7 野菜を入れる

重曹効果で新鮮長持ちな葉物野菜を毎日食べ、健康になる

葉物野菜を冷蔵庫に入れておくと、2、3日でしなっとしてきます。ところが重曹水に漬けると1週間は元気。葉物野菜のストックがあれば、毎日サラダを作るハードルはぐっと下がります。

葉物野菜はビタミン、ミネラル、ポリフェノールの宝庫で抗がん作用や抗炎症作用があり、細胞内のDNAの修復に役立つほか、「食べる水」と言われるほど水分も豊富。しかも、いくら食べても太りません。例えばサニーレタスなら100gたったの15kcal。まさに、〝カロリーの質No.1〟の食材です。

葉物野菜をベースにして良質のタンパク質や脂質をバランスよく摂れば、間違いなく健康になります。サラダが運ぶ健康と幸せを毎日かみしめられるよう、重曹洗いから始めてみましょう。

手順

1. 大きなボウルに水を2ℓ入れ、大さじ1杯の重曹を加えて溶かし、重曹水を作る。
2. サニーレタスは1枚ずつはがして流水で洗い、大きな汚れを落としてから、重曹水に12分漬ける。サラダほうれん草、ベビーリーフ、季節の葉物野菜も漬け置く。
3. 流水で重曹水と葉物野菜の表面の農薬を洗い流す。サニーレタスは一口サイズに手でちぎる。サラダほうれん草、季節の葉物野菜は食べやすい長さに切る。
4. サラダスピナーに入れ、水をきる（なるべく水分を飛ばしたほうが持ちがいい）。
5. ファイルボックスの底に、水受け用にペーパータオルを敷き、水をきった葉物野菜を入れる。
6. 蓋をして冷蔵庫で保存する。毎日、取り出す際に、上下を返すと良い。

＊丸レタスは変色しやすいので、サニーレタスがおすすめ。

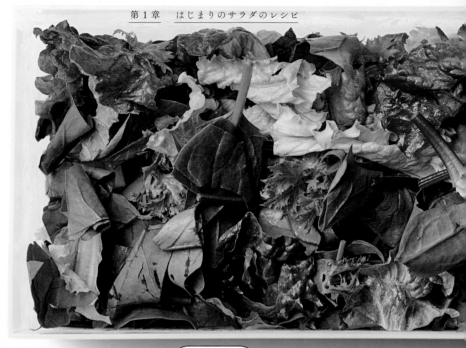

葉物野菜を使うたびに、上下を入れ替えるように、ふんわりと混ぜてます。

5日後

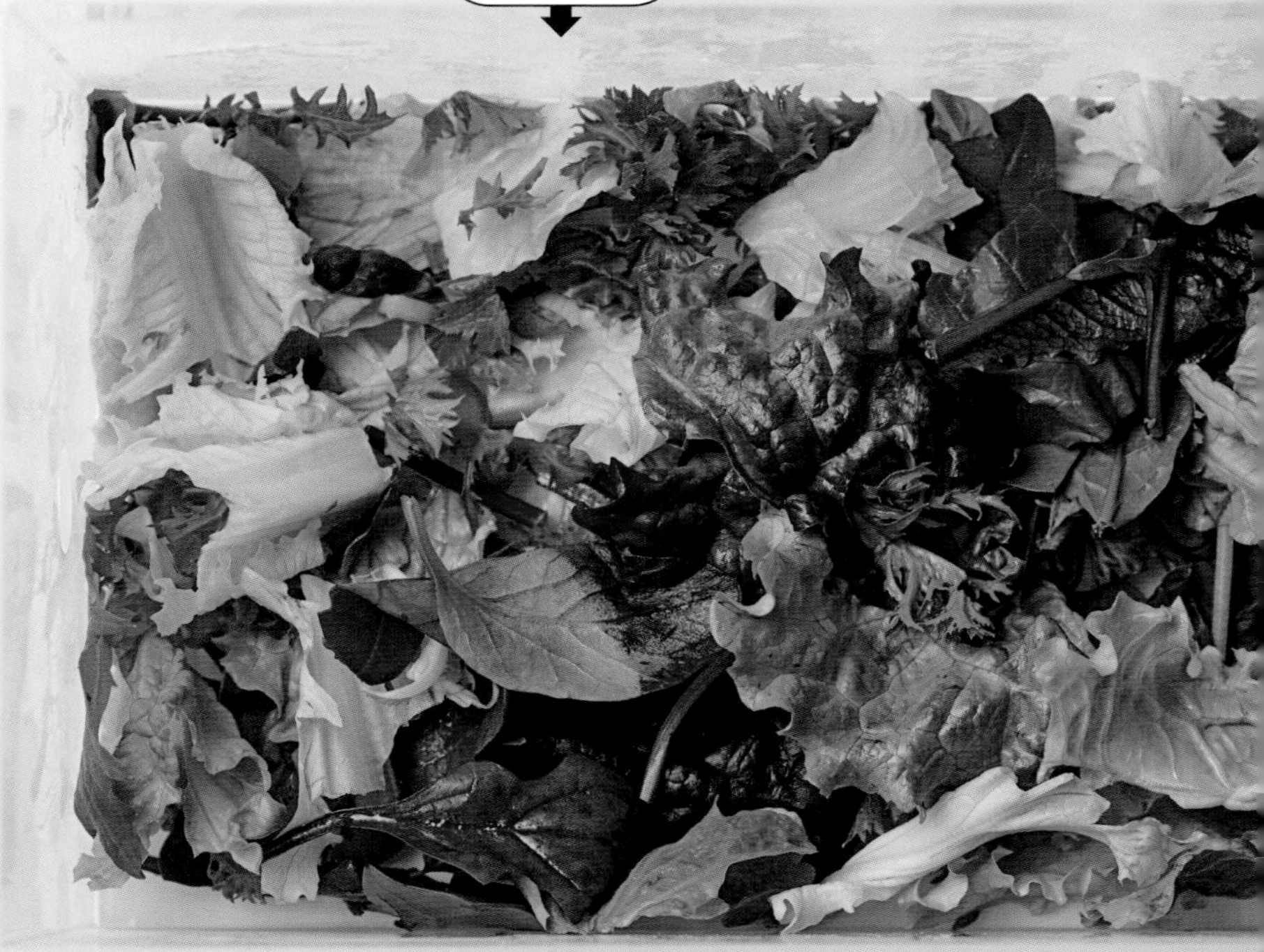

買ったまま野菜室に入れておくと、しなしなになる葉物野菜が、重曹水に漬けると、5日後でもこの状態。

糖質

甘味 じゃがいも&さつまいもを蒸す

用意するもの（5〜6日分）

じゃがいも……4〜5個
さつまいも……2本
水……適量
炊飯器（または圧力鍋）

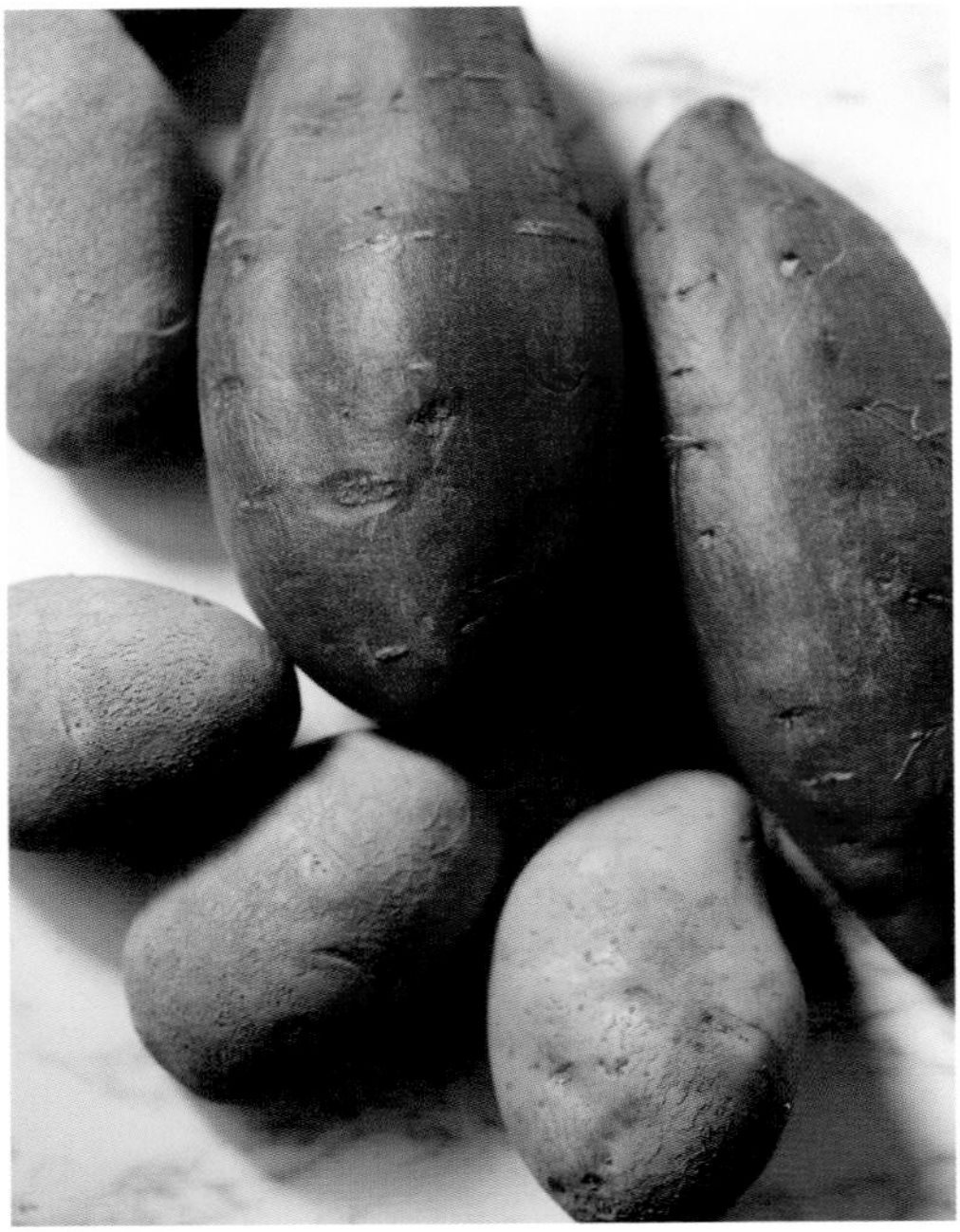

じゃがいも、さつまいもは糖質です。ダイエット中の人は避けたい食材かもしれませんが、僕は毎日、サラダに入れて食べています。糖質は僕たちの脳や体を動かす大切なエネルギー源ですが、精白米はGI値（血糖値が上がるスピード）が高く、玄米や小麦食品には体に害を及ぼす抗栄養素が含まれます。

一方、「じゃがさつ」には抗栄養素が一切なし。食物繊維が多く、ビタミンCは果物並みに豊富なスーパーフードで、腸活にも効果的です。これを食べない手はありません。

皮ごと洗って炊飯器で蒸し、冷やしてから食べるのが僕のやり方です。とても簡単ですが、科学的にも栄養学的にも理にかなった方法ですし、美味しく食べられるので、真似していただく価値は十分にあると思います。

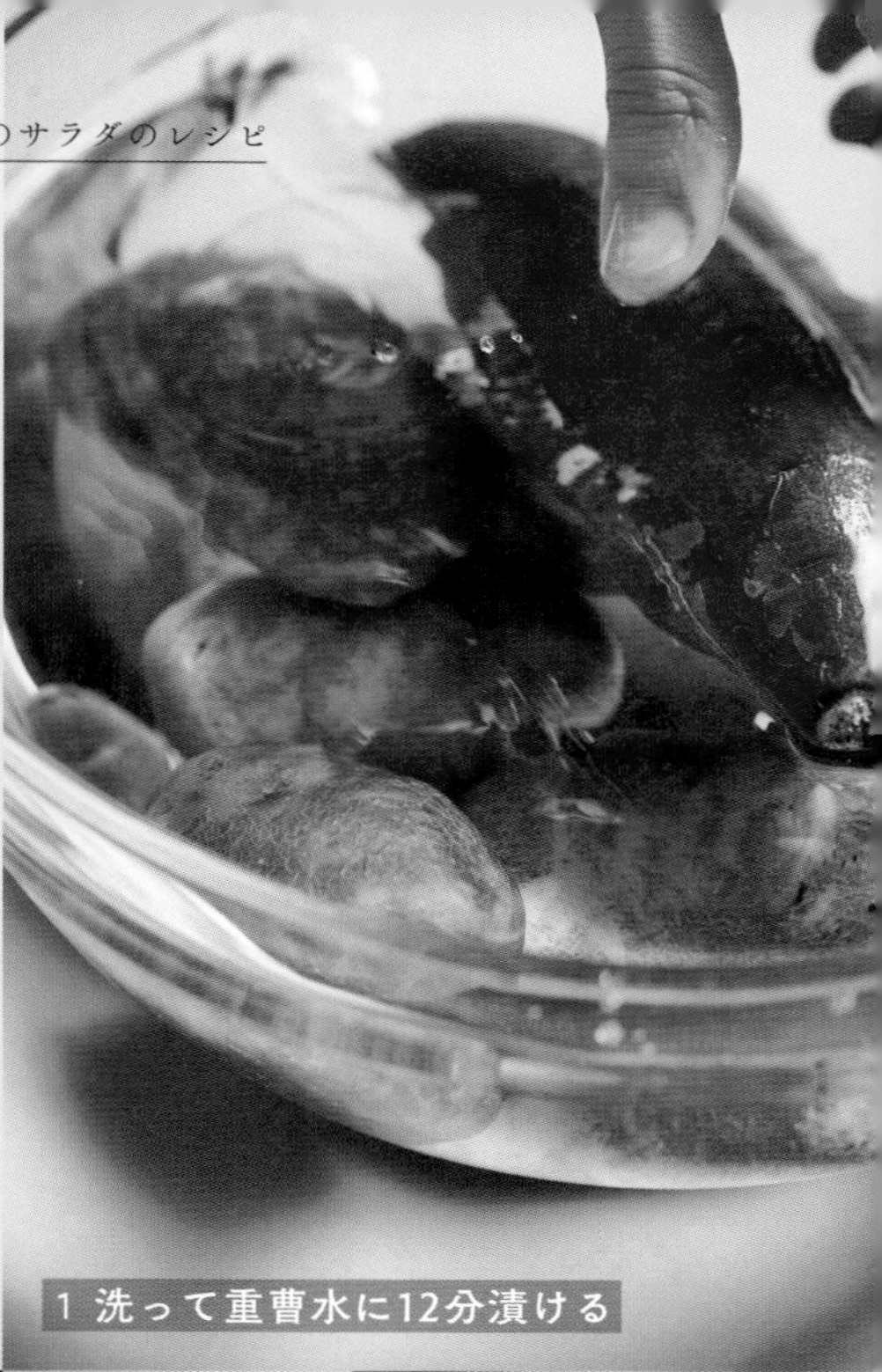

1 洗って重曹水に12分漬ける

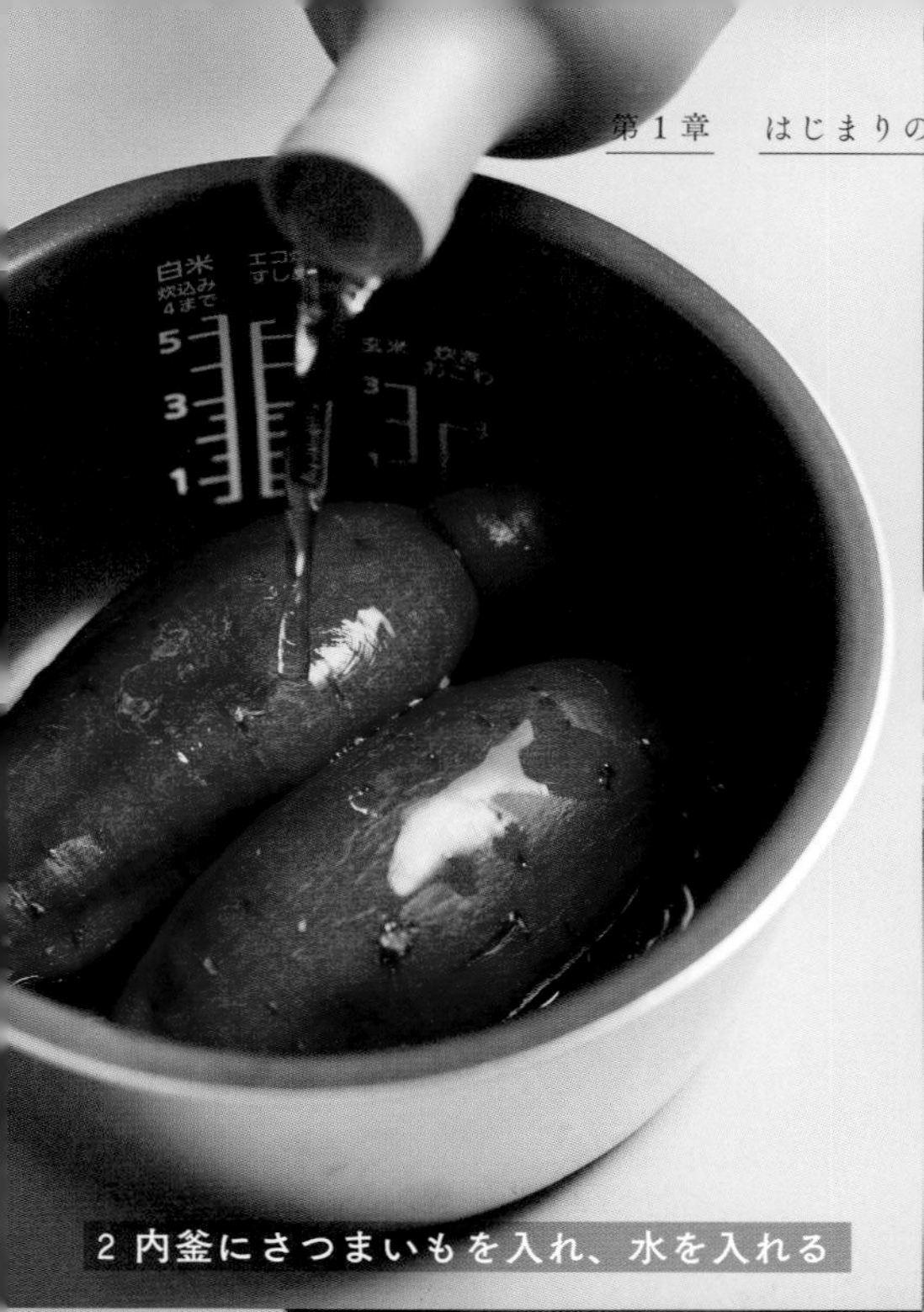

2 内釜にさつまいもを入れ、水を入れる

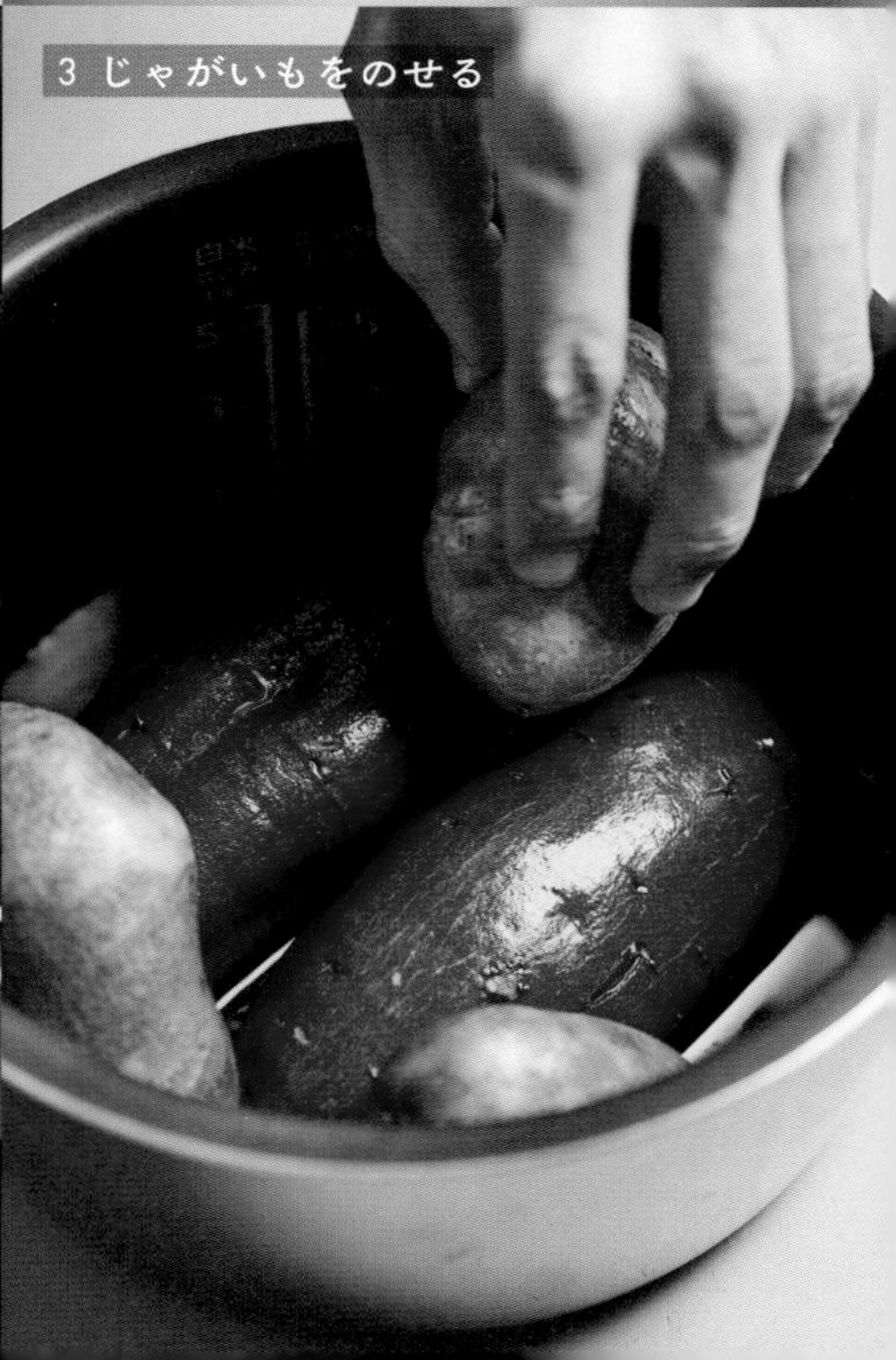

3 じゃがいもをのせる

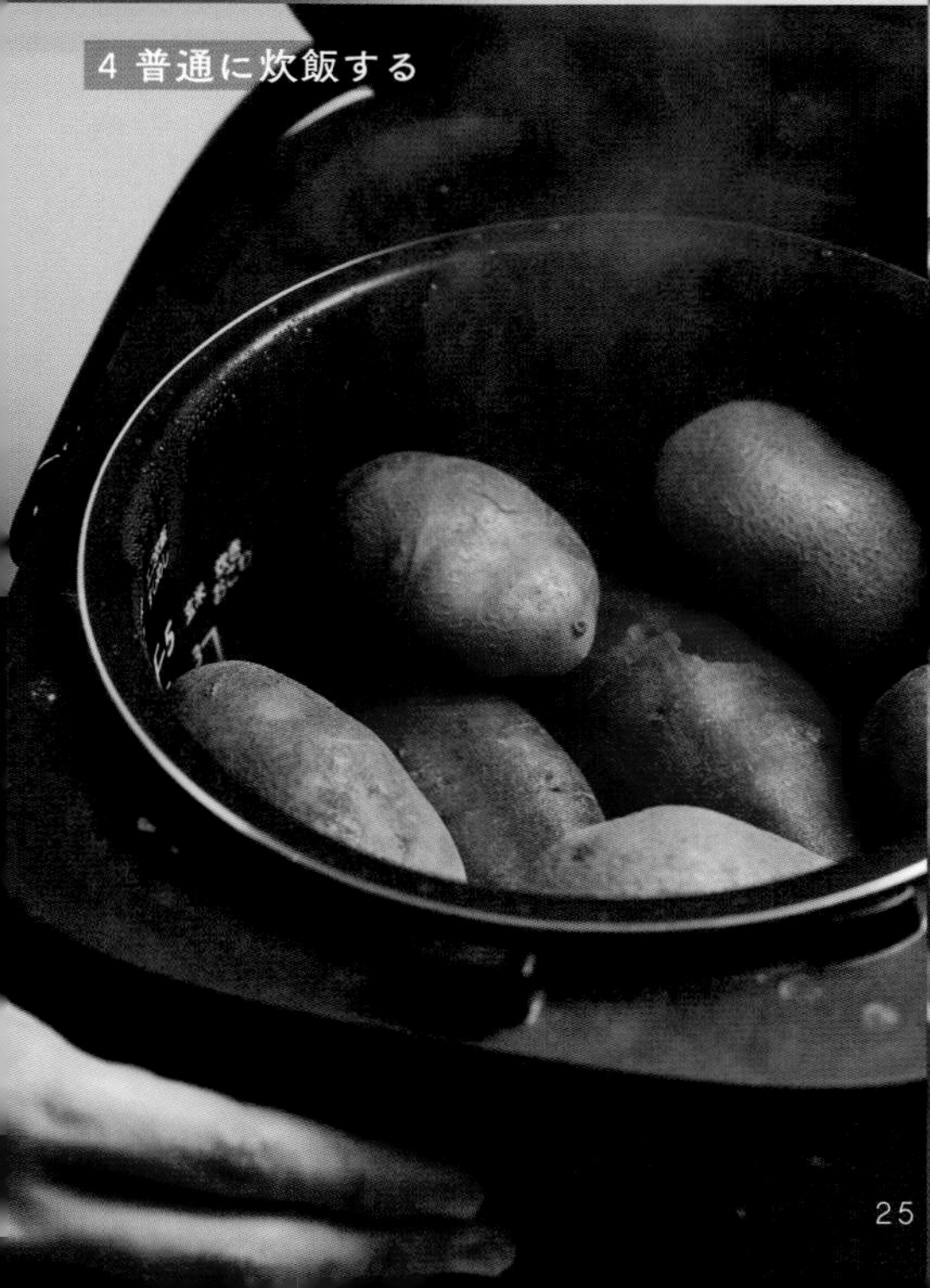

4 普通に炊飯する

「じゃがさつ」の糖質を冷やすことで痩せやすい体質をつくる

「じゃがさつ」を皮のまま蒸すのは、皮と実の間に最も栄養があることと、ビタミンCの流出が防げるから。デンプン質は60～70℃の温度帯で甘味が凝縮するので、その温度帯を通過する時間を長くすることが甘味を上手に引き出すポイントです。なので、炊飯後は保温を切って1～2時間放置します。

わざわざ冷やして食べるのは、デンプン質は冷えると「レジスタントスターチ（難消化性デンプン）」となって食物繊維と似た働きをし、腸内で痩せやすい体質をつくる短鎖脂肪酸を生み出してくれるからです。

糖質は太ると考えがちですが、レジスタントスターチに変えて摂取すれば大丈夫。覚えておいてほしい栄養学です。

手順

1. じゃがいもとさつまいもは皮付きのまま洗って汚れを落とし、重曹水に12分漬ける。じゃがいもの芽や緑色の部分は取り除く。
2. 炊飯器の内釜にさつまいもを並べ、さつまいもの1/4の高さまで水を注ぐ。じゃがいもを上にのせる。
   ＊じゃがいもは水分が多過ぎると崩れてしまうので、上にする。
3. 普通に炊飯する。
4. 炊飯が終了したら、保温を切り、蓋を開けずにそのまま1～2時間、放置する。
5. 粗熱が取れたら、ペーパータオルで水を拭き取り、保存容器に入れて、冷蔵庫で保存する。

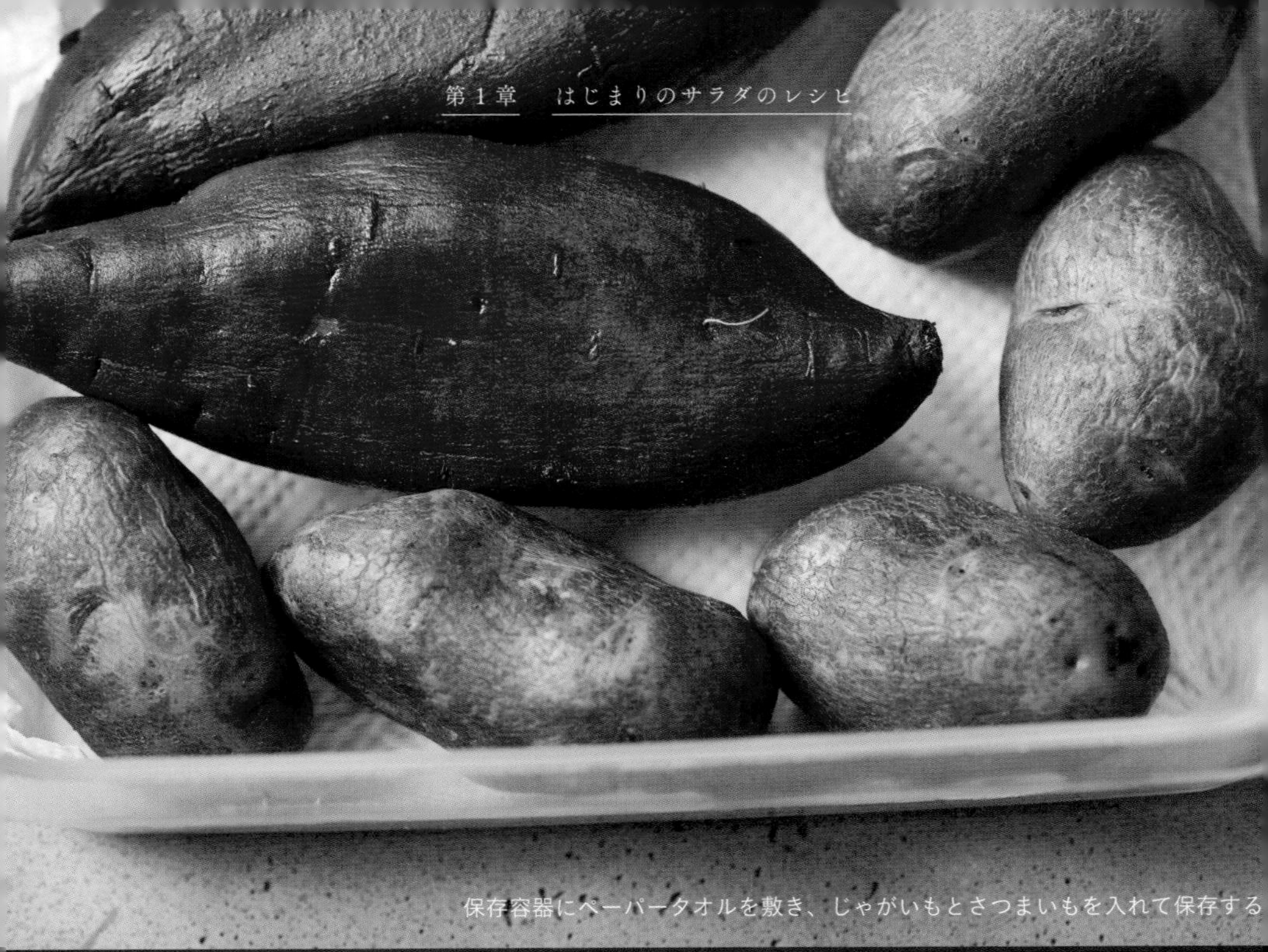

保存容器にペーパータオルを敷き、じゃがいもとさつまいもを入れて保存する

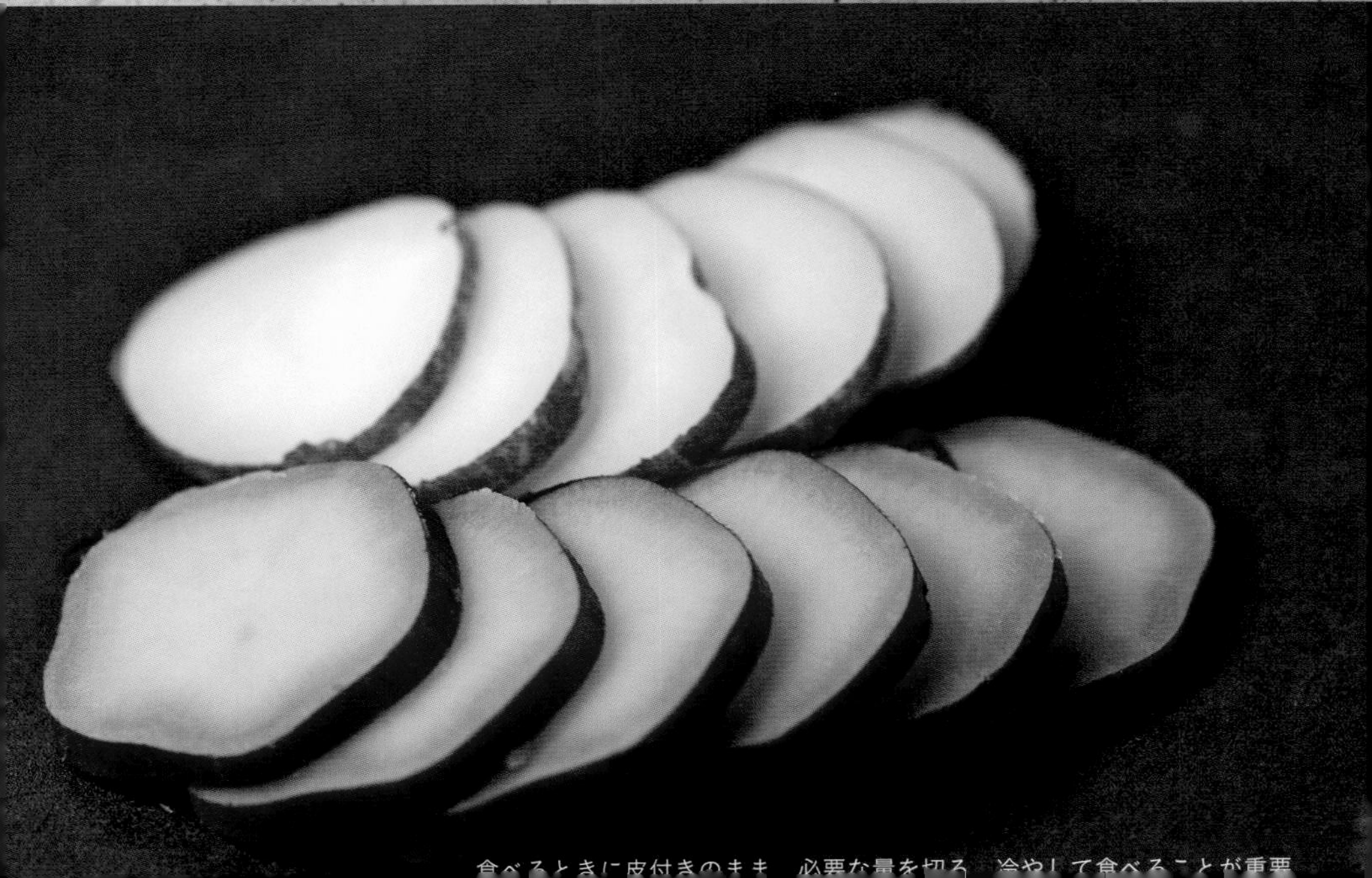

食べるときに皮付きのまま、必要な量を切る。冷やして食べることが重要

タンパク質

旨味

鶏むね肉を低温調理する

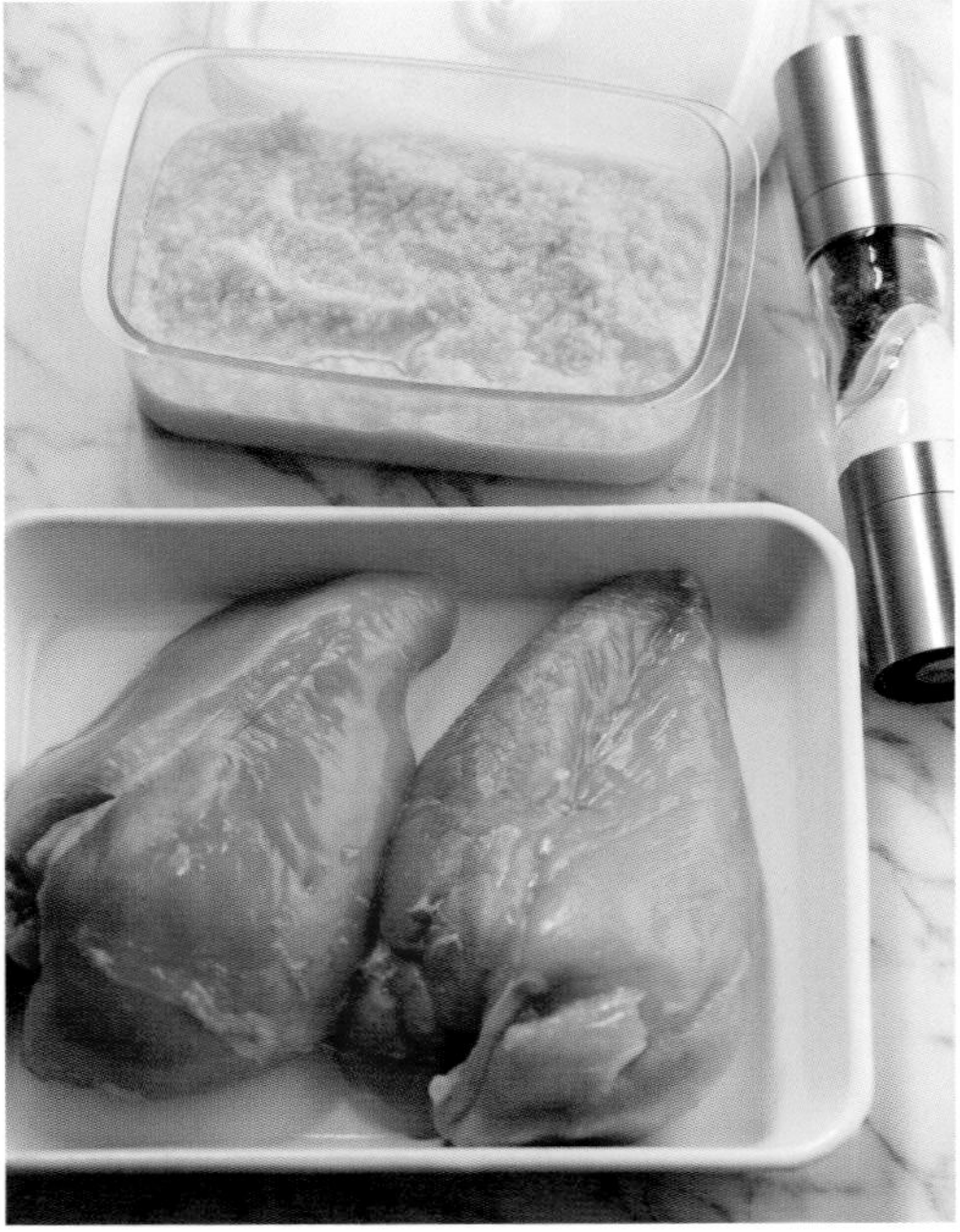

用意するもの（5日分）

鶏むね肉（厚さ4㎝、360g）……2枚

天日塩、こしょう……各少々

塩麴……小さじ2

タンパク質は空気に触れると酸化しますが、加熱でも酸化します。酸化は60℃程度からはじまり、200℃を超えると発がん物質が激増します。ちなみにＩＨ調理器での中火は160～180℃、強火が200℃以上です。

そこで今注目されているのが、低温調理法。低温調理を1年間続けた実験では、健康的にダイエットでき、血中インスリン値が下がって心疾患リスクも下がり、毒性があるアルデヒドの発生もなくがんのリスクも減少したという素晴らしい結果が報告されています［5］。

これは鶏むね肉の低温調理ではなく、牛肉のステーキとビーフシチューを比べた研究なのですが、調理温度100℃を超えるか超えないかでかなり健康を左右するということが、よくわかる実験です。

[5] https://pubmed.ncbi.nlm.nih.gov/27468708/

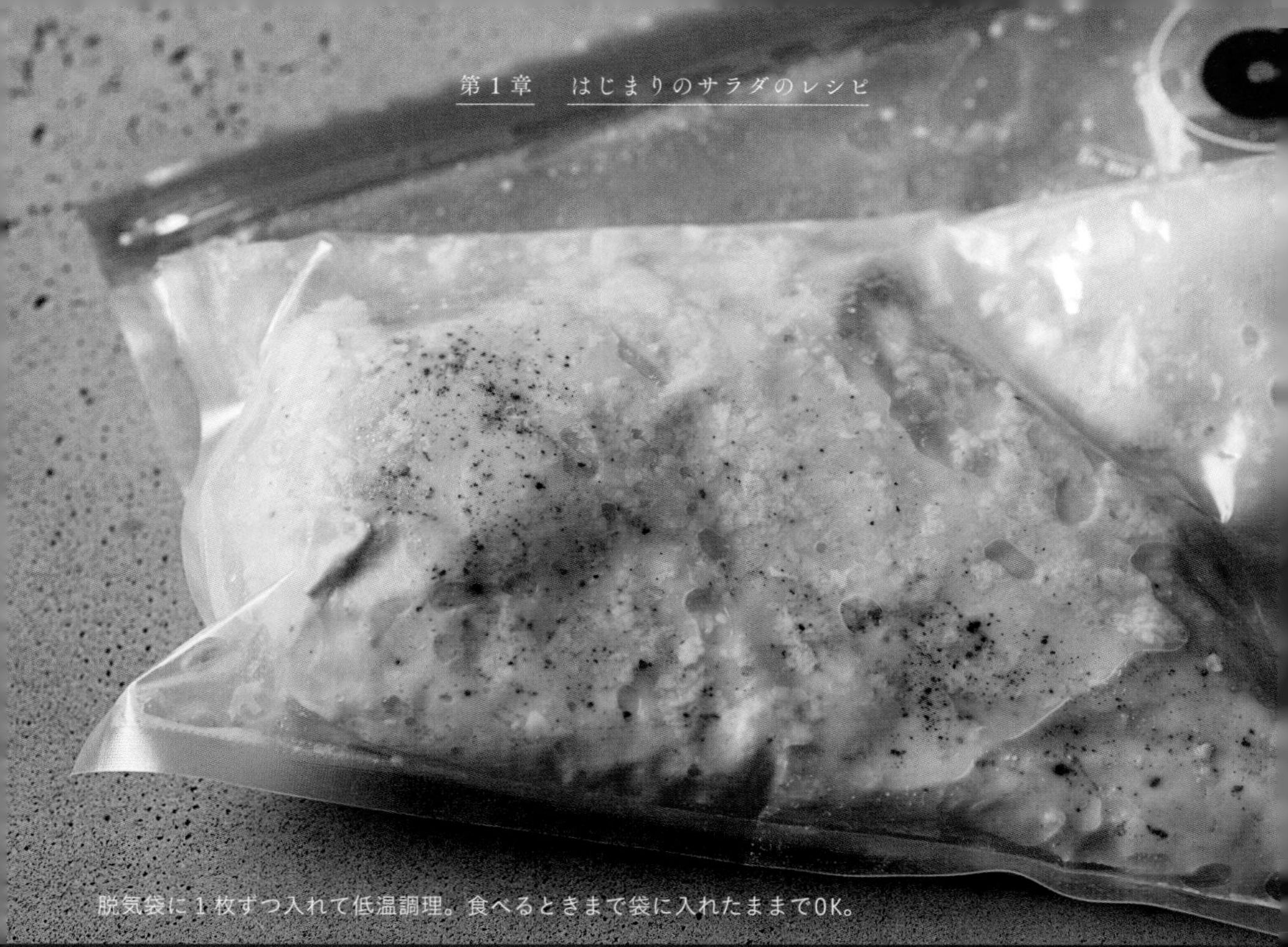

脱気袋に1枚ずつ入れて低温調理。食べるときまで袋に入れたままでOK。

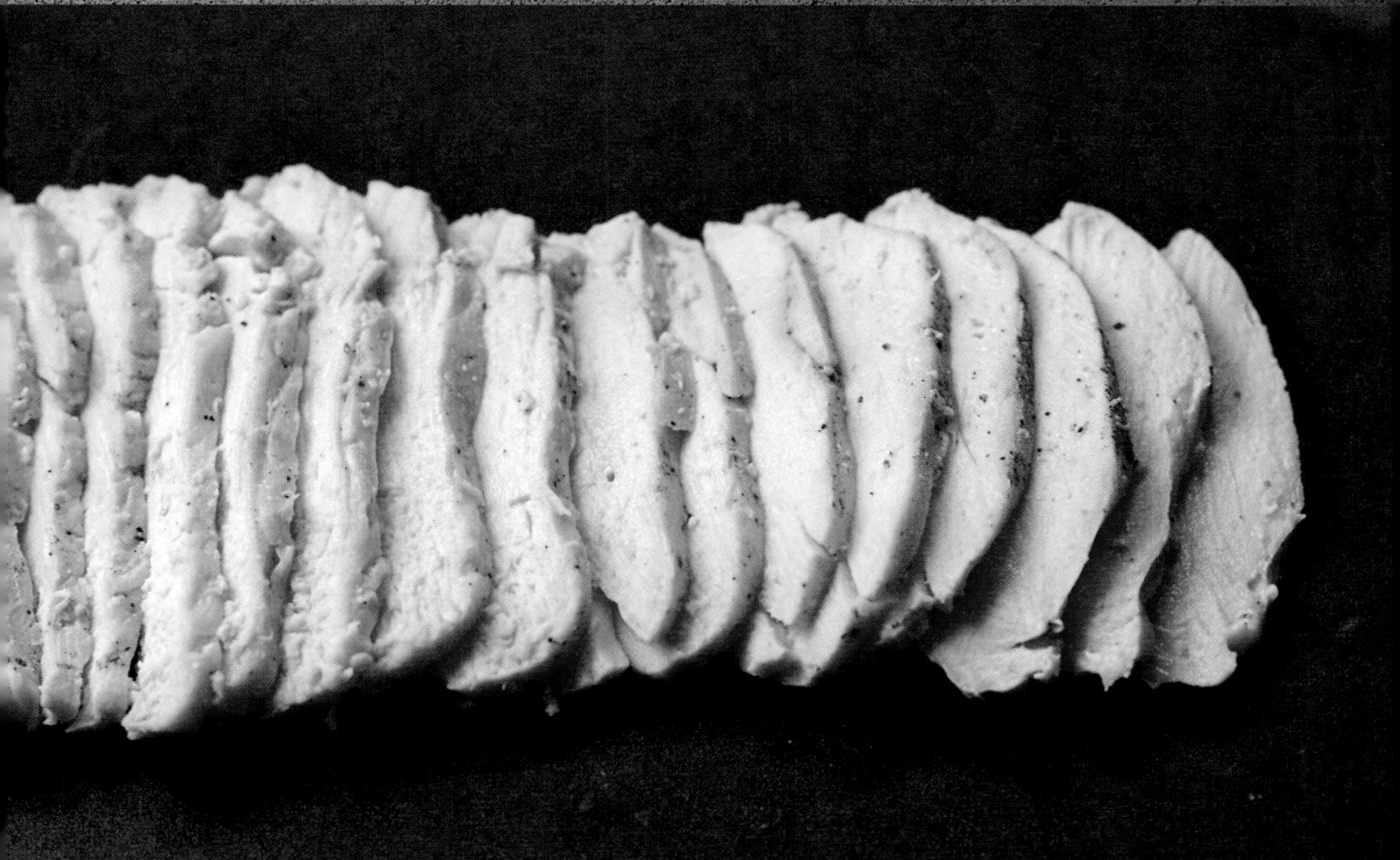

食べるときに必要な分だけ切り分ける。1回分の量の目安は100〜120g。

58℃で4時間40分。ゆっくり火を入れるとしっとり仕上がり、体の老化を抑える

低温調理で気を付けたいのが、菌の繁殖による食中毒です。日本の食品衛生法では、食品の中心温度が63℃になってから、30分以上維持する必要があると定められています。これと同等またはそれ以上の基準をクリアできれば、飲食店でも提供できますが、問題は重量。大きめの鶏むね肉を使用した研究[6]では、30㎜・1時間30分、40㎜・2時間30分と中心まで到達する時間が出ています。この時間に細菌が減滅する時間を足したものが、下の表です。

手順

1. 鶏むね肉は皮を取り除き、ペーパータオルで水分を拭き取る。
2. 肉の表と裏を、まんべんなくフォークで刺して、線維を壊す。小さな穴から調味料が入りやすくなり、ふっくらジューシーに仕上がる。
3. 全体に塩とこしょうを振る。
4. 脱気袋に肉を入れ、塩麹を肉の表と裏に小さじ1ずつ入れ、なじむようにもみ込む。空気を抜いて、真空状態にする。
5. 深めの鍋に、鍋底から7㎝高さ以上水を入れ、低温調理器を固定し、温度と時間をセットする。設定温度になったら、真空にした4の袋を入れる。
6. できあがったら、すぐに袋ごと流水で冷まし、冷蔵保存する。

低温調理の温度と時間

※肉の厚さ40㎜、重量360ｇの場合

63℃	3時間00分
62℃	3時間15分
61℃	3時間25分
60℃	3時間45分 ○
59℃	4時間05分
58℃	4時間40分 ★
57℃	5時間10分
56℃	6時間15分

★は僕が普段やっている温度。厚みが30mm程度だと全体－1時間くらいが目安。
○は子ども、初心者向け。

[6] https://douglasbaldwin.com/sous-vide.html

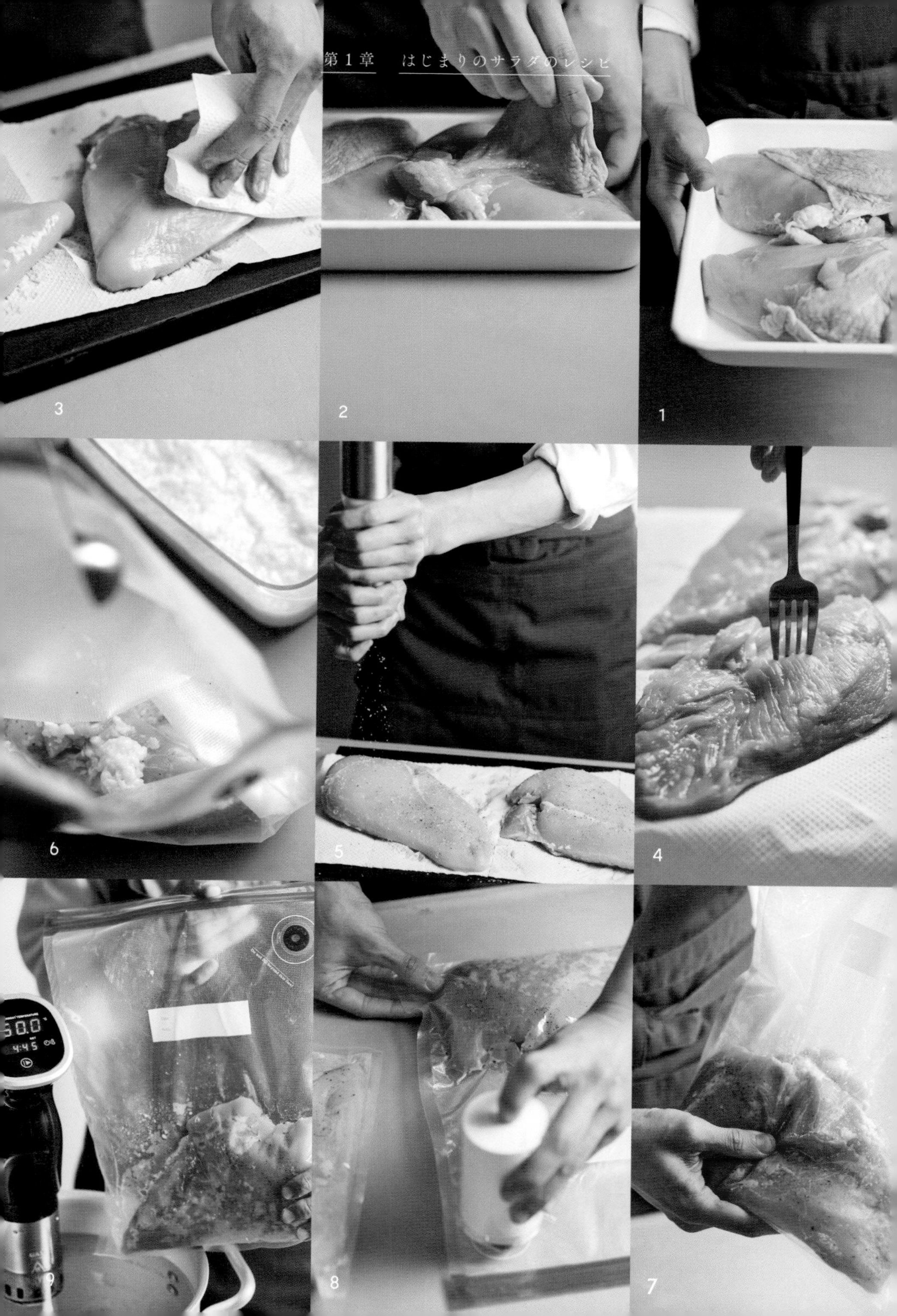
3
2
1
6
5
4
9
8
7

ミネラル・食物繊維

酸味

枝豆ひじきの生姜バルサミコ

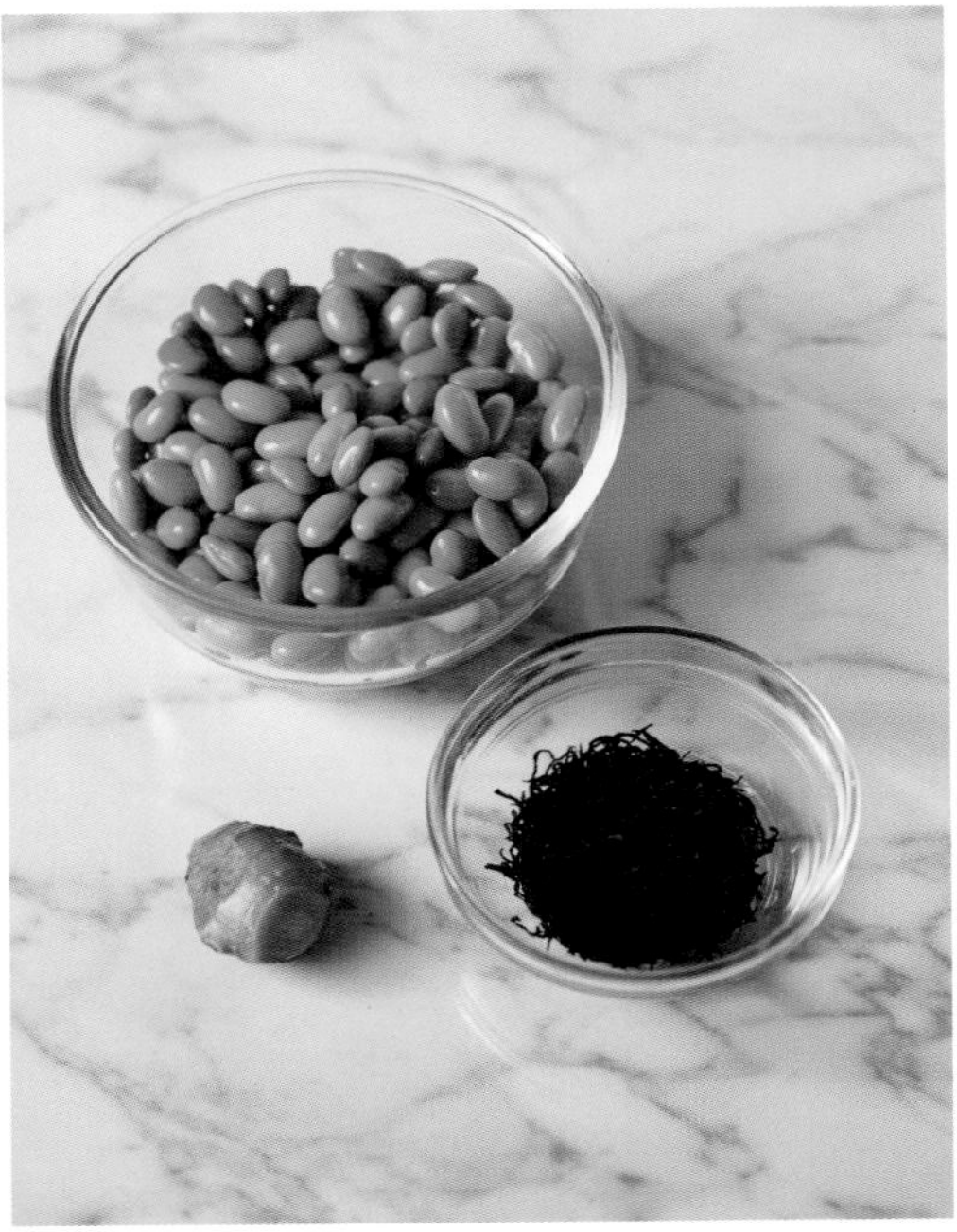

用意するもの（4～5日分）

枝豆（冷凍）……400g（可食部は約150g）

乾燥ひじき……5g

生姜のみじん切り……10g

Ⓐ
バルサミコ酢……2回し
しょうゆ……1回し
天日塩……少々

日本人がなぜ長寿なのかを調べたときに出てきたのが、「緑茶と海藻類を摂っているから」という答えでした。ならば、海藻を毎日食べようと考え、できたのがこのレシピです。

国立がん研究センターの日本食のパターンと死亡リスクの関連を約19年追跡調査[7]した結果によると、ひじきを含む海藻類を食べるほど、全死亡率が6％減少するそうです。この数値は、同じ論文で記されている緑黄色野菜のパーセンテージと同じです。

ひじきは、腸内環境を整えてくれる食物繊維だけでなく、骨や血液を作り、メンタルや体調を整えてくれるミネラル成分の「鉄」と「カルシウム」がとても豊富。ミネラルは体内で合成できないので、毎日、食事で摂ることが大切です。

[7] https://link.springer.com/article/10.1007/s00394-020-02330-0

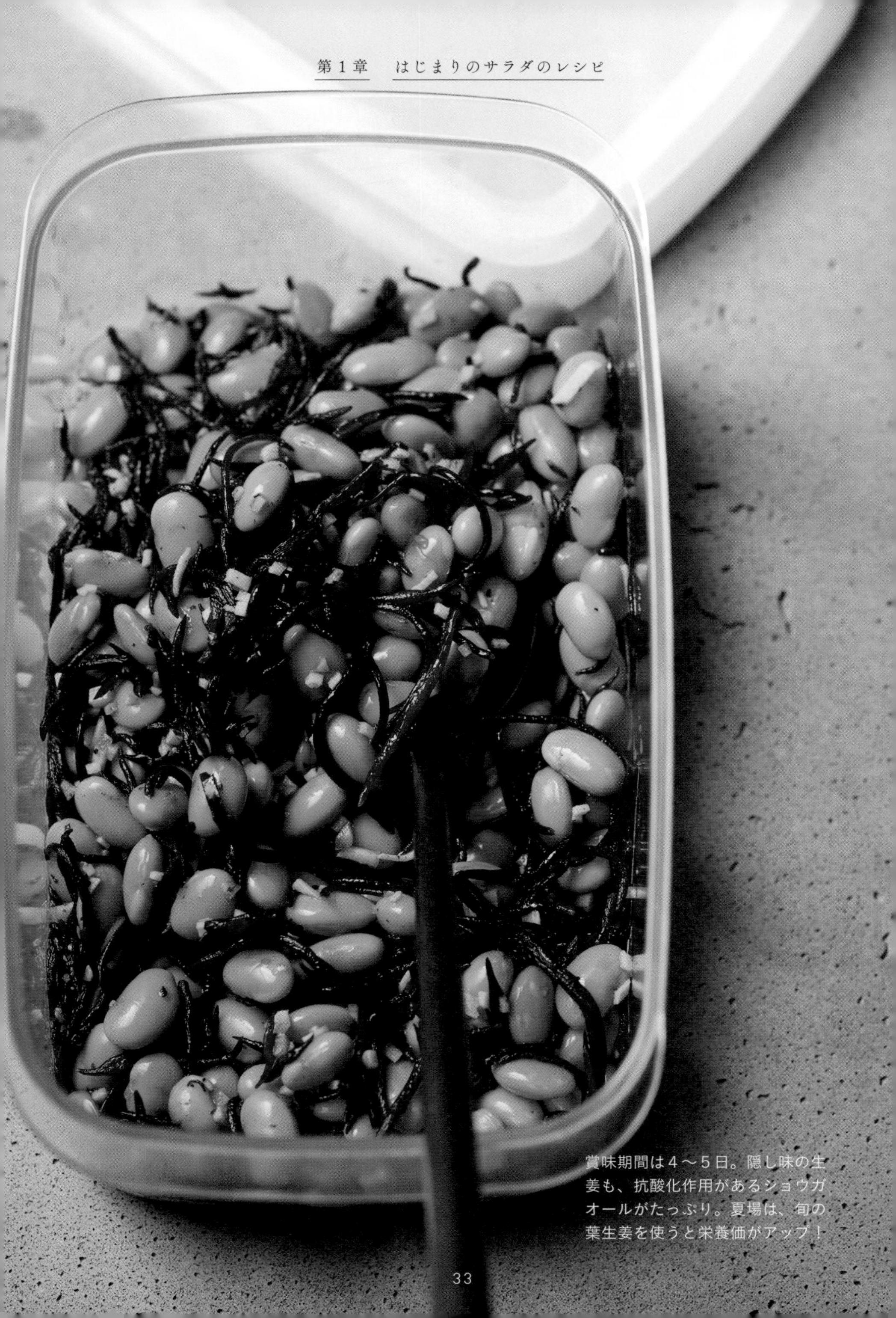

賞味期間は４〜５日。隠し味の生姜も、抗酸化作用があるショウガオールがたっぷり。夏場は、旬の葉生姜を使うと栄養価がアップ！

海藻で食物繊維とミネラルを、枝豆で植物性タンパク質を補う

この料理、とても簡単ですが、一点だけ注意が必要です。ひじきはカドミウムや水銀などで汚染されていることが、ハーバード大学などの論文[8]で報告されています。重金属はじわじわと体内や脳に蓄積されていき、発達障害や認知症を招く恐れがあるので、乾燥ひじきは重曹水に12分程度漬け、汚れを落としながら戻してください。下ゆでせずにそのまま食べられます。

枝豆は良質なタンパク質であるだけでなく、老化を防ぐβカロテンやビタミンC、葉酸が豊富です。塩ゆでされた冷凍の枝豆でも栄養素はまったく変わらないので、手軽に調理できる冷凍がおすすめ。動物性タンパク質に比べて脂肪が少ないので、ダイエットや筋トレ中の人にもおすすめのレシピです。

手順

1. 枝豆は解凍し、さやから豆を取り出す。
2. ひじきは重曹水に12分漬けて戻す。流水でさっと洗って汚れを落とし、ざるに上げ、ペーパータオルで水を拭き取る。
3. ボウルに枝豆、ひじき、生姜を入れ、Ⓐを加えて和える。保存容器に入れて冷蔵庫で冷やし、味をなじませる。

＊ゆでると水溶性ビタミンが漏出してしまうので、そのまま調理する。

[8] https://www.thelancet.com/journals/laneur/article/PIIS1474-4422(13)70278-3/fulltext

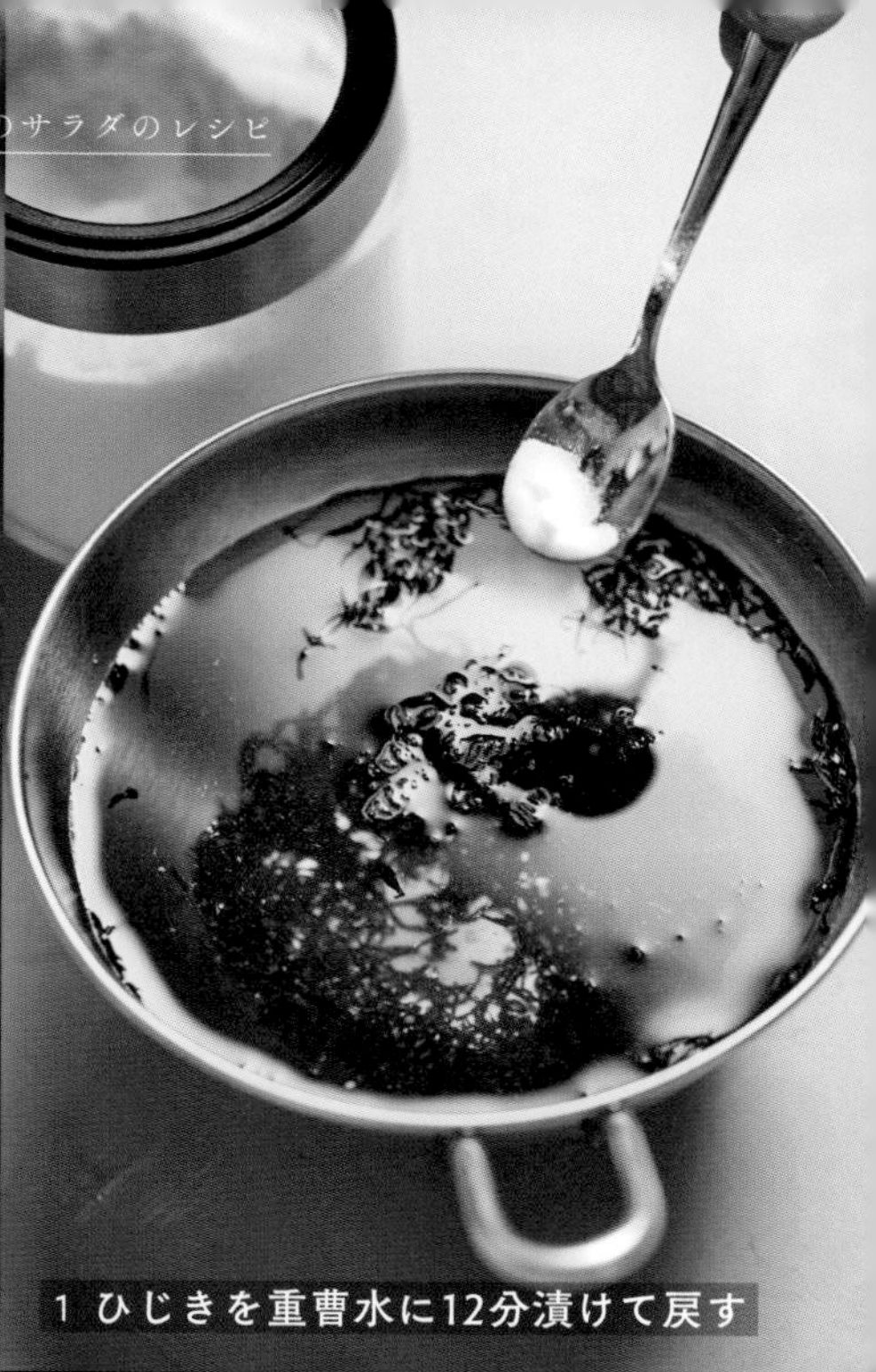

1 ひじきを重曹水に12分漬けて戻す

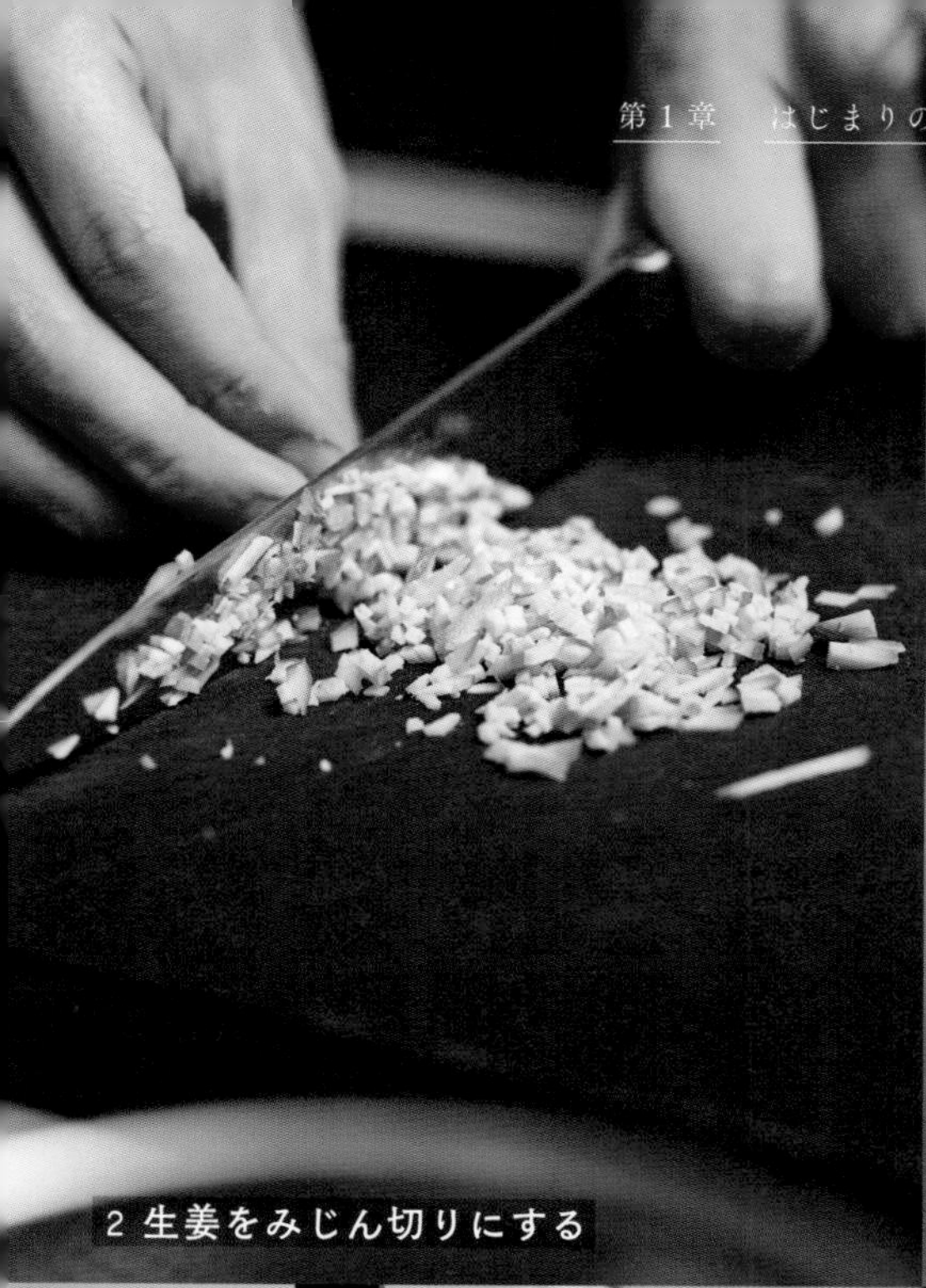

2 生姜をみじん切りにする

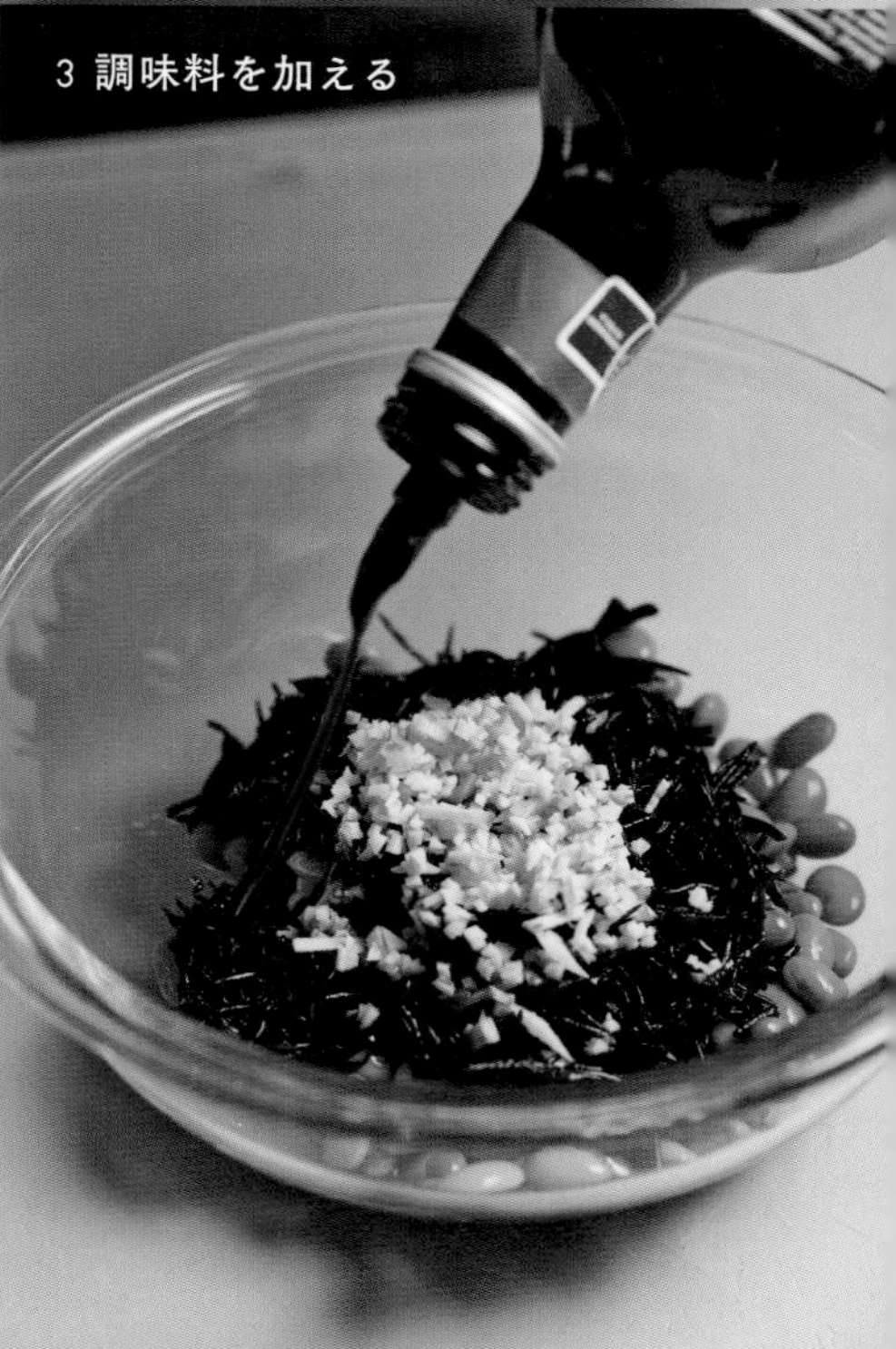

3 調味料を加える

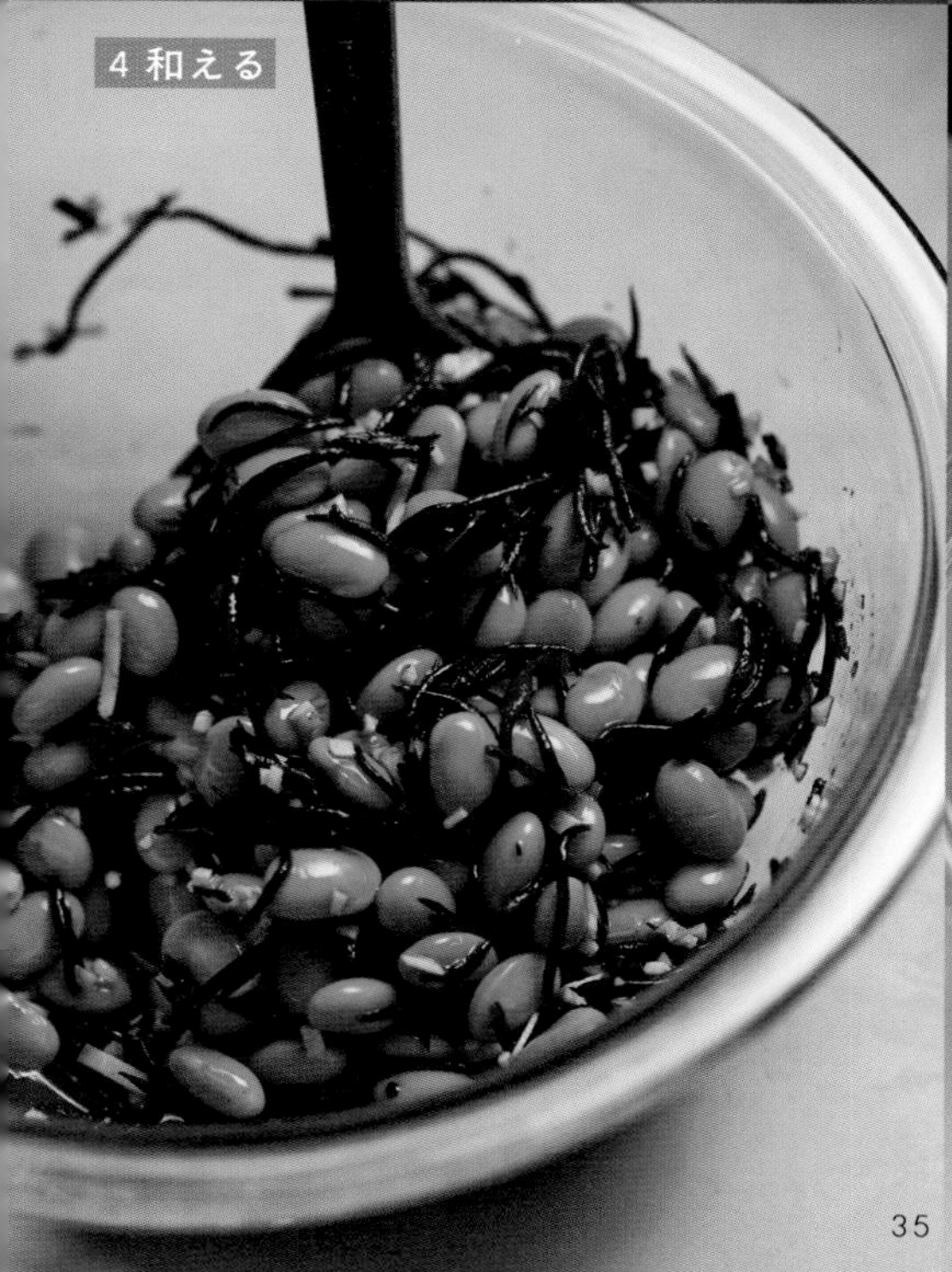

4 和える

食物繊維・ビタミン

旨味

3種のきのこと蓮根の和風マリネ

このレシピはヘルシーなのはもちろんですが、〝科学的に美味しい〟要素を詰め込んで考案しました。3大旨味成分といわれるものがあり、グアニル酸、グルタミン酸、イノシン酸がその3つです。

3種類のきのこのグアニル酸、玉ねぎとセロリのグルタミン酸、最後に鰹の粉末だしのイノシン酸。この3つを入れたことで、口の中全体の旨味の受容器が満たされます。

さらに、きのこの苦味、レモンと酢の酸味、玉ねぎとセロリの甘味、蓮根の食感が加わることで、〝美味しい〟がより満ちていきます。

きのこは約90%が水分。葉物野菜のように低糖質で低カロリーだから、たくさん食べても大丈夫。なめこのぬめりが全体をまとめているので、必ずなめこを入れてください。

用意するもの（5〜6日分）

【食材Ⓐ（ベース）】みじん切りにする
セロリ……1/2本
玉ねぎ……1/2個
にんにく……1片

【食材Ⓑ】石づきを除く
生きくらげ……1パック（100g）
ひらたけ……1パック（150g）
なめこ……1パック（150g）
蓮根……100g

オリーブオイル……2回し

【合わせ調味料】
レモン汁……1個分
みりん……大さじ1
純米酢……大さじ3
りんご酢……大さじ1
しょうゆ……大さじ1と1/2
天日塩……小さじ1/2
粉末だし……3・5g

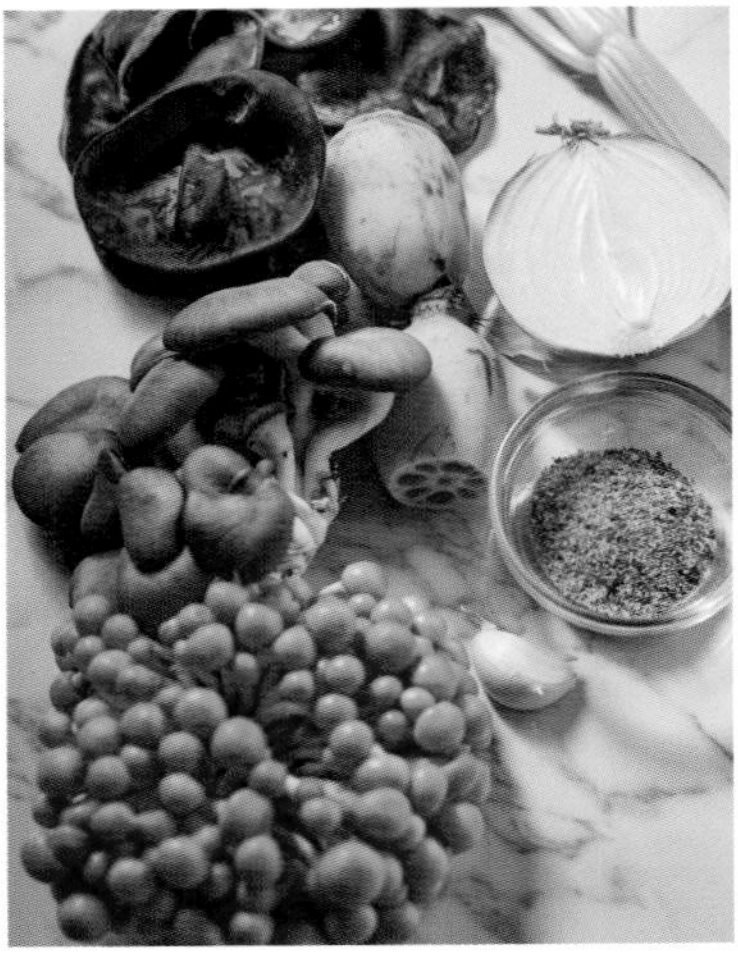

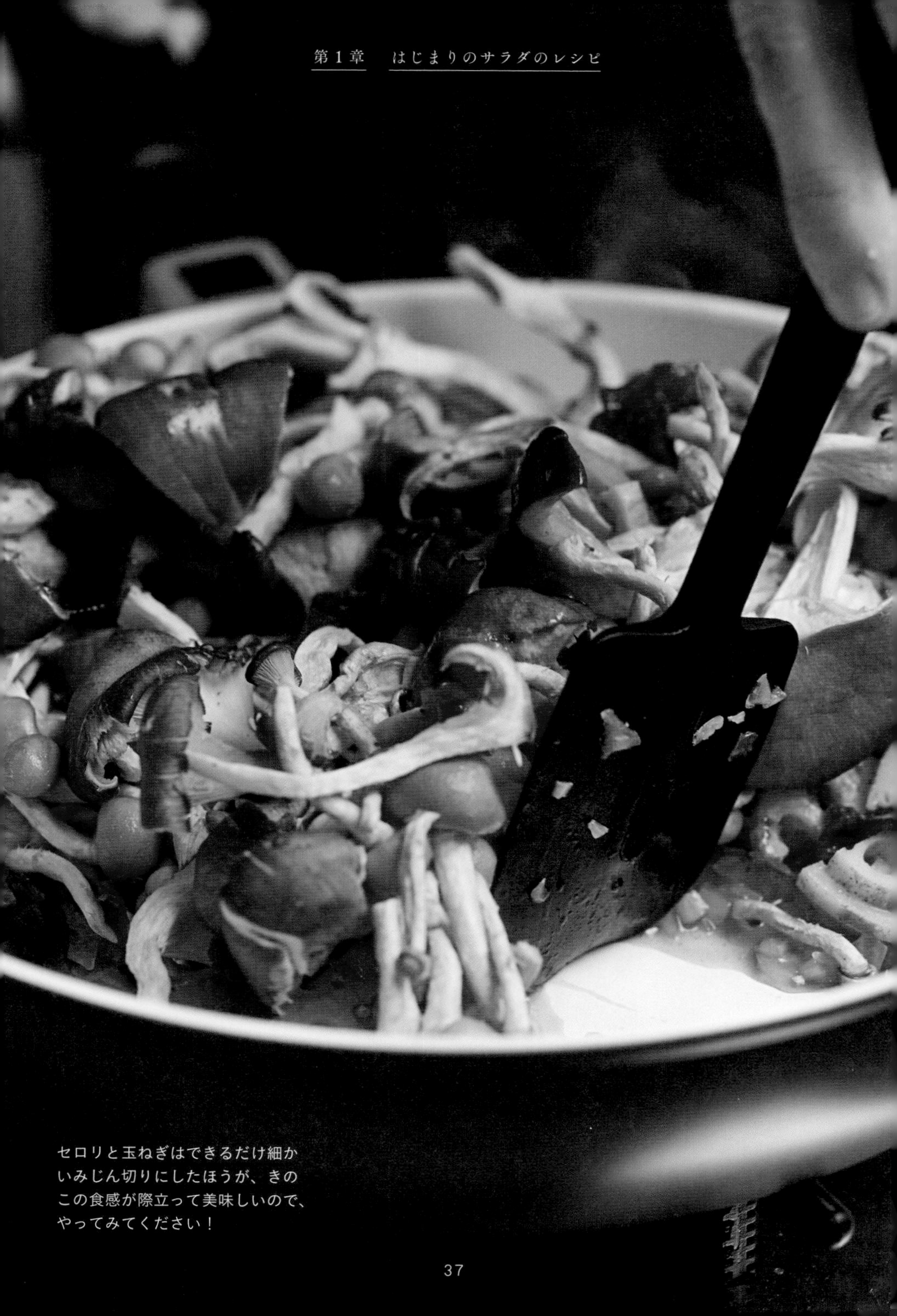

セロリと玉ねぎはできるだけ細か
いみじん切りにしたほうが、きの
この食感が際立って美味しいので、
やってみてください！

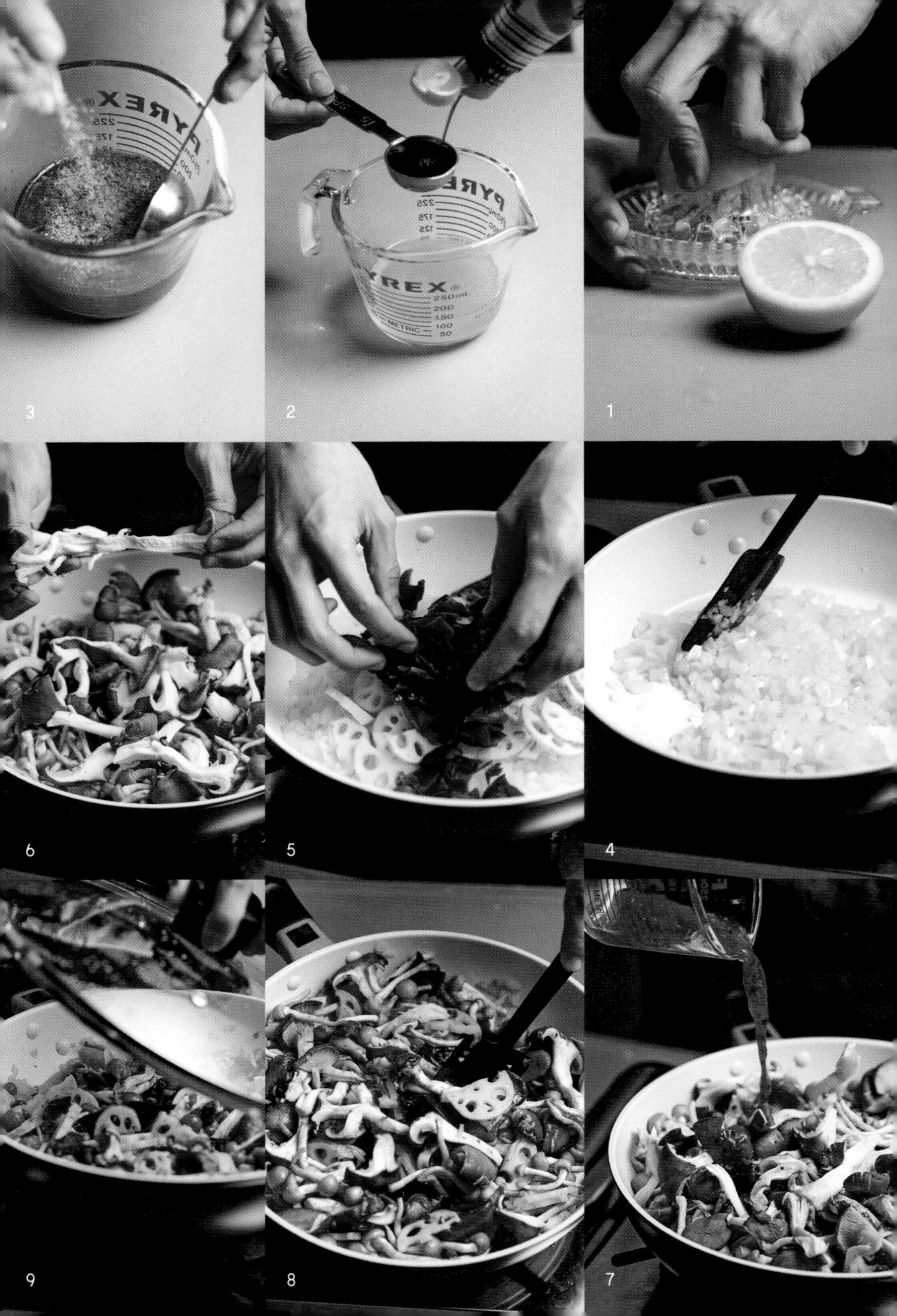
1
2
3
4
5
6
7
8
9

きのこを毎日18g摂ることでがんの発症リスクを34%減らす

きのこは非常に健康効果の高い食材の一つです。一番は抗がん作用でしょう。

２０２１年のペンシルバニア州立大学の17のメタ分析を、さらにランダムで集めて研究した質の高い論文[9]では、「きのこの消費量が最も少なかったグループと比較して、最も多かったグループでは、あらゆるがんの発症リスクが34%低くなる」と報告されています。この理由を「きのこに含まれる抗酸化物質であるエルゴチオネインとグルタチオンが抗がん作用をもたらした可能性がある」としています。この論文では毎日18g以上が目安だとありますので、日々このレシピからきのこを摂取して、体内の活性酸素を除去し、抗がん作用に期待しましょう。

手順

❶ フライパンにオリーブオイルを熱し、［食材Ⓐ］を弱火～中火で炒める。

❷ ［食材Ⓑ］の生きくらげは一口サイズに切る。蓮根は薄い半月切りにする。

❸ ❶に蓮根、生きくらげ、なめこ、ひらたけは裂きながら入れ、［合わせ調味料］を加える。ひと混ぜし、沸騰してきたら、蓋をして弱火で10分程度蒸し焼きにし完成。

[9] https://www.ncbi.nlm.nih.gov/pmc/articles/PMC8483951/

食物繊維・ポリフェノール

辛味

切り干し大根とごぼうのトマトスパイス煮込み

用意するもの（5～6日分）

［ベース野菜］
切り干し大根……1袋（30g）
ごぼう……260g
玉ねぎ……1/2個
セロリ……大1/2本（小1本）
にんにく……1片

［スパイスⒶ］
シナモン……2片
クローブ……6個
カルダモン……6個
クミン……2つまみ

［スパイスⒷ］
カレースパイスミックス
……小さじ1～1と1/2
コリアンダーパウダー……小さじ1
ガラムマサラ……小さじ1
天日塩……小さじ1/2
トマト水煮……1パック
オリーブオイル……大さじ1

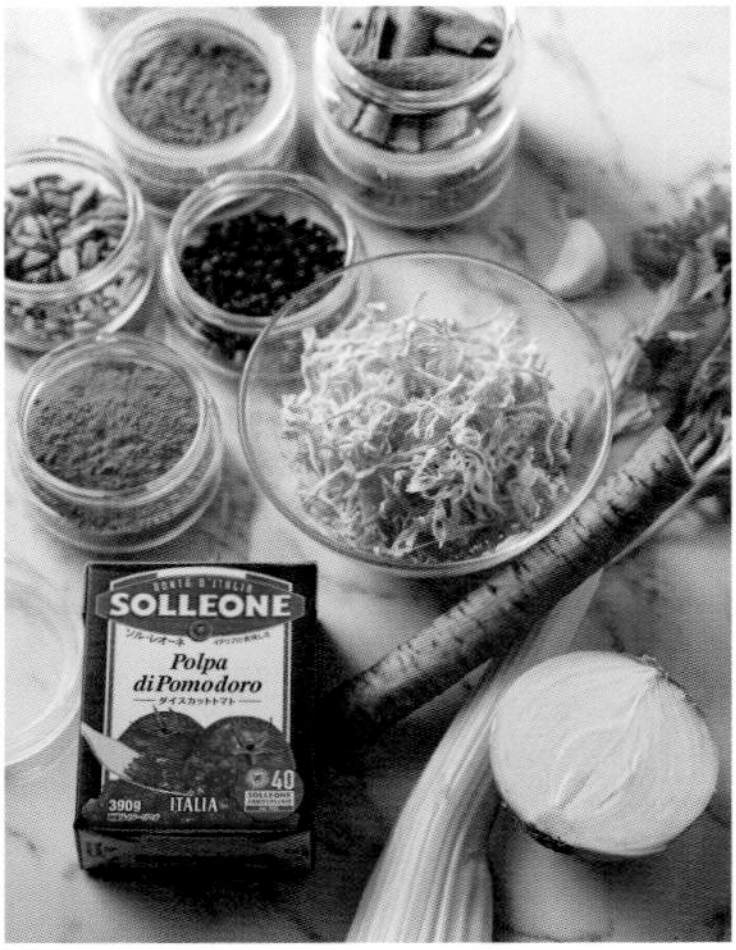

ピリ辛になるので辛味が苦手な人はガラムマサラやカレースパイスミックスを少し減らして調整してください。

抗酸化力が最も強いスパイスのポリフェノールを日常的に摂るために考案したレシピです。辛味や苦味のあるスパイスと味わいがマッチするのは、酸味と甘味のあるトマトの水煮。そこに玉ねぎとセロリのグルタミン酸と甘味を加えました。食感を加えるため、食物繊維の豊富な切り干し大根とごぼうを採用。

ごぼうに含まれるクロロゲン酸は、第4の旨味成分といわれ、隠し味としてよく利用されています（炊き込みご飯にごぼうを入れると美味しいですよね）。また、ごぼうにはイヌリンという多糖類が含まれ、痩せ効果の高い短鎖脂肪酸をつくり出し、腸活にも効果的。

スパイスのポリフェノールはオイルと合わせると吸収されやすくなりますし、科学的にも理にかなったレシピになっています。

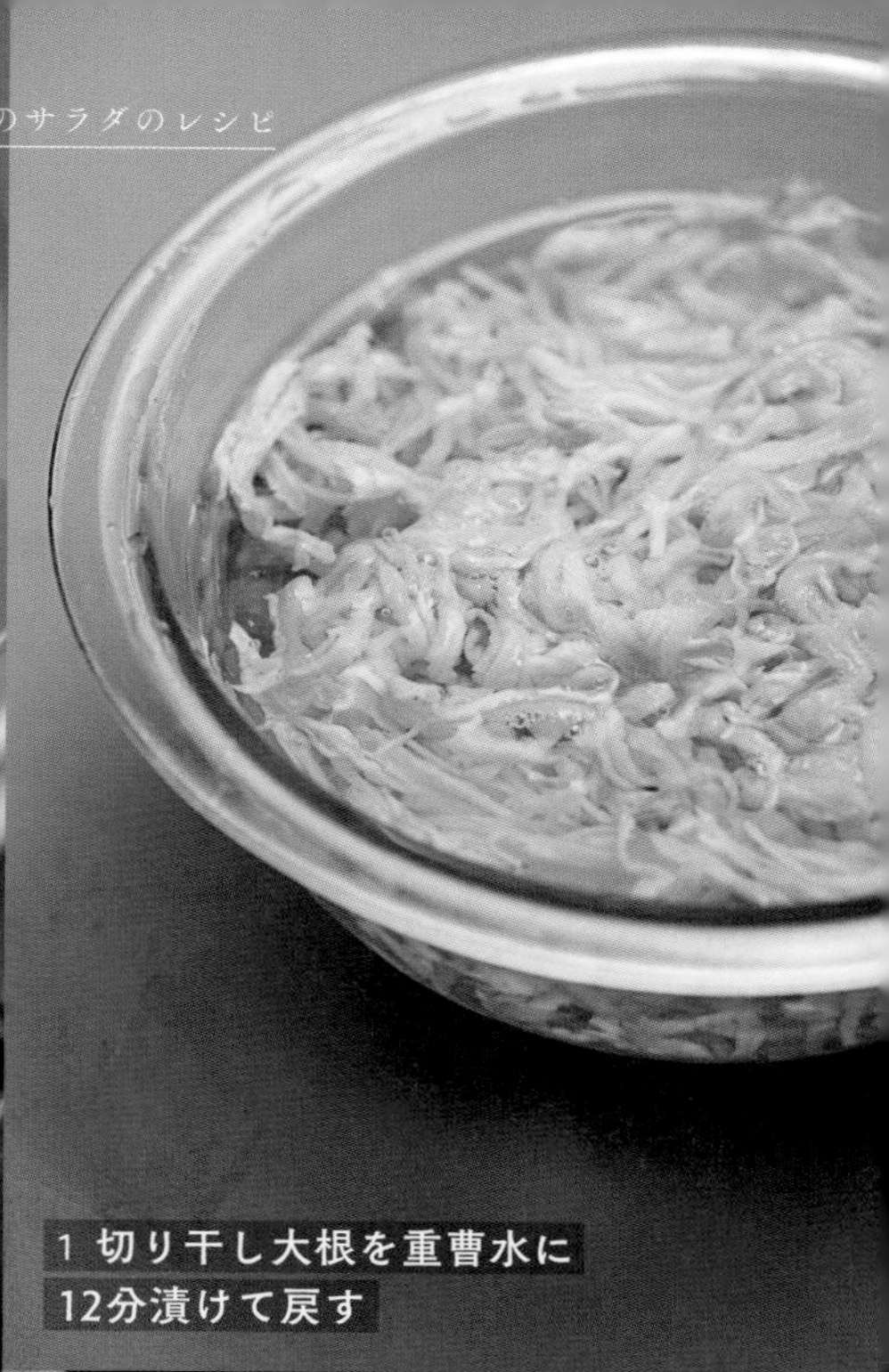
1 切り干し大根を重曹水に
12分漬けて戻す

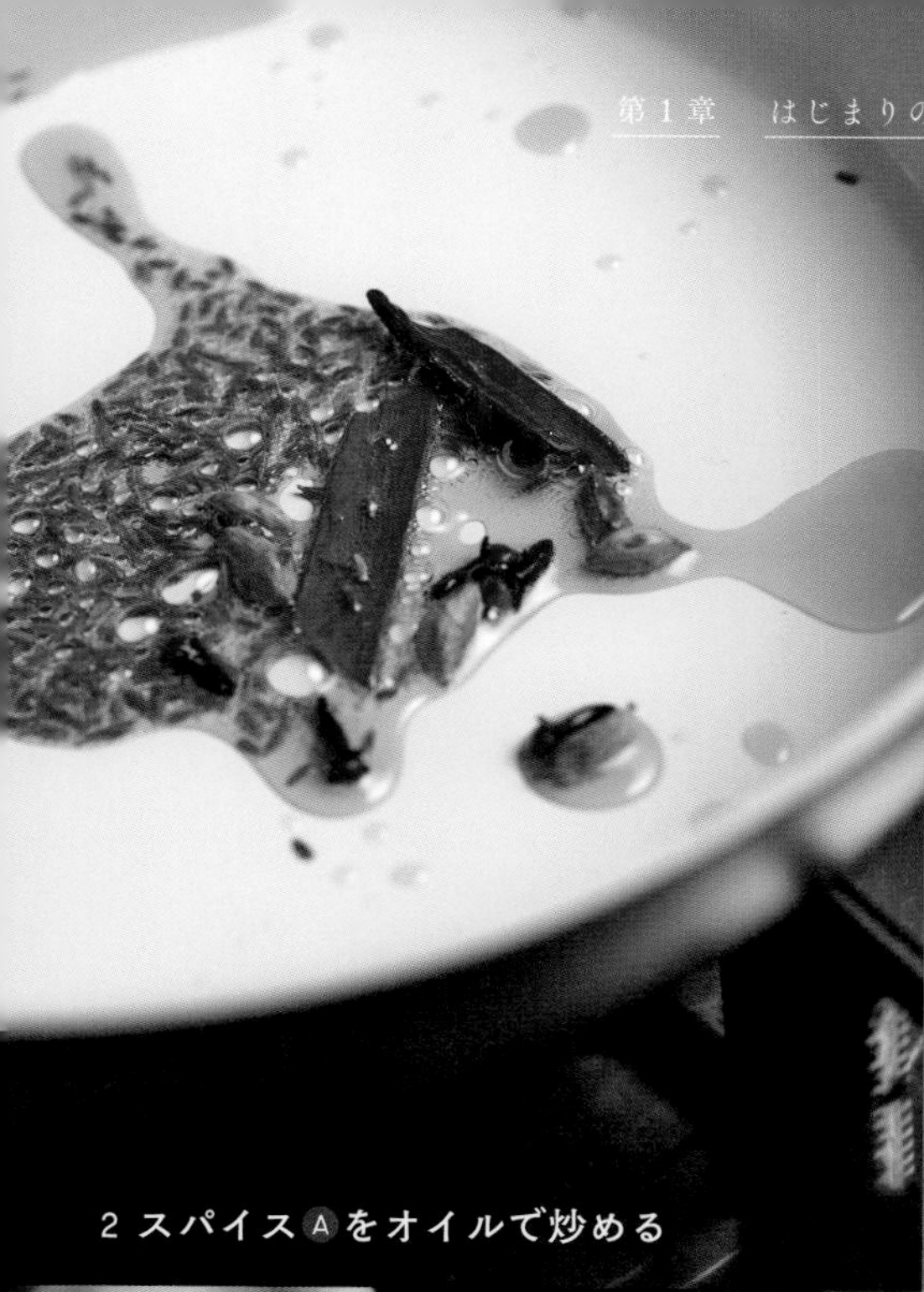
2 スパイスⒶをオイルで炒める

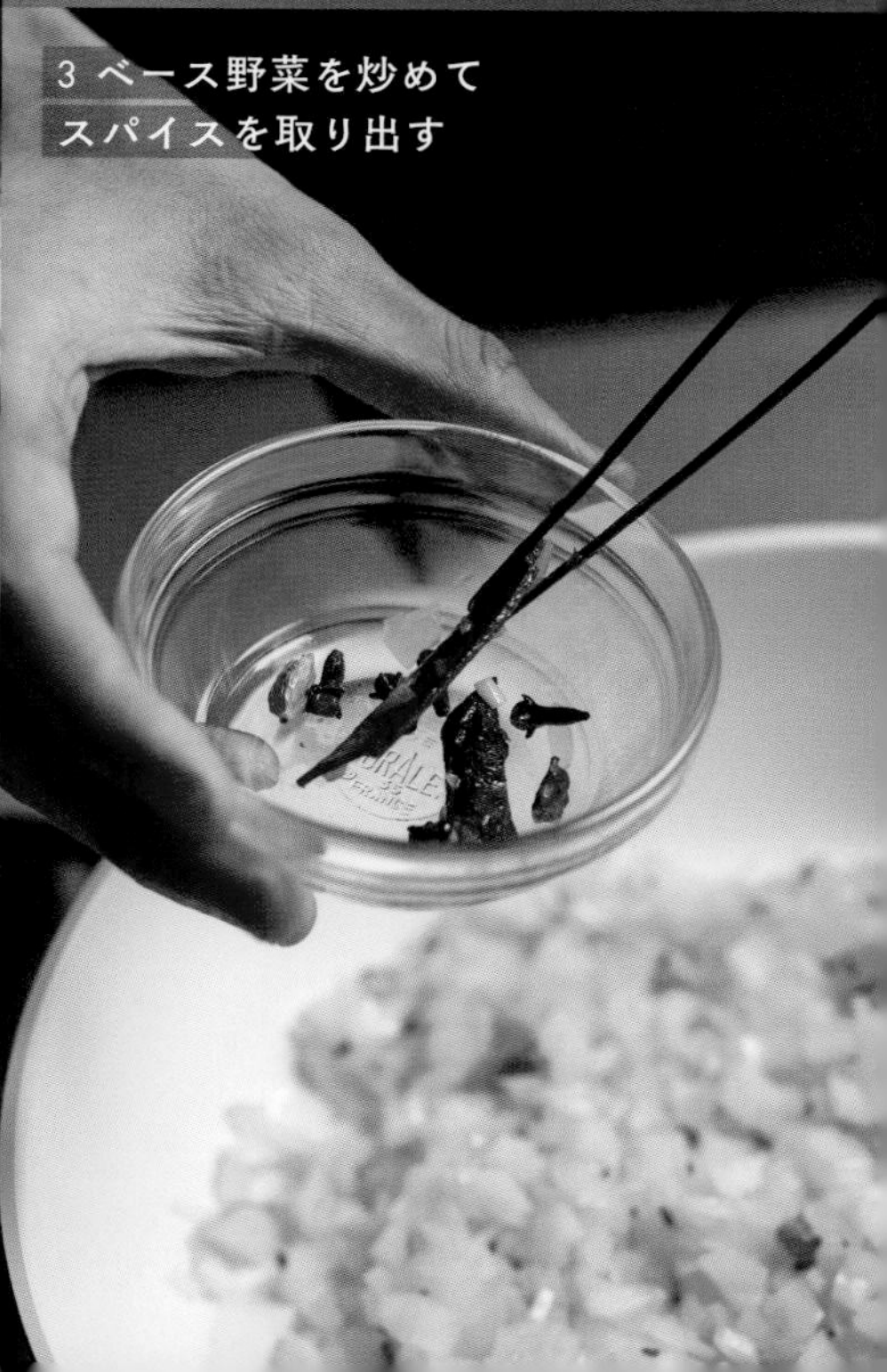
3 ベース野菜を炒めて
スパイスを取り出す

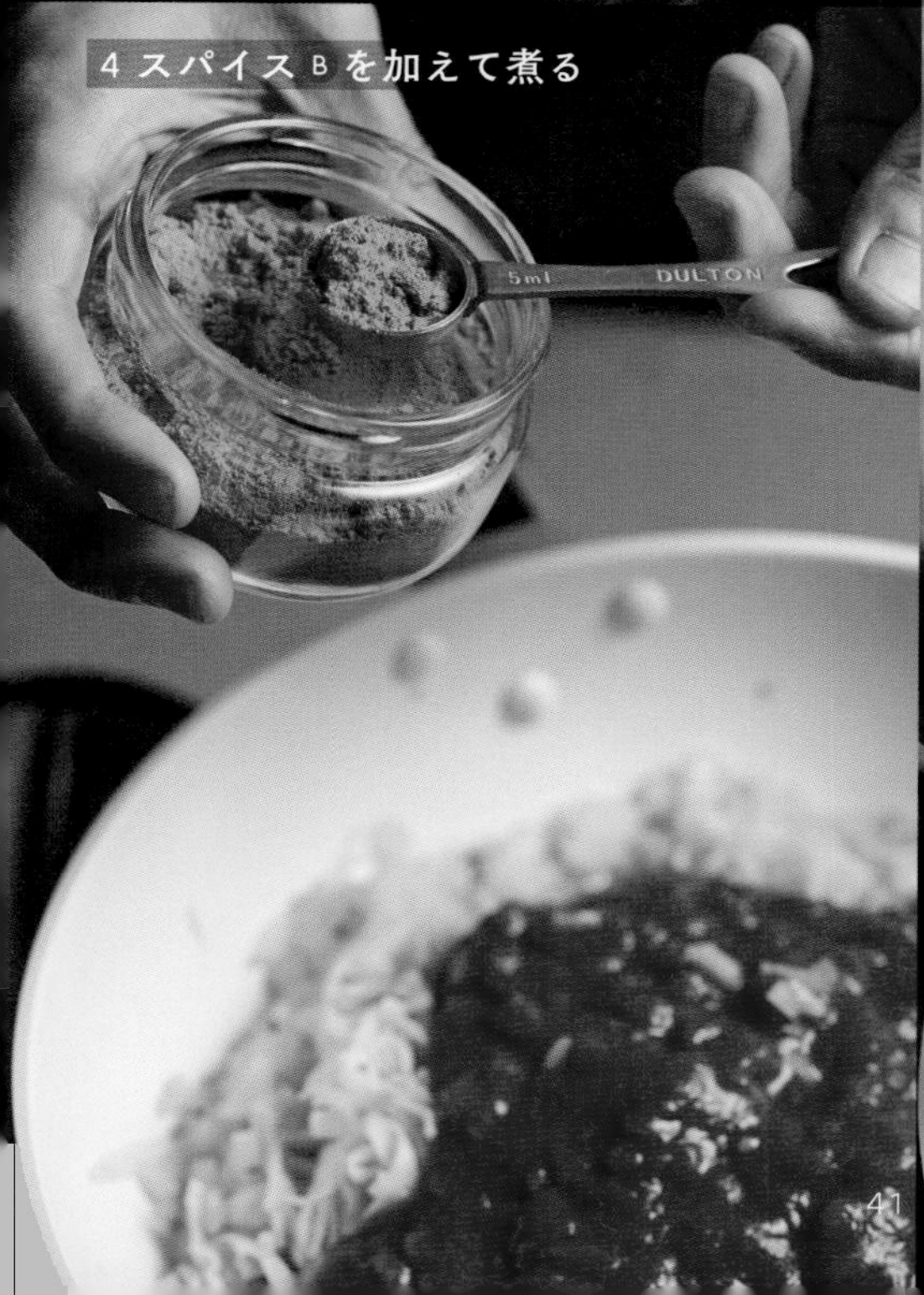

4 スパイスⒷを加えて煮る

抗酸化作用、脂肪燃焼作用が高いスパイスをしっかり摂るレシピ

スパイスやハーブはとても健康効果が高く、毎日摂り入れたい食材の一つ。

２０１９年に米国で行われた研究調査では、「スパイスやハーブは抗酸化、抗炎症、抗腫瘍性、抗発がん性作用だけでなく、血糖値やコレステロール値も下げ、さらに認知機能や、気分にも影響を与える」[10]と、驚きの効果が報告されています。

また２０１４年のバルセロナ大学の研究調査では、「より多くのポリフェノールを摂ると早期死亡率が低下する」[11]と報告されています。野菜や果物、コーヒーやお茶のほかに、スパイスからもポリフェノールを摂取して、体を内側からきれいにしましょう。ちなみにお酒をのむなら赤ワインがおすすめです。

手順

❶ 切り干し大根を重曹水に12分漬け、戻す。流水で洗って汚れを落とし、ざるに上げ、水をきる。

❷ ［ベース野菜］の下ごしらえをする。ごぼうはささがきに、そのほかは全て、みじん切りにする。

❸ フライパンにオリーブオイルと［スパイスⒶ］を入れて弱火にかけ、オイルにじっくり香りと成分を移す。

❹ ❸に下ごしらえした［ベース野菜］を全て入れ、170℃(中火)で炒める。全体に火が通ったら、クミン以外のスパイスを取り除く。

❺ ［スパイスⒷ］を加えて蓋をして、弱火で10分程度、火を通したら完成。

❻ 保存容器に入れ、❹で取り除いたスパイスを散らし、粗熱が取れたら冷蔵庫で保存する。

[10] https://academic.oup.com/jaoac/article/102/2/395/5658185?login=false
[11] Polyphenol intake and mortality risk: a re-analysis of the PREDIMED trial

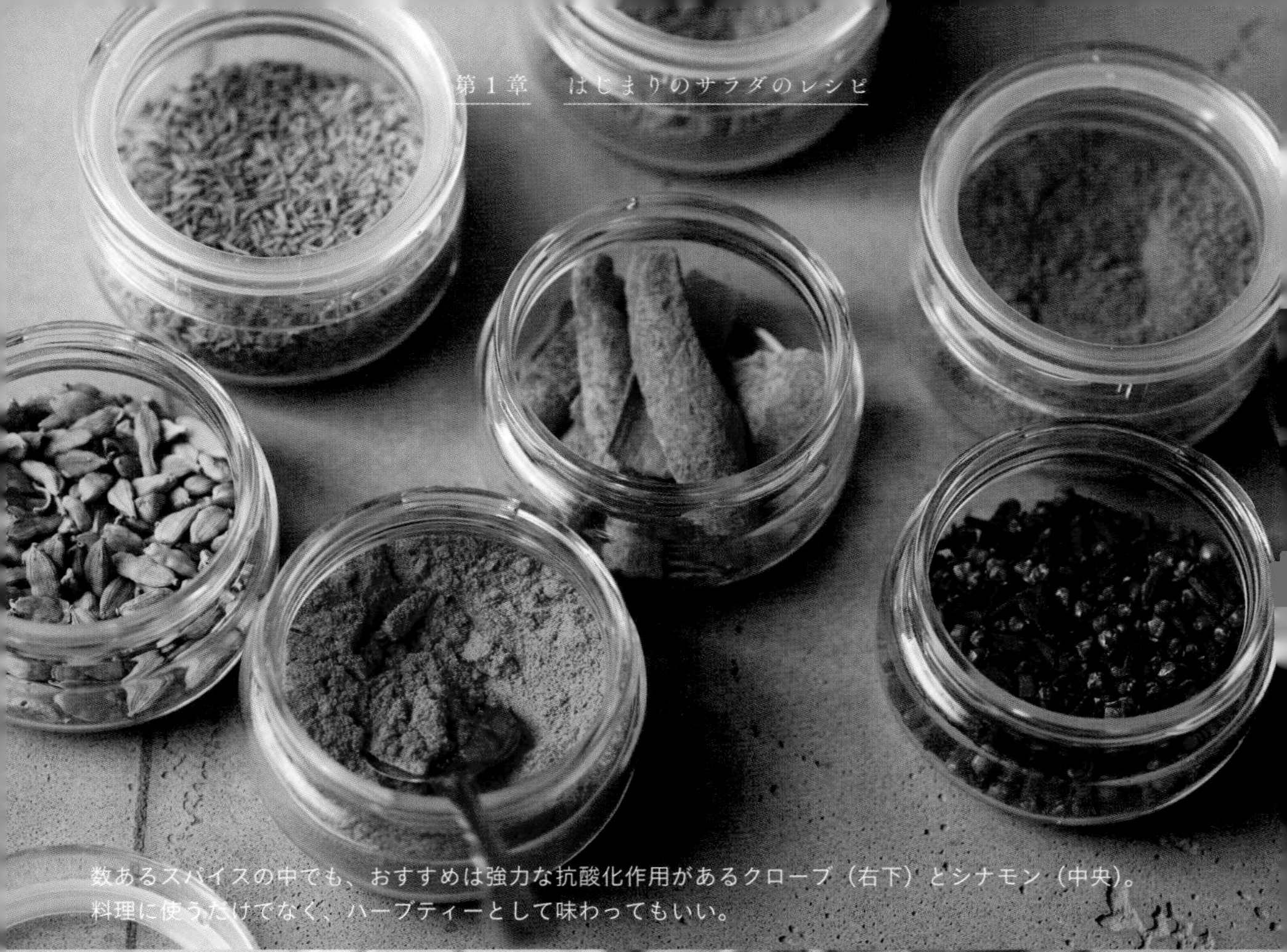

数あるスパイスの中でも、おすすめは強力な抗酸化作用があるクローブ（右下）とシナモン（中央）。
料理に使うだけでなく、ハーブティーとして味わってもいい。

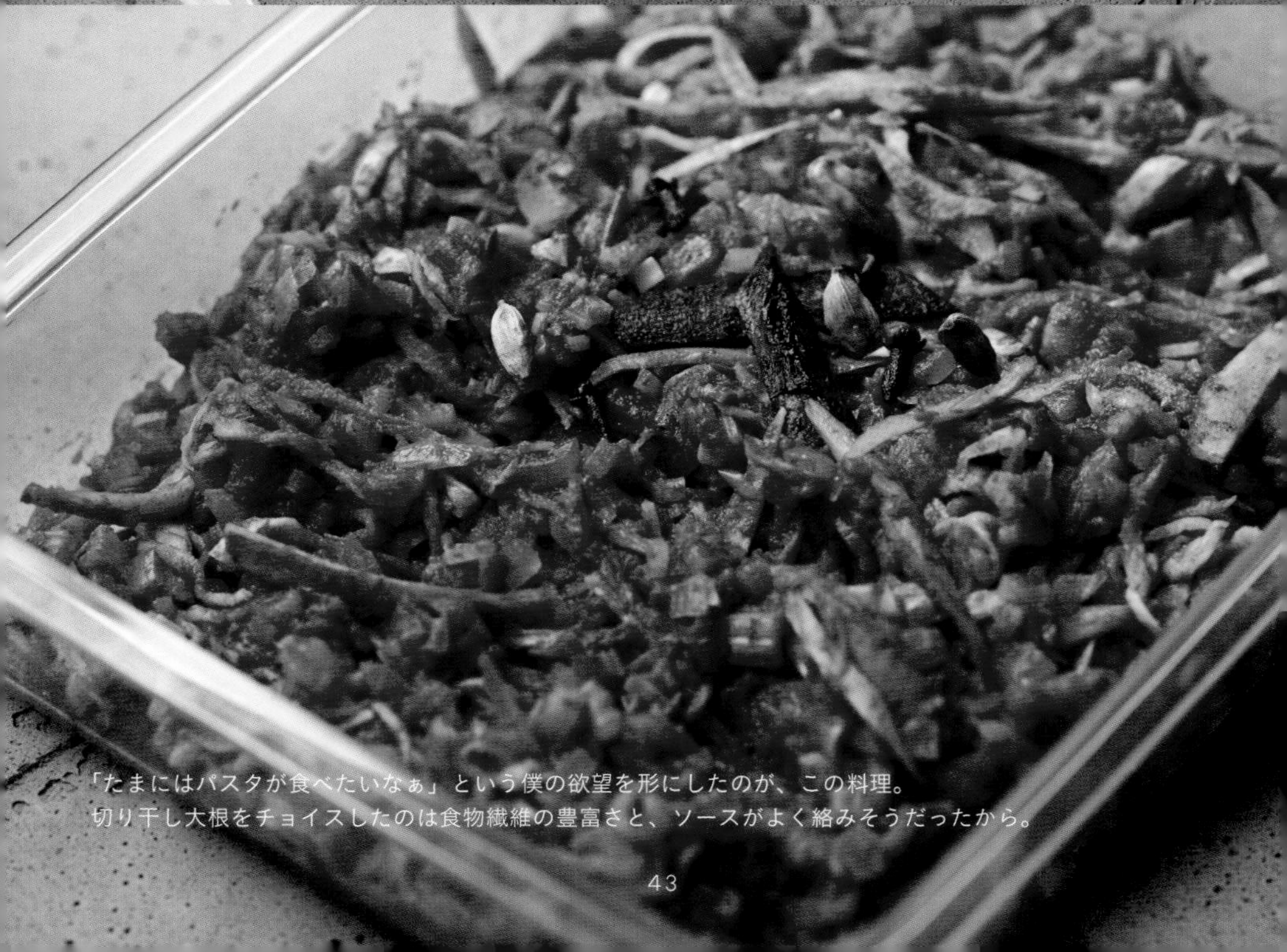

「たまにはパスタが食べたいなぁ」という僕の欲望を形にしたのが、この料理。
切り干し大根をチョイスしたのは食物繊維の豊富さと、ソースがよく絡みそうだったから。

食物繊維・ミネラル

酸味

紫キャベツのマリネ

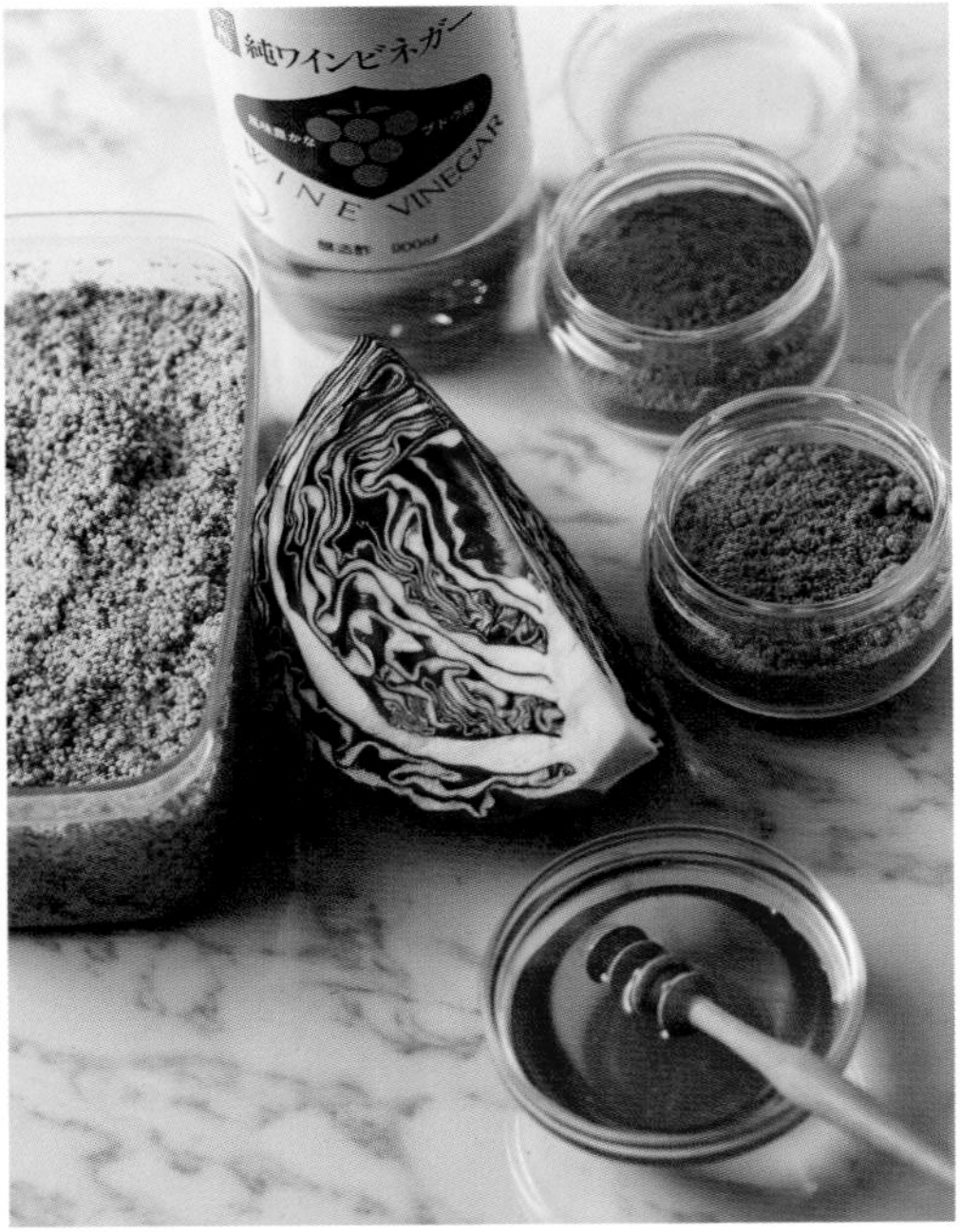

用意するもの（5〜6日分）

紫キャベツ……1/4個
スライサーでせん切り

【調味料】
白ワインビネガー……75mg
粒マスタード……20g
はちみつ……大さじ1
カレースパイスミックス……4g
ガラムマサラ……3g
天日塩……2g程度

タンパク質と糖が加熱されてくっつくことを「糖化」と言い、糖化によって生まれる物質をAGEs（糖化最終生成物・Advanced Glycation End Productsの略）と呼びます。AGEsが体内に溜まると肌のハリが失われてシワが増え、血管や骨がもろくなるなどの老化が進み、糖尿病のリスクが上がるなど、さまざまな問題が起こります。

糖化の原因は、工業用果糖を含む加工食品や焼いた肉の摂り過ぎです。しかし、必須アミノ酸を含む肉は、太古から人間にとって大切な栄養素。調べてみると、肉にはカルノシンというAGEsの発生を体内で穏やかにしてくれる物質も入っているため、大量に摂取しなければ問題はないとされています[12]。

そこで、糖化を防ぎ、さらに酸化も防げる

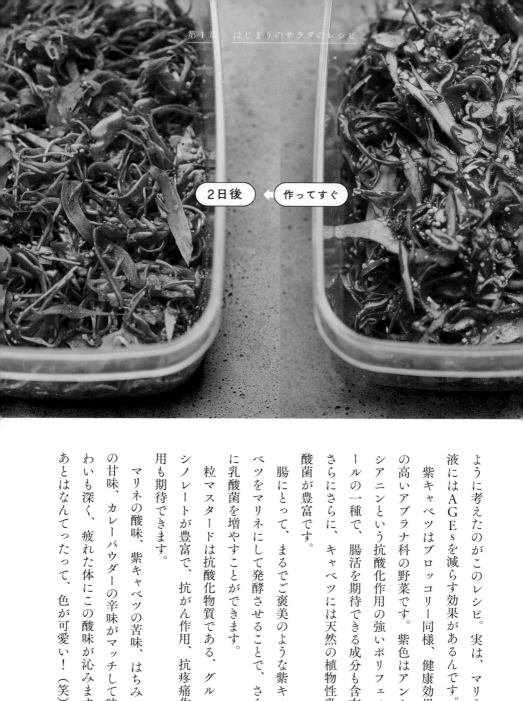

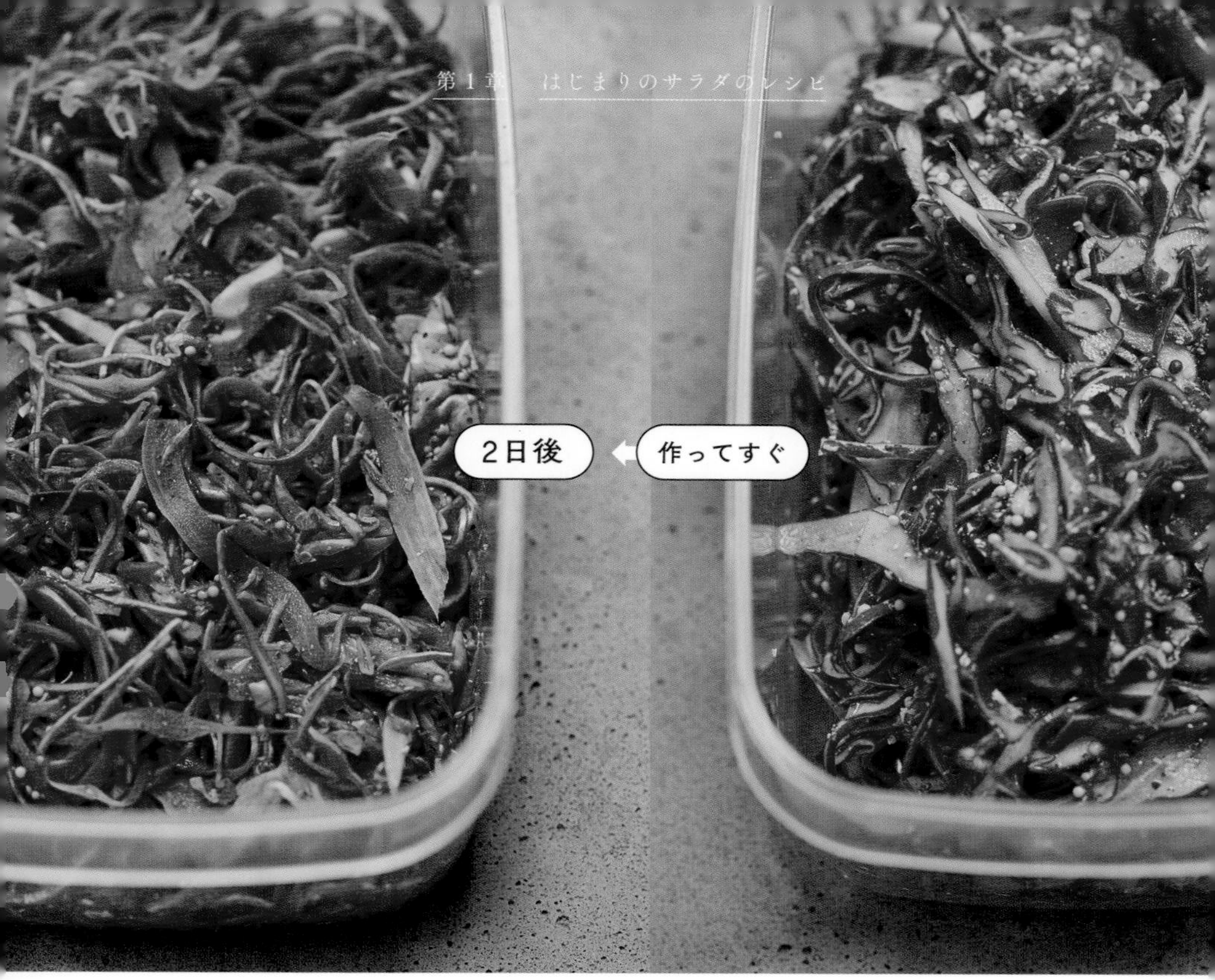

ように考えたのがこのレシピ。実は、マリネ液にはAGEsを減らす効果があるんです。

紫キャベツはブロッコリー同様、健康効果の高いアブラナ科の野菜です。紫色はアントシアニンという抗酸化作用の強いポリフェノールの一種で、腸活を期待できる成分も含有。さらにさらに、キャベツには天然の植物性乳酸菌が豊富です。

腸にとって、まるでご褒美のような紫キャベツをマリネにして発酵させることで、さらに乳酸菌を増やすことができます。

粒マスタードは抗酸化物質である、グルコシノレートが豊富で、抗がん作用、抗疼痛作用も期待できます。

マリネの酸味、紫キャベツの苦味、はちみつの甘味、カレーパウダーの辛味がマッチして味わいも深く、疲れた体にこの酸味が沁みます。あとはなんてったって、色が可愛い！（笑）

[12] https://www.jstage.jst.go.jp/article/cookeryscience1995/41/4/41_221/_pdf/-char/ja

タンパク質はマリネと一緒に摂ることで糖化と酸化を防ぐ

肉のＡＧＥｓを減らす方法はあるのか？　そう悩む研究者たちを驚かせたのは、２０１０年にアメリカで発表された「焼いた肉をマリネ液に１時間ほど漬け置いたらＡＧＥｓが半減していた」という研究結果[13]。お酢やレモン汁、白ワインビネガーなどの酸性の液に漬けておくと、タンパク質が適度に分解して糖と結びつきにくくなるのだそうです。

また、肉を高温調理すると、ヘテロサイクリックアミンと呼ばれる発がん物質が発生するのですが、「マリネ液に漬けておくと９割以上も発がん物質が減った」という結果が[14]。

肉をマリネ液に漬けなくとも、付け合わせとしてマリネを食べるだけでも健康効果は十分です。

手順

❶ 紫キャベツを重曹水に12分漬け置きする。

❷ 紫キャベツの表面の重曹水を流水で洗い流し、水気を拭き取る。スライサーでせん切りにする。

❸ 調味料を加え、よく和える。

＊冷蔵保存して2日後からが食べごろ。マリネ液がなじんで、しっとり柔らかくなります。

[13] https://www.jandonline.org/article/S0002-8223(10)00238-5/fulltext
[14] https://www.sciencedirect.com/science/article/abs/pii/S0278691598000611

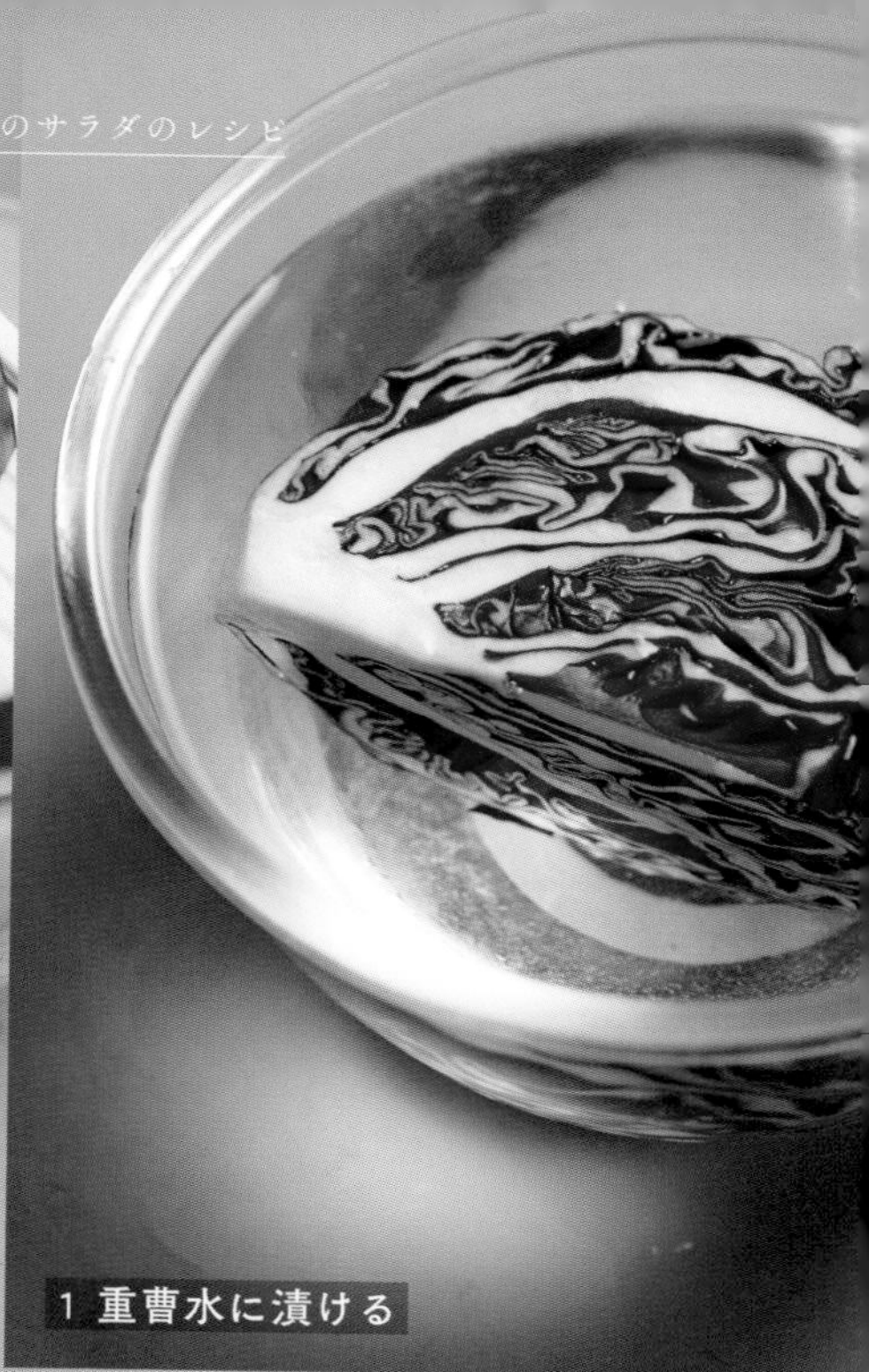
1 重曹水に漬ける

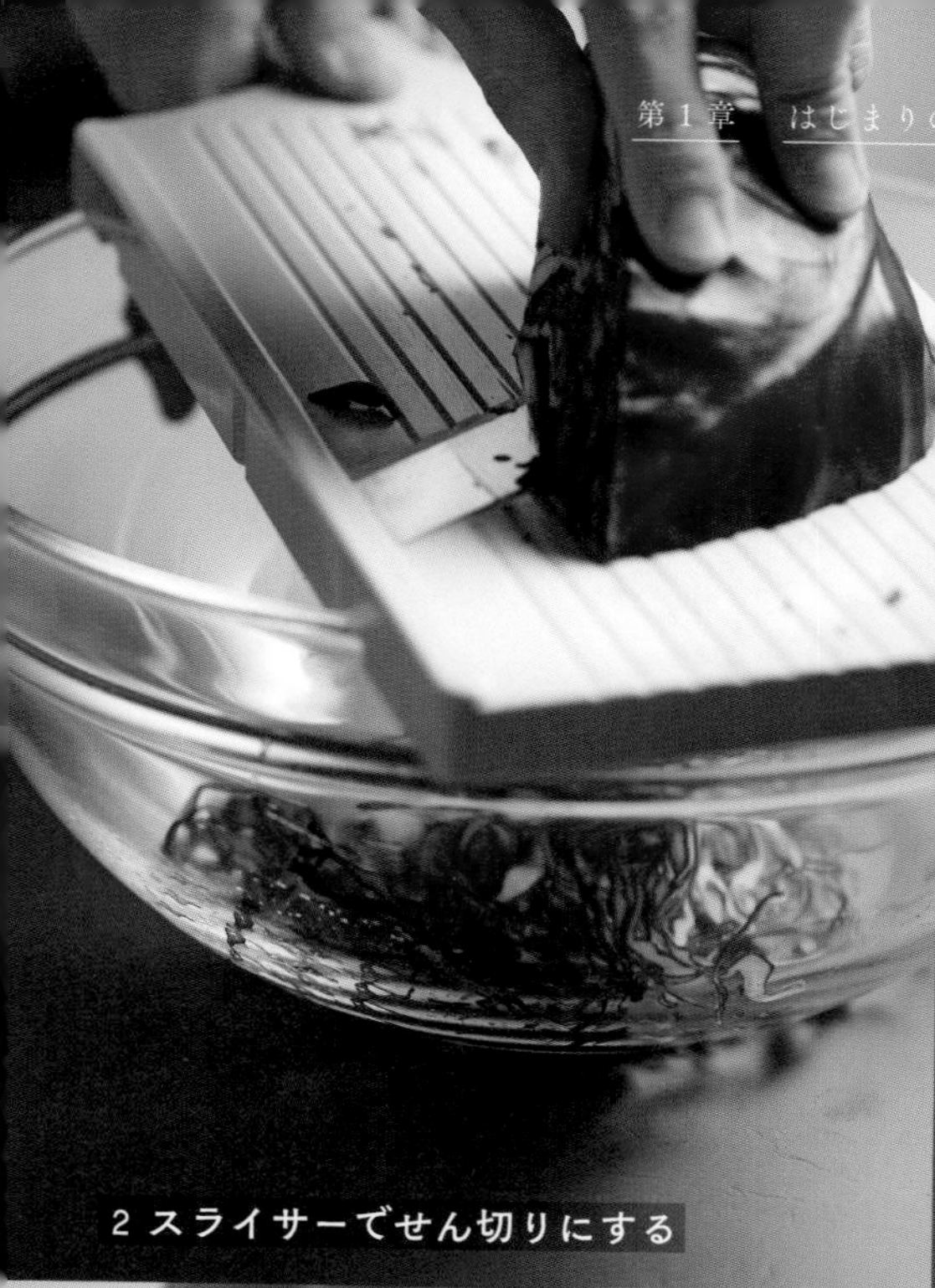
2 スライサーでせん切りにする

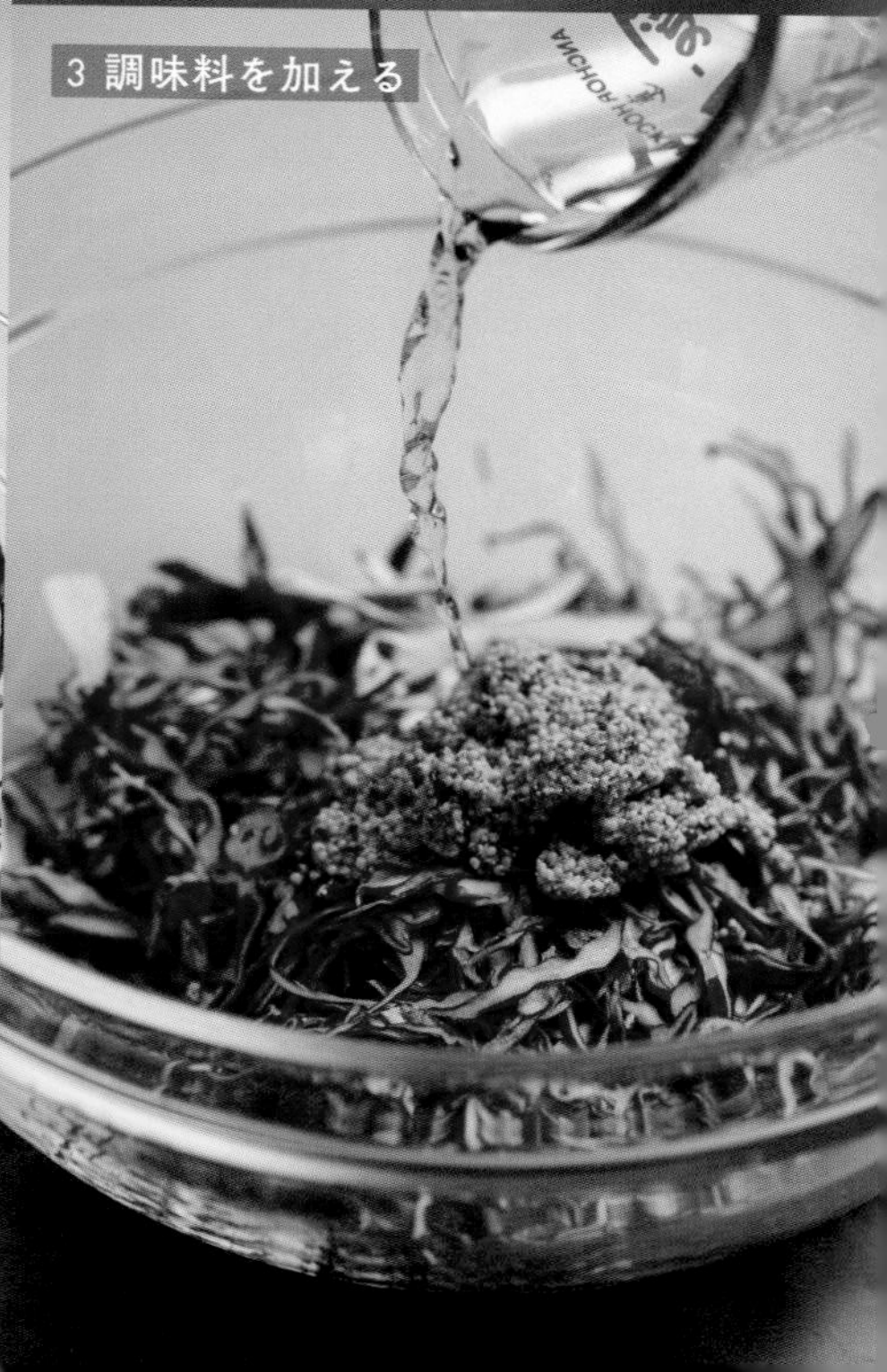
3 調味料を加える

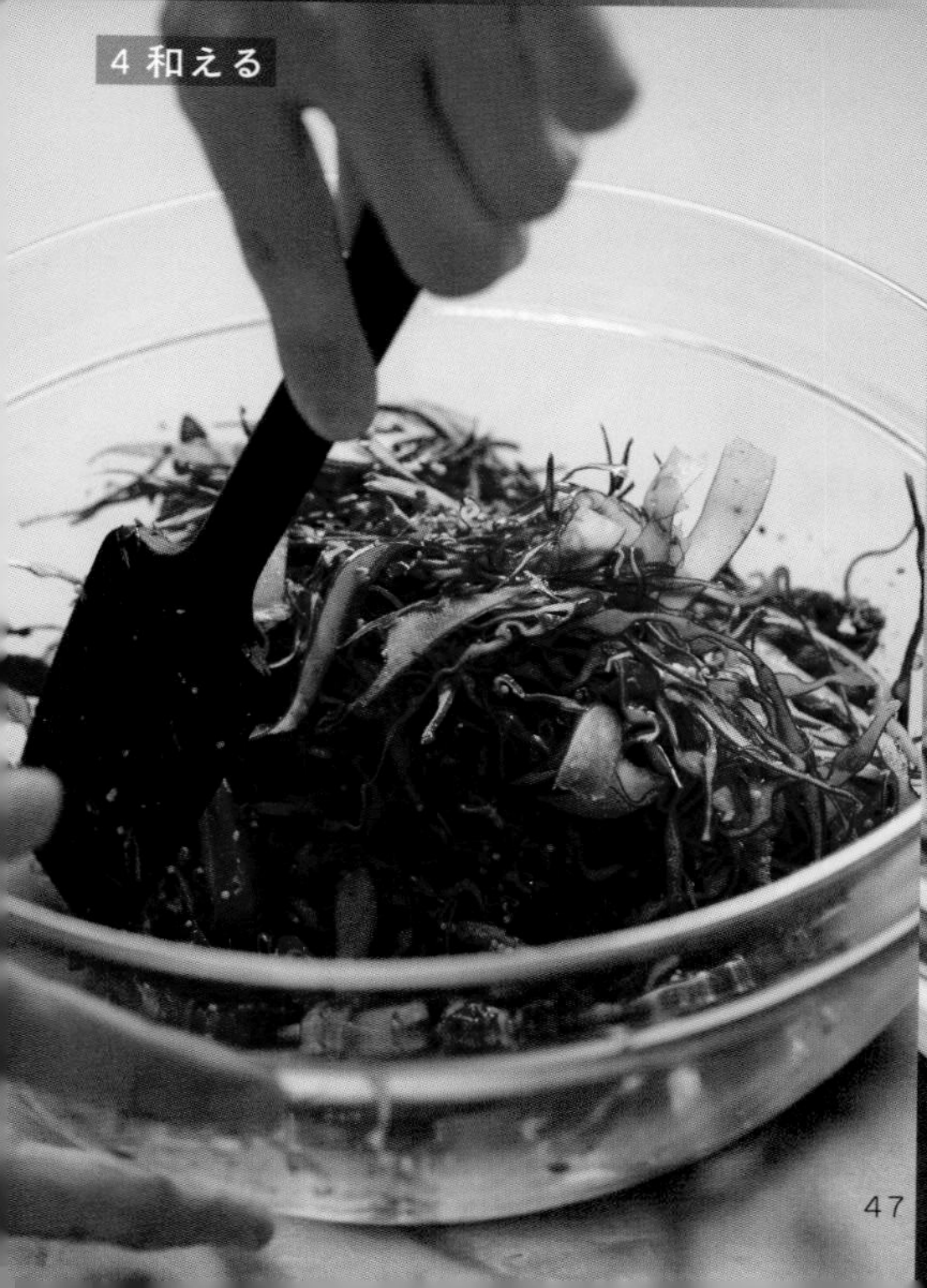
4 和える

つど用意するもの

アボカド

▶脂質

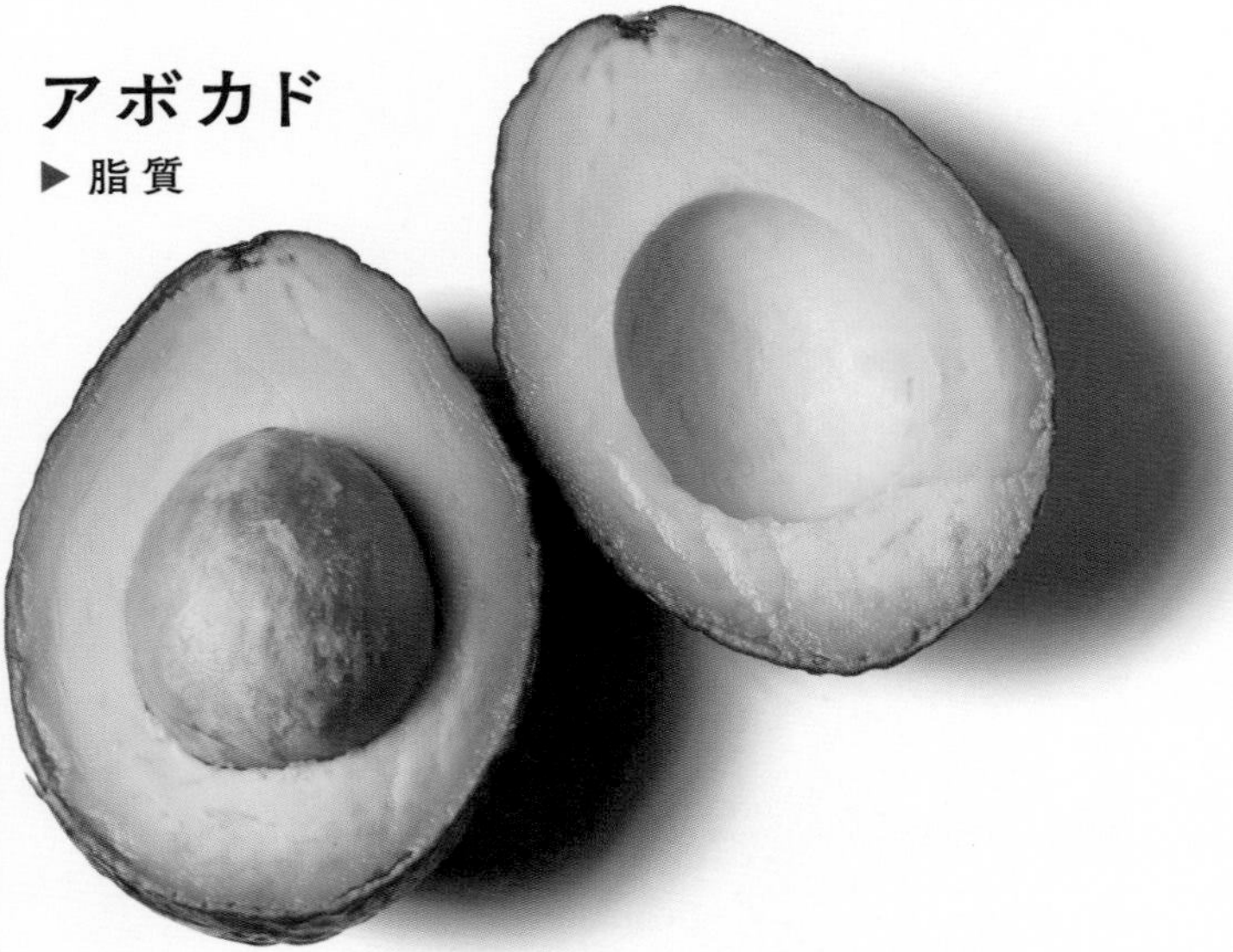

コレステロール値を減らして血液をサラサラにするオレイン酸、抗酸化作用が強いビタミンEがたっぷりで、ビタミンB群も豊富。果皮が緑色から黒色になったら熟成したサイン。ヘタが取れそうになったら食べごろです。熟成したらポリ袋に入れ、冷蔵庫の一番上の段に置いておくと熟成が止まって食べごろを長い間キープできます。

ミニトマト

▶リコピン

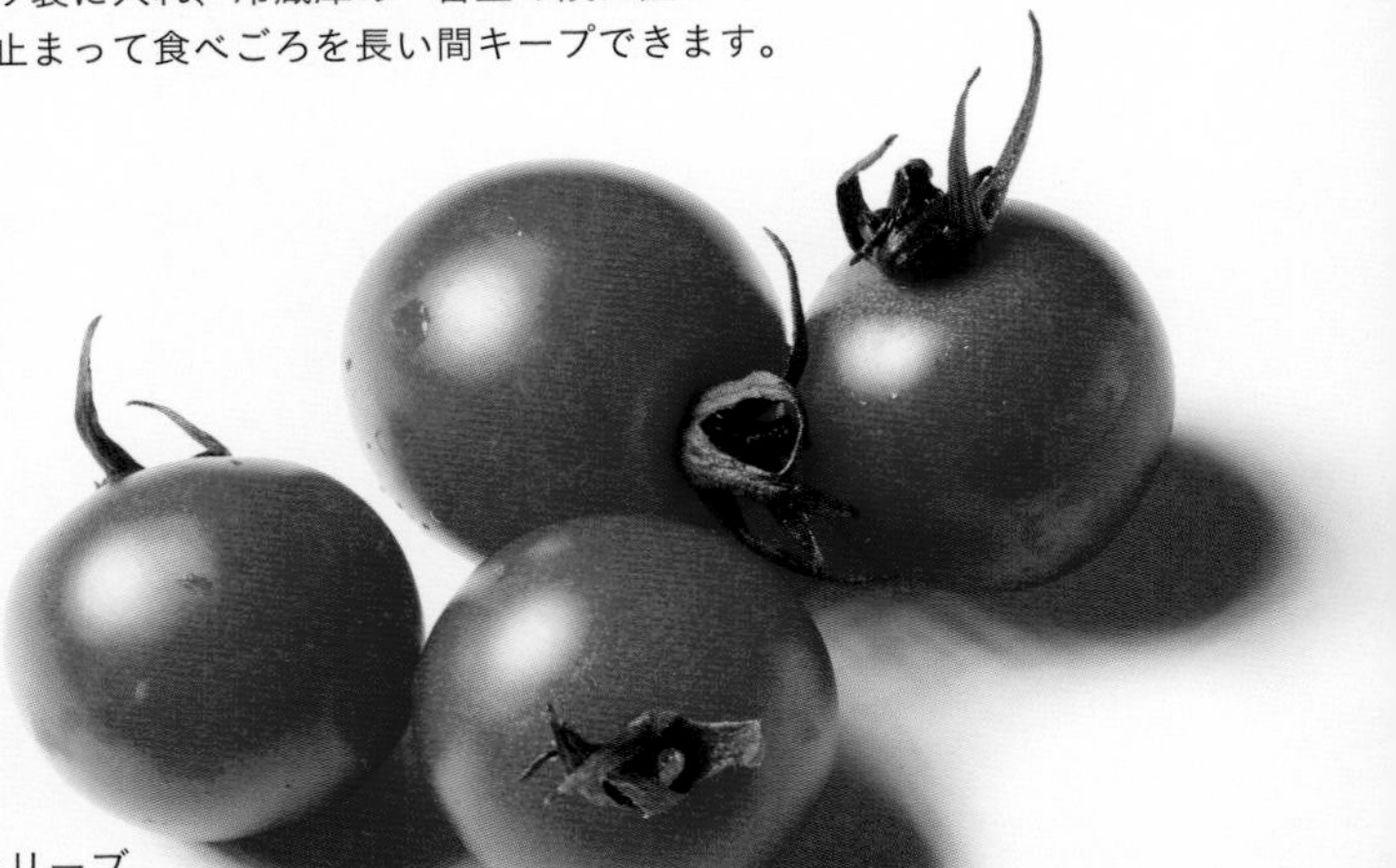

トマトの赤い色素が、リコピン。抗酸化力はβカロテンより高く、がんや動脈硬化の予防効果も！
リコピンはビタミンE（オリーブオイルやアボカド）と一緒に摂ると効果がUPするので、より多くのリコピンを含む皮はむかずにサラダに。普通のトマト（20㎉/100g）より栄養素が凝縮され、カロリーの質が高いミニトマト（30㎉/100g）がおすすめです。

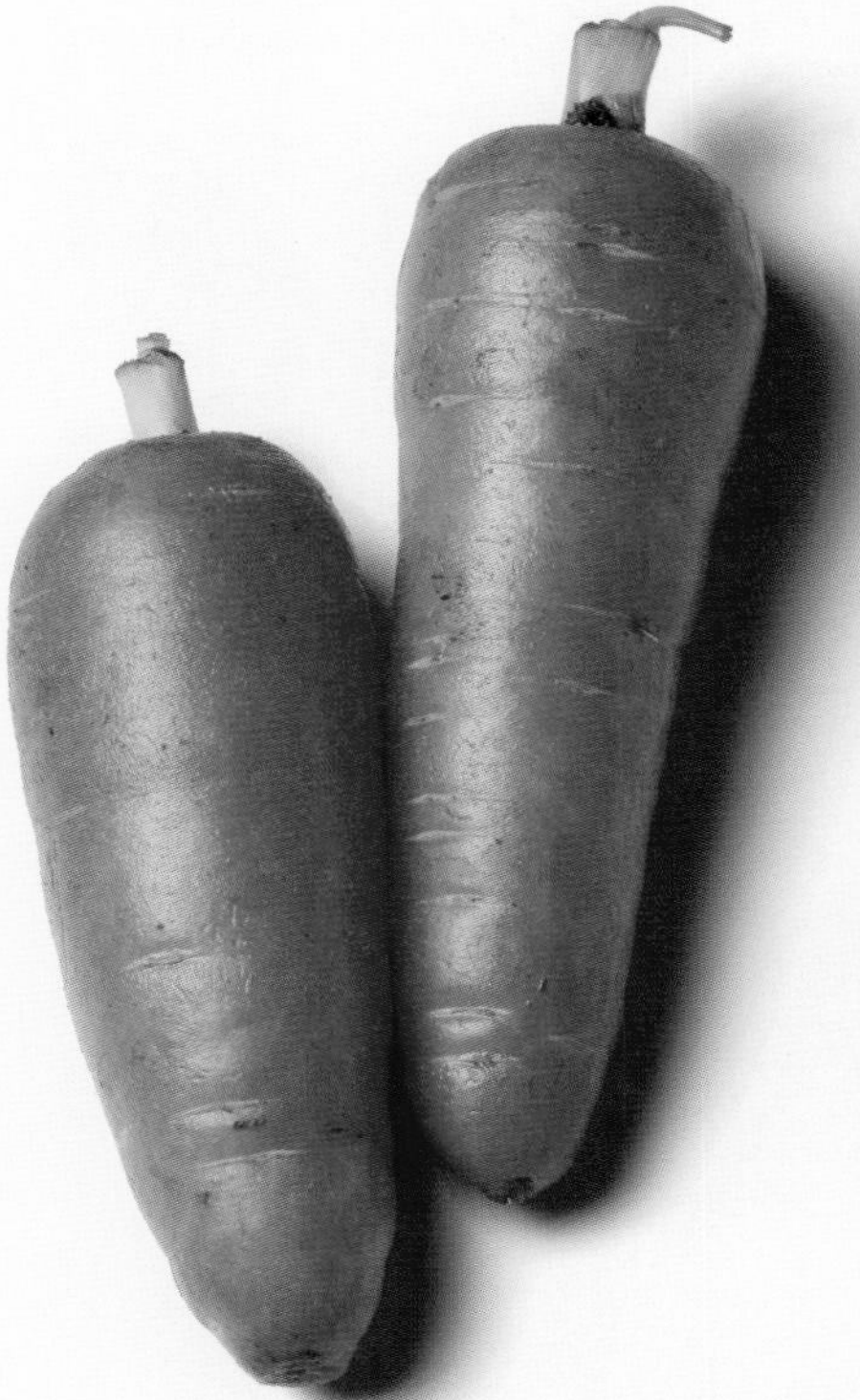

にんじん

▶ βカロテン

強い抗酸化作用で活性酸素から体を守るβカロテンは、緑黄色野菜に豊富に含まれます。中でもダントツに多いのがにんじん。βカロテンは体内でビタミンAに変わり、皮膚や粘膜を紫外線などから保護してくれるので、肌の若さを保つのには欠かせません。また、タンパク質をつくる必須栄養素であるビタミンCやむくみの改善に効果のあるカリウムも豊富。これらの栄養素を余すことなく摂取するには皮付きのまま調理するのがおすすめです。

みかん（柑橘類）

▶ ビタミンC

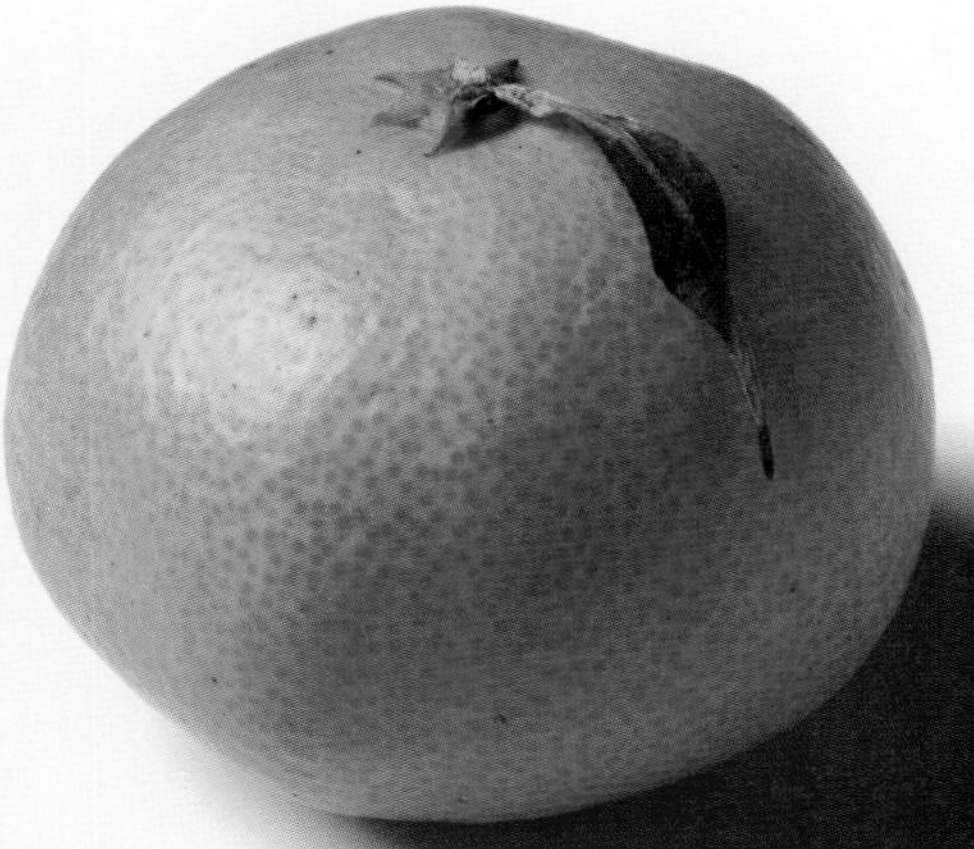

果物の中でもビタミンCが豊富なのが柑橘類。ビタミンCは、皮膚を丈夫にするコラーゲンの合成に必要不可決な栄養素で、メラニン色素の合成を抑えてシミを防ぎ、免疫力を高める効果もあります。ところが水溶性で熱に弱く、2～3時間で体内から排出されてしまうため、毎日摂ることが必要です。大人なら1日100mg。甘いものが食べたくなったら柑橘類が圧倒的におすすめです。

季節の野菜のグリル

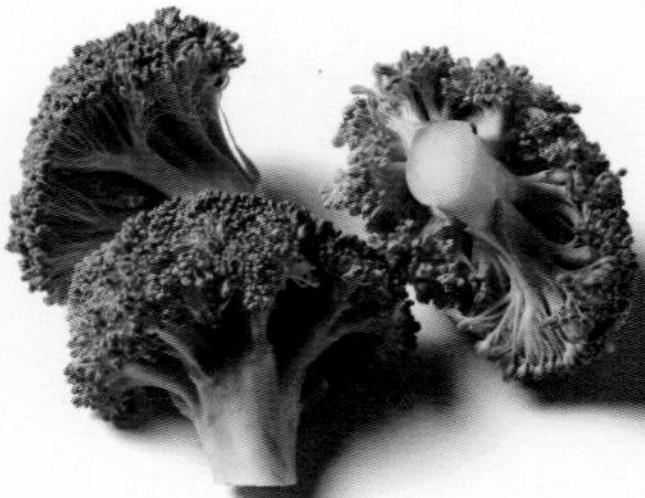

ブロッコリー

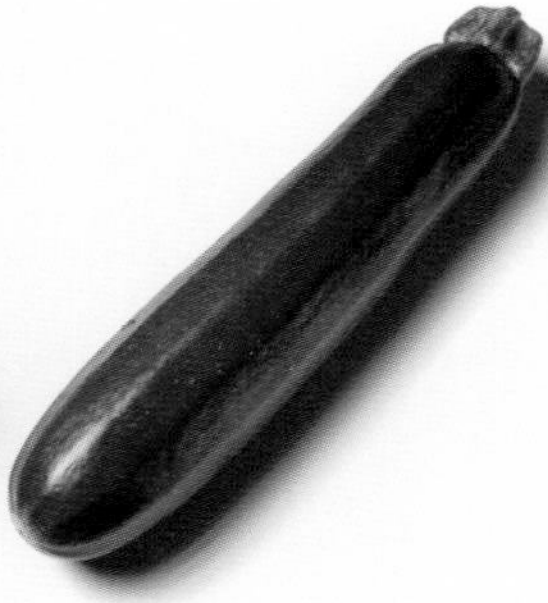

ズッキーニ

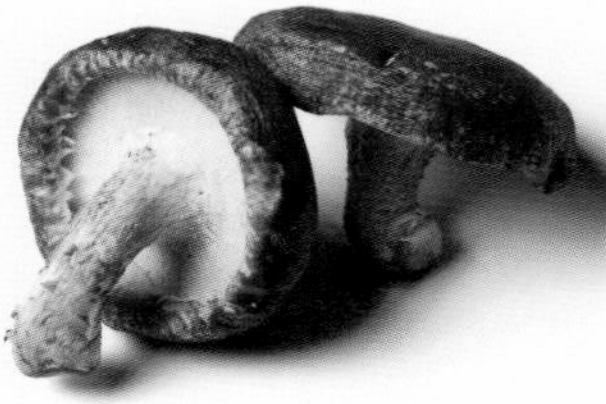

しいたけ

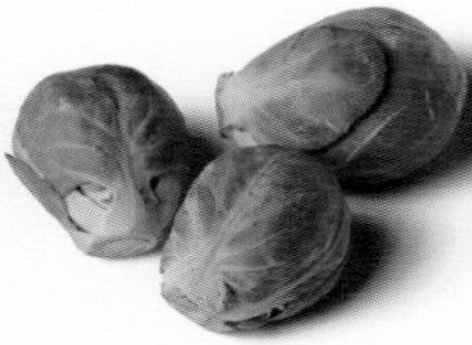

芽キャベツ

手順

食べやすい大きさに切り分け、トースターで軽く色づくまで焼く。

サラダというと生野菜を思い浮かべると思いますが、必ずしも生でなければいけない訳でもありません。

例えば、生のブロッコリーは抗酸化作用の強いスルフォラファンを摂取できるのですが、抗発がん作用を期待できるインドールは不活化します。逆に加熱したブロッコリーは、インドールは活性化して増加するものの、今度はスルフォラファンが不活化してしまいます。

調理法には一長一短あるということ。蒸したり、軽くグリルしたりと、調理法を変えながら、さまざまな品目を食べることが、重要です。もちろん水溶性のビタミンを逃す「ゆでる」と、アルデヒドを発生させる「高温調理」はNG。蒸すか低温でグリルして、香ばしさが加わるだけで食欲が増します。

タンパク質

半熟卵

手順

❶卵は冷蔵庫から出してすぐ、沸騰した湯に入れて、7分ゆでる。

❷取り出して氷水に漬けて急速に冷やす。

＊食べる直前に殻をむいて、切る。

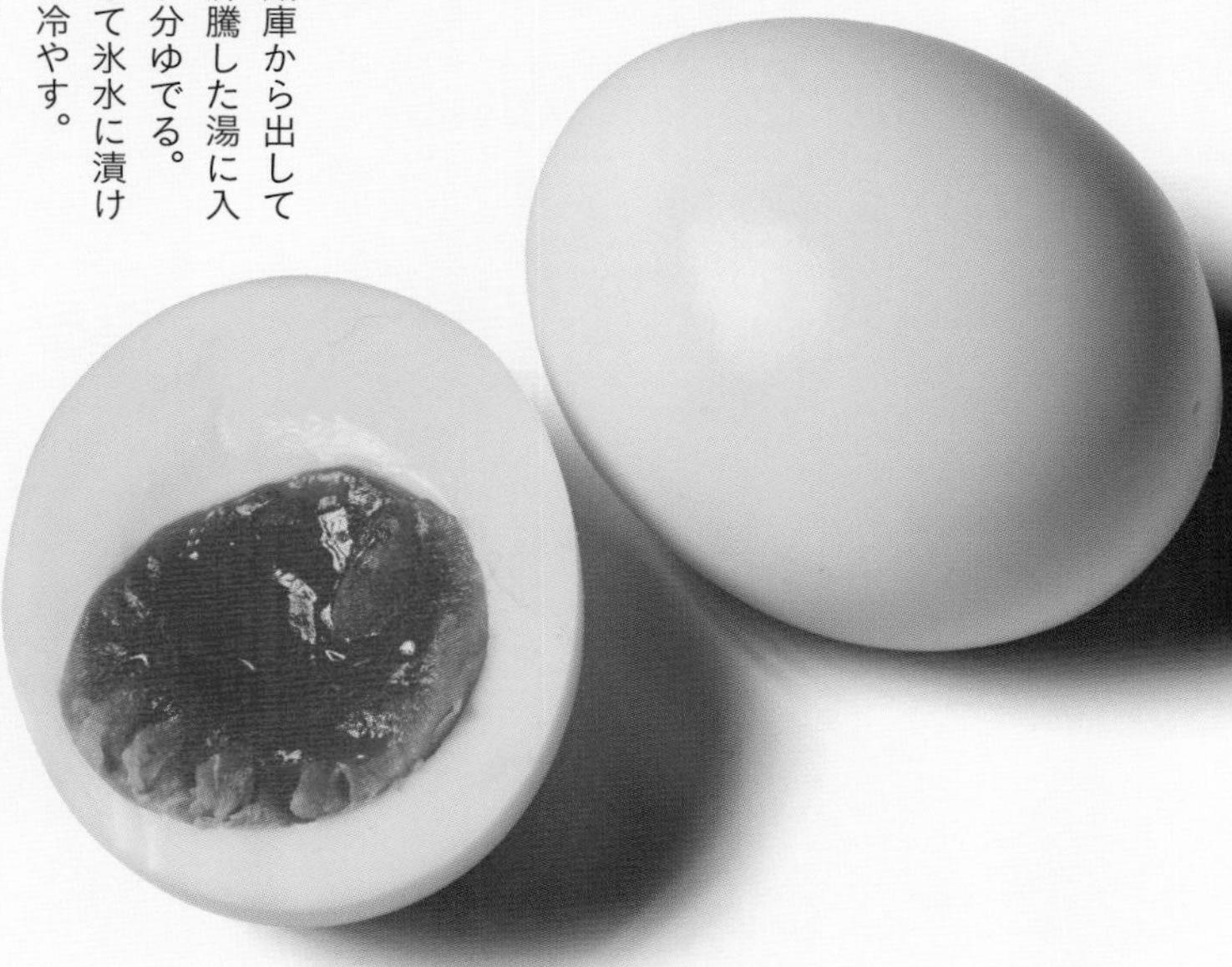

良質なタンパク質を判断する指標に、タンパク質量と9種類の必須アミノ酸のバランスを数値で示した「アミノ酸スコア」があります。

卵、肉、魚、牛乳、大豆などはアミノ酸スコア100の優等生ですが、中でも「最強のタンパク質」と言われるのが卵。

文部科学省の食品成分データベース[15]によると、食品100g中のタンパク質含有量は1位が豚肉のゼラチン（87・6g）、2位が卵白（86・5g）で、取り入れやすい食材としては卵がトップ。しかも殻に守られているため、酸化しにくいメリットもあります。

卵は生でも加熱しても栄養価に大きな違いはありませんが、タンパク質の消化吸収率は半熟卵のほうが圧倒的に良くなります。1日に2～3個は食べていただきたいです！

[15] https://fooddb.mext.go.jp/index.pl

「はじまりのサラダ」を盛りつける

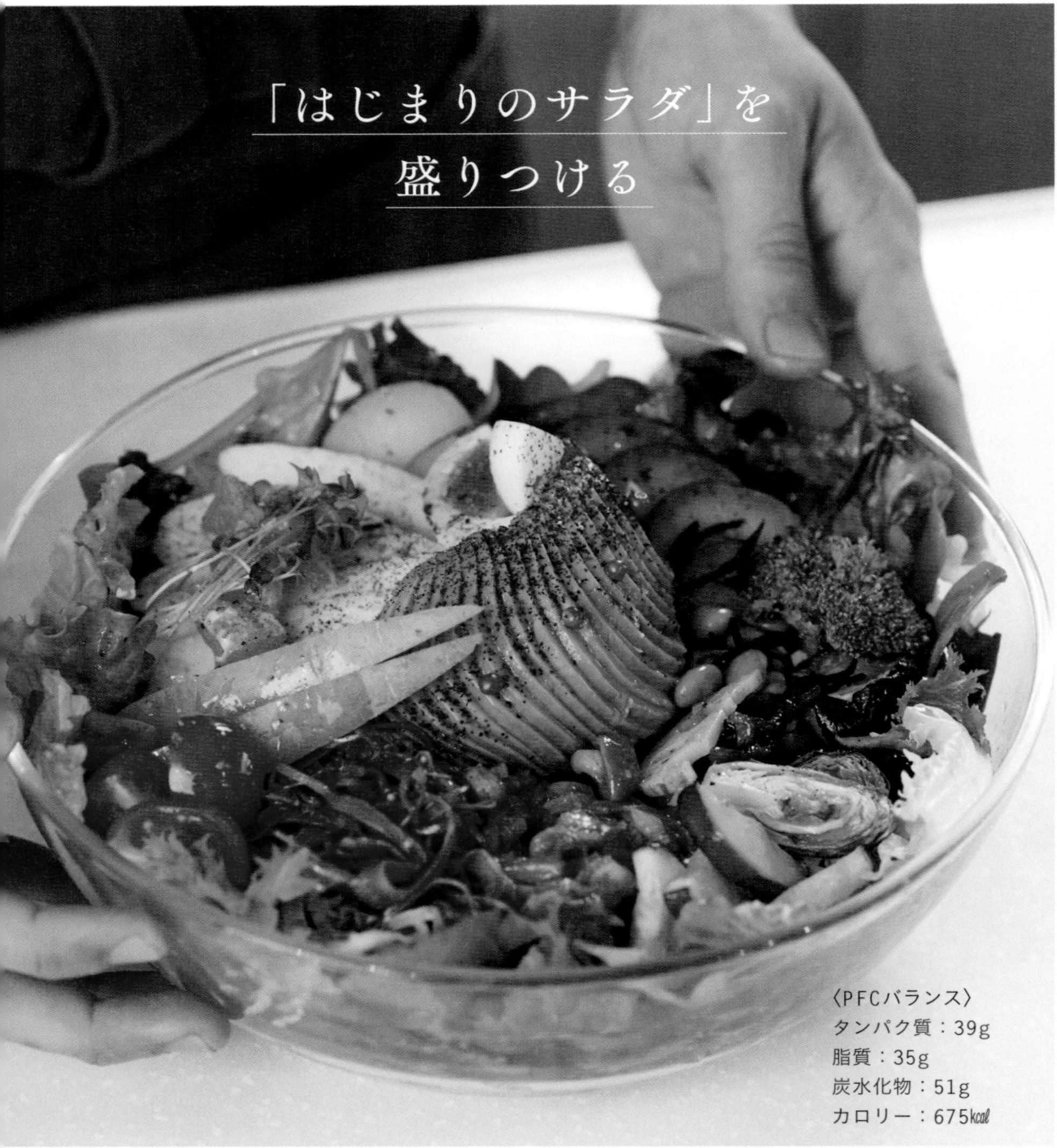

〈PFCバランス〉
タンパク質：39g
脂質：35g
炭水化物：51g
カロリー：675kcal

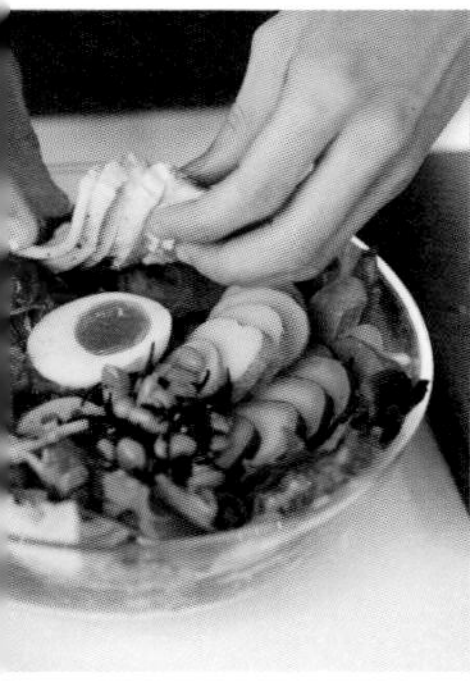

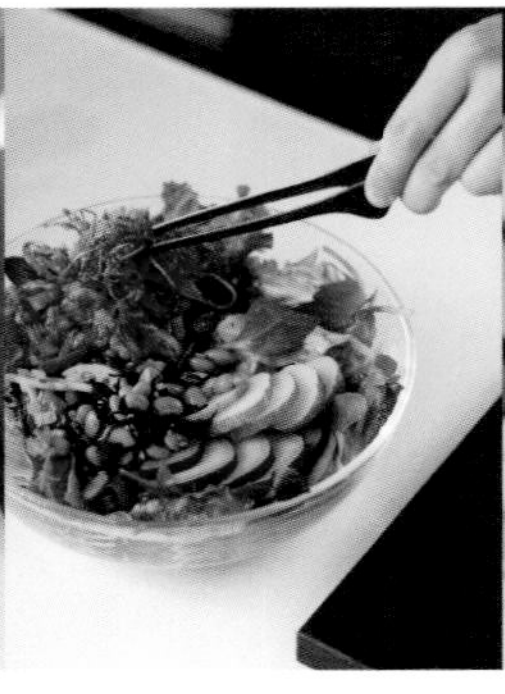

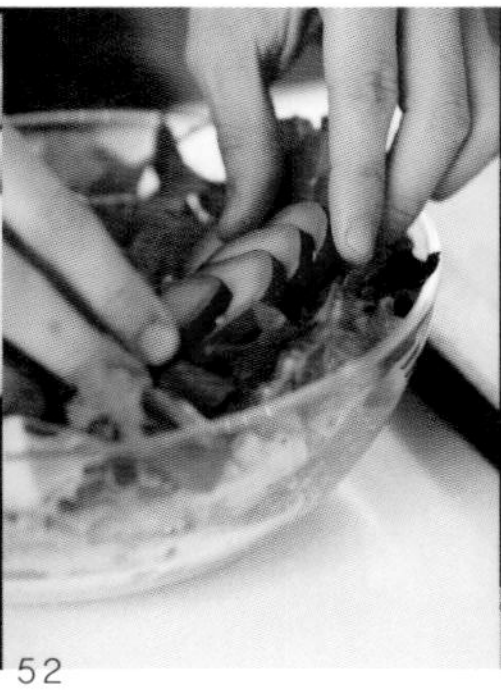

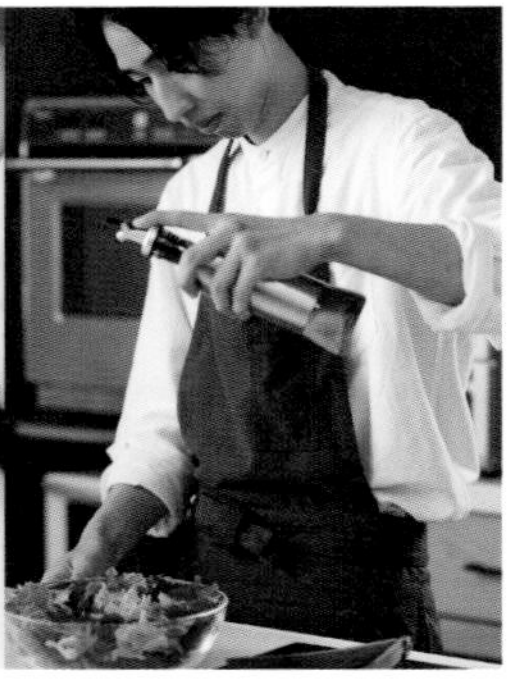

用意するもの（1食分）

葉物野菜……100〜120g
じゃがいも（蒸したもの）……70g
さつまいも（蒸したもの）……80g
鶏むね肉（低温調理）……100g
切り干し大根とごぼうのトマトスパイス煮込み……40g
紫キャベツのマリネ……30g
枝豆ひじきの生姜バルサミコ……30g
3種のきのこと蓮根の和風マリネ……40g
半熟卵……1個
ミニトマト……1個
にんじん……30g
アボカド……1/2個
季節の野菜のグリル（お好みで）……1〜2種類

●調味料

EXVオリーブオイル……大さじ1と1/2
天日塩、こしょう……各適量
パセリのみじん切り……適量
ピンクペッパー……4粒
カイエンヌペッパー……適量

手順

1. サラダボウルに葉物野菜を入れる。オリーブオイルと塩を振って軽く混ぜ、もう一度オリーブオイルと塩を振る。ボウルのふちに葉物野菜が見えるよう、なるべく中央は低く、周りにボリュームをつけて盛りつけ、葉物野菜の下地は完成。
2. ボウルのふちに葉物野菜を残しつつ、9時の方向に、スライスしたさつまいもを置く。さつまいもの少し中央にかぶるように、スライスしたじゃがいもを置く。
3. 10時の方向に「枝豆ひじきの生姜バルサミコ」、12時の方向に「3種のきのこと蓮根の和風マリネ」、1時の方向に「切り干し大根とごぼうのトマトスパイス煮込み」、3時の方向に「紫キャベツのマリネ」をバランス良く並べる。
4. 中央に縦半分に切ったゆで卵を1切れ埋める。
5. ❹にかぶせるように、6時の方向にスライスした鶏むね肉を置く。
6. スライスしたアボカドを中央にバランス良く並べ、ピンクペッパーを4粒のせる。じゃがさつの脇に、季節のグリル野菜、縦4等分に切ったミニトマトを並べる。
7. 鶏むね肉とじゃがさつの間に、縦4等分に切った半熟卵を2切れのせ、みじん切りにしたパセリを飾る。反対側に縦半分に切ったにんじんを置く。
8. アボカド、半熟卵、鶏むね肉にカイエンヌペッパーを振る。あれば刻んだみかん、スプラウトを少量飾る。塩とこしょう、オリーブオイルを全体に振って、完成。

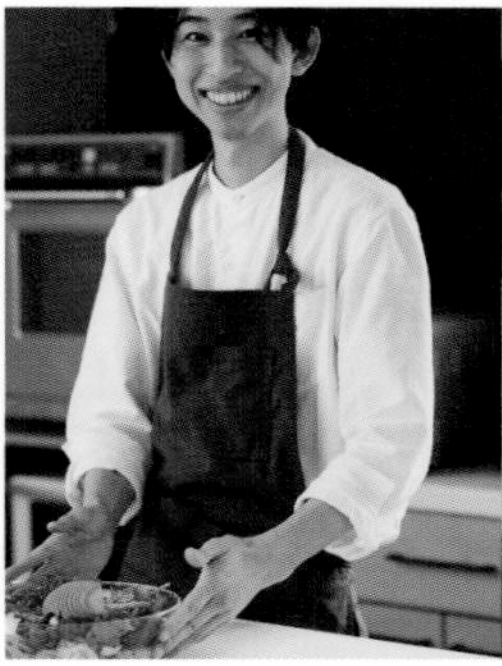
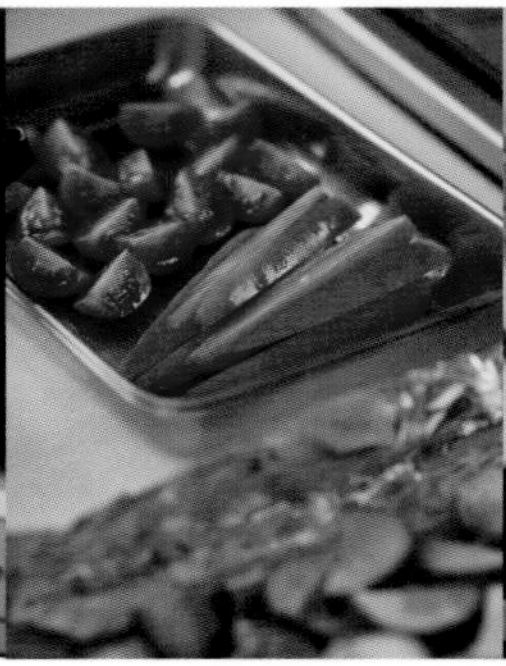
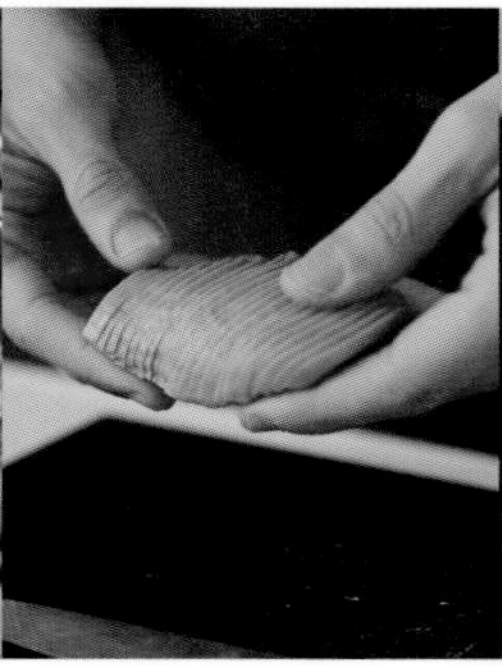
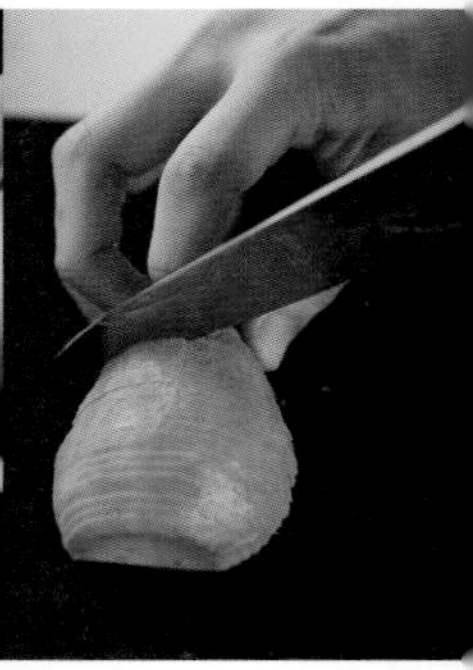

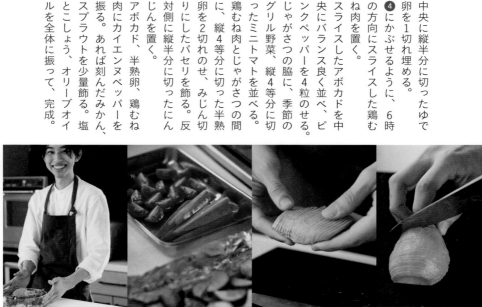

COLUMN

自家製粒マスタードのつくりかた

フレッシュな香りとさっぱりとした辛味で、すごく美味しい自家製調味料。意外と簡単でコスパも最高です。

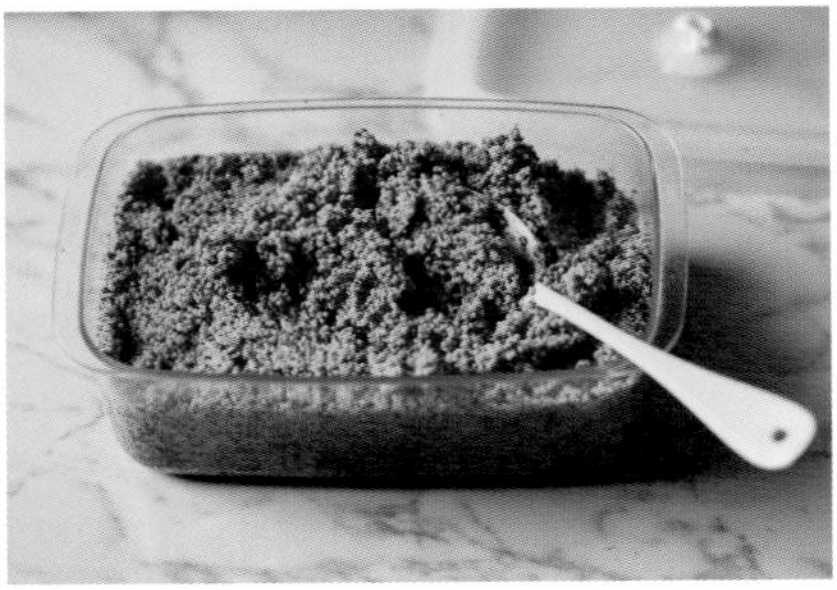

紫キャベツのマリネに使うほか、肉や魚や野菜のソテー、蒸し野菜に添えるのがおすすめです。とても美味しいので、ぜひ試してほしいです。

用意するもの（つくりやすい分量）

イエローマスタードシード
……100ｇ
ブラウンマスタードシード
……50ｇ

●調味料
白ワインビネガー……適量
はちみつ……小さじ２
天日塩……小さじ１
カレースパイスミックス
……小さじ１

手順

❶ すり鉢で、イエロー40ｇ、ブラウン20ｇをする。
❷ ミルサーで、イエロー60ｇ、ブラウン30ｇをかくはんする。
❸ 保存容器に❶と❷を入れ、ワインビネガーをひたひたになるまで注ぐ。
❹ はちみつ、塩、カレースパイスミックスを加えて、よく混ぜる。
❺ 常温で２日間置き、ワインビネガーが少なくなってきたらひたひたになるまで足す。冷蔵庫で保存して、１週間程度寝かすと完成。

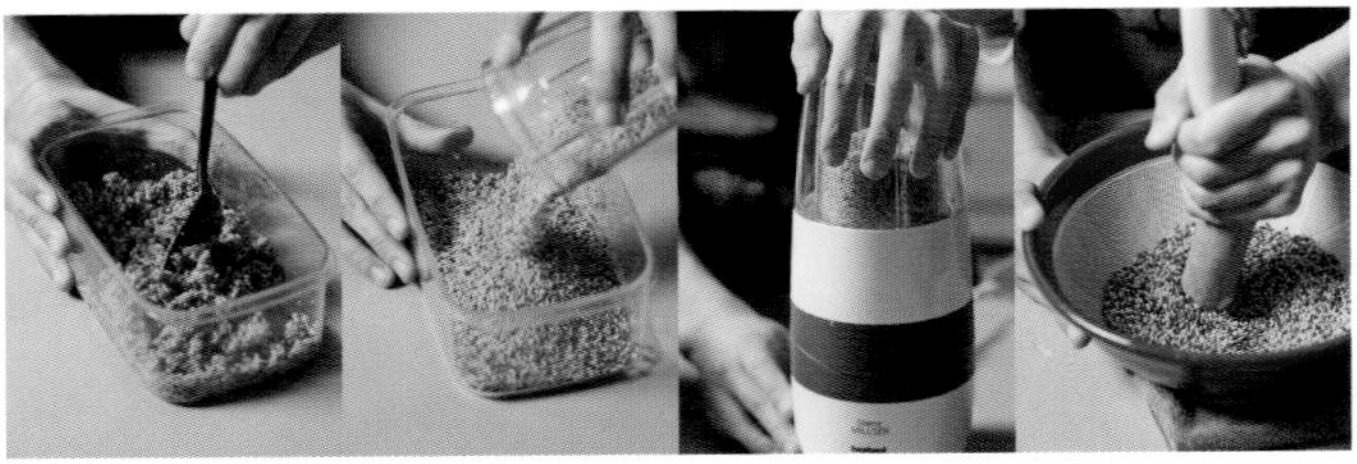

第2章

はじまりの栄養学

〝美味しい〟があふれる現代に何を選び、何を食べるのか？
ここからは、体と心を大切にしていくための
「食べる」の本質を解く、栄養学のはじまりです。

Method 1

食べることへの納得感を考える

あなたが今日着ている服装を眺めてください。
さて、あなたはなぜその服を選び、購入したのですか？
見た目がおしゃれだから？　機能性がいいから？　リーズナブルだからですか？

さまざまなポイントがある中で、「よし！　これにしよう！」と思って洋服を選び、購入し、着ているのだとしたら、それはあなたが「納得して選択した」ということなのだと思います。

何ごとも納得して選ぶ、この「納得感」こそ、僕は生きていくうえで、一番大切なものだと思っています。

服装以外にも、髪型やアクセサリー、インテリアや住む家、職業やパートナーまで、人生とは選択の連続です。

何か選択を迫られたときに人は、より納得できるほうを選ぼうと考えるのではないでしょうか。

でもあなたは、「食べること」に対して、この納得感を持って、選択し、食べているでしょうか？

食べるものを、適当に選んではいないですか？

ふと目に留まったＣＭで「今日は餃子かな」、スーパーでひき肉が特売だったから「今日はハンバーグにしよう」など、その日の気分で選んでいませんか？

もちろん、それを否定するつもりもありません。

詳しくは後述しますが、この資本主義社会で僕たち人類は「食べ物を選んでいる」のではなく、企業側の巧みな経営戦略に踊らされ、「選ばされている」状況にあります。

言わずもがなで、「今日、食べたもの」が未来の自分の体をつくります。その体が健やかならば、心も健やかなはずです。

さらに言うなら、「自分が納得して選んだ食べるもの」で体が満たされたときは、本当に心も満たされます。

体を満たすと心も満ちる。

本書を手に取ってくださった方が、より納得して食べるものを選べるように、この章では〝食べること〟について、さまざまな方向から考えていきます。

①　人類史から見た現代と古代の食事や“食べること”のミスマッチ

②　論文ベースの栄養学

③　細胞単位の栄養学

そして、基本となる栄養学を「正しく理解する」ことができれば、僕が言っている「体を満たすと心も満たされる」という意味が、わかっていただけるのではないかと思います。

それでは、『はじまりの栄養学』のはじまり、はじまり。

最後まで読んでいただけたら、嬉しいです。

Method
2
正しい食生活のお手本は旧石器時代にあり

まずは、世界的ベストセラーであるユヴァル・ノア・ハラリ博士の※『サピエンス全史』[16]を参考に人類の食事について考えていきましょう。

僕たち人類はおよそ600万年前にチンパンジーから分岐し、直立二足歩行の「ヒト族」として誕生しました。

当時の食事は草食寄りの雑食で、約9割が野菜や果物。ほかに虫や小さな動物、肉食動物が食べ残した死骸から骨髄を食べ、タンパク質は1割程度、摂取していたと考えられています。

つまり、**人類の最初は草食寄りの生活**をしていたんですね。

ユヴァル・ノア・ハラリ
イスラエルの歴史学者。ヘブライ大学歴史学部終身雇用教授。2011年に出版した『サピエンス全史―文明の構造と人類の幸福』をはじめ、その後に出版した『ホモ・デウス―テクノロジーとサピエンスの未来』、『21Lessons―21世紀の人類のための21の思考』がすべて世界的ベストセラーになっている。

そんな食生活が激変したのは、人類が「火を使う」ことを発見してからです。『サピエンス全史』によると、それが30万年前。

生肉・生のイモ類を消化するには、とても長い時間がかかります。だから、肉食動物は食べたら動かずに寝ていますよね。昔は人類もそうだったんです。

ところが食材に火を通すことで、3～6時間で消化ができ、病原菌や寄生虫を排除することができるようになりました。

これによって、それまで腸で使っていた消化吸収や病原菌を排除するエネルギーを、脳や骨格筋に使うことが可能になりました。その結果、人類はIQが高くなり、体が大きくなっていったわけです。

20万年前には、僕たちのルーツであるホモ・サピエンス※（ラテン語で〝賢き人〟）が誕生します。高度な石器や槍をつくり、狩猟採集力を伸ばしていったホモ・サピエンスは、7万年前に最大の武器である「認知革

ホモ・サピエンス
人類の進化過程ではネアンデルタール人やクロマニョン人などがいたが、唯一生き残ったヒト族の中の現生人類。

命」という信じる力を手に入れます。

神話や精霊信仰など、さまざまなフィクションを作れるようになり、大きな集団を構成するようになった僕たちの先祖は、ネアンデルタール人をはじめ他の初期人類を根絶やしにし、狩猟採集生活をして生き残ったというわけです。

男性は狩りに出かけ、女性は木の実や果物、イモ類の採集、調理をしていて、その地域での狩猟採集が終わったら、集団で別の土地へ移動して生活をします。

今を生き抜くことだけを考える彼らには「未来」という概念がなく、せいぜい数日先のことしか考えないので、わからない未来のことを憂い、不安に陥ることがありません。

採集できる食料がなくなれば移動し、また食料を探します。それだけでいいのです。

ここまでが農耕がはじまる前の旧石器時代の話なのですが、**実は現代にも旧石器時代と同様の狩猟採集生活をしている人**たちがいます。

よく知られているのが、アフリカの**ピグミー族**※です[17]。

ピグミー族の食生活を見ると、毎日のエネルギー摂取量の90%以上は1年間を通して変化がなく、60%程度がヤマイモ科の食用植物ヤムイモで、15~20%程度が小さな動物、10%程度がナッツから栄養を得て生活しています[18]。

南米ボリビアのチマネ族※も、食事の70%がライ麦やキヌア、雑穀類などの精製されていない炭水化物（糖質＋食物繊維）で、20%が狩猟で得たタンパク質、10%が脂肪と、やはり糖質が多めです[19]。

狩猟採集民は動き回るので、エネルギーに直結する糖質がどうしても必要なわけですが、こんなに糖質ばかり摂っていたら肥満や慢性病にな

ピグミー族
中央アフリカの赤道付近の熱帯雨林に住む狩猟採集民。日照不足から身長が150㎝程度しかない世界最小の民族。

チマネ族
南米ボリビアの、アマゾン川流域で暮らす先住民。認知症が極めて少ないことで注目されている。

りそうだと思いませんか。

ところがさまざまな検査をしても、**彼らのＢＭＩ※は標準で肥満はなし。慢性病や虫歯もなし。思春期のニキビすらありません。一般的な現代人の数倍もある多様な腸内細菌※を保持し、免疫力も高いんです。**

ニューメキシコ大学の論文[20]によると、ボリビアに暮らすチマネ族に至っては、**75歳の65％は心疾患のリスクがゼロで、80歳を超えた老人の血管年齢が50代。**

世界一きれいな血管を持ち、世界一認知症の有病率が少ないと言われています。

なぜそんなに健康なのかというと、加工食品※や添加物※の入っていない自然なものを食べているからだと思います。

ＢＭＩ
Body Mass Indexの略。身長と体重から導き出される肥満度を示す体格指数。「体重(kg)÷身長(m)^2」で求めることができる。●18・5未満＝低体重 ●18・5～25未満＝普通 ●25以上＝肥満

腸内細菌
ヒトや動物の腸内に生息している細菌のこと。健康維持に役立つ「善玉菌」、病気の引き金になる「悪玉菌」、腸内環境の状態によって良くも悪くも働く「日和見菌」の3種類がある。細菌の数は100兆個以上あり、重さは1・5kgとも言われている。

ちなみにチマネ族の1日の摂取カロリーは2600kcalとかなり多めで、1日18km前後も歩くそうです。
たくさん動きたくさん食べることが、不老長寿につながるのではと考察できますね。

栄養学に興味を持ちはじめたころ、現代の狩猟採集民の生活を知った僕は、**「600万年前から人類が続けてきた野菜や果物中心の食生活こそ、最適解なのでは？」**と考えるようになりました。

そして、加工食品ではなくフレッシュな食品を食べること、栄養素のバランスを気にし過ぎず、旬のもの自然なものをありのまま食べることが何よりも大切だと考えるようになったのです。

今は、最高に健康的な生活をしています。食生活のお手本は、旧石器時代にあり。その理由は、この章を最後まで読んでいただければ、納得してもらえると思います。

加工食品
食品に何らかの加工をしたもので、野菜加工品、果実加工品、食肉加工品、乳加工品、加工卵製品、水産練製品、油脂食品、調味料、菓子類、冷凍食品、レトルト食品、缶詰・びん詰食品、インスタント食品など多岐にわたる。法律で食品表示が義務付けられている。

添加物
食品の製造・加工過程において、加工や保存の目的で食品に添加される保存料、甘味料、着色料、香料などを示す。

Method

3

農耕がはじまり質の悪いカロリーと不安がはじまる

人類の誕生から続いてきた狩猟採集生活は、1万3000年前に農業革命という転機を迎えます。安定して食糧を調達するための農耕のはじまりです。

定住して小麦や大麦などの穀物を栽培するようになり、食生活は一気に豊かになり、おかげで人口は増え、文明もより進歩していきました。

ただし、収穫が天候に左右されるため、**狩猟採集時代にはなかった「未来に対する不安」を抱える**ことになりました。

心の健康を害する「うつ病」は、農耕によって安定を求めたことでは

栄養素
三大栄養素と呼ばれるのは「糖質(炭水化物)」「脂質」「タンパク質」。「糖質」は体を動かし、成長するためのエネルギー。「脂質」と「タンパク質」は、皮膚、筋肉、臓器、骨、血液、ホルモン、酵素などの体を構成する物質の元になる。

抗栄養素
他の栄養素の消化や吸収を妨げるため、栄養吸収に好ましくない影響を与える成分。

じまったと考えられています。

穀物が食事の中心となった僕たち人類の世界には、**カロリーあたりの栄養素が低い「質の悪いカロリー」と、体に害を及ぼす「抗栄養素」※が登場**します。

代表的なものが小麦・大麦・ライ麦などに含まれるタンパク質の一種であるグルテン※です。

細かな話をすると、グルテンに含まれているゾヌリンというタンパク質が悪さをしていて、このゾヌリンは腸のタイトジャンクション※に影響を与える唯一のタンパク質。つまり腸の細胞と細胞の密接なつながりをこじ開けてしまうので、良い成分も悪い成分も体内へダダ流れになってしまう、いわゆる「腸漏れ」や「リーキーガット症候群」※を引き起こす、原因と考えられております。

グルテン　小麦に含まれる粘性物質で、グルテニンとグリアジンが結合してできたタンパク質。パンやパスタ、うどん、ラーメン、餃子、ケーキ、スナック菓子、ビール、発泡酒、麦焼酎、穀物酢、調味料などにも含まれている。

タイトジャンクション　細胞間の隙間を埋める細胞接着装置のこと。

リーキーガット症候群　腸粘膜が損傷し、食べたものが十分に分解される前に生体内に漏れ出すことによって引き起こされる体の不調。「腸漏れ症候群」とも言われる。

プロテニスプレーヤーのノバク・ジョコビッチ選手は、グルテンが小腸の粘膜を傷つけて体調不良を起こすセリアック病※だったことがわかり、「グルテンフリー」※の食事に徹してからパフォーマンスが劇的に向上したことはよく知られています[21]。

セリアック病の因子を持つ日本人は0・1%未満ですが、グルテンを消化しにくい「グルテン不耐症」※や過敏に反応する「グルテン過敏症」は、日本人にも10~20%程度はいると推定されています[22][23]。

遺伝子検査などをすればグルテン過敏症遺伝子（HLA-DQ因子）を保持しているかどうかわかりますので、気になる方は調べてみてください。

また、パンを食べた後にお腹が張る、体がだるくなるなどの体感がある場合は、グルテン過敏症の可能性がありますので注意が必要かもしれません。

グルテンの摂り過ぎは腸内環境を乱すことがわかっていますが、小麦

セリアック病
グルテンを摂取すると、自らの小腸を傷つけてしまう自己免疫疾患。小腸の粘膜が傷つくと体内に栄養が吸収されないだけでなく、異物や毒素が血管を通して体内に漏れる「腸漏れ」が起こり、慢性的な腹痛や下痢、倦怠感、貧血などにつながる。

グルテンフリー
主に小麦に含まれるグルテンを摂取しないようにする食事法のこと。

は非常に多くの食品に含まれているので、グルテンフリーに徹するのは大変です。

そこで**大切になるのが、良質な腸内環境**。これが維持できていれば、多少のグルテンを摂取しても問題ありません。

口から腸へと送り込まれた食物を、有益なものと害になるものに分ける小腸が元気なら、害があるものはきちんと排出され、血中に流れ込んで炎症を招く「腸漏れ」は起こらないからです。

グルテン以外にも、体に害がある抗栄養素があります。

小麦に含まれているタンパク質の分解を阻害する「トリプシンインヒビター」※や、小麦と玄米に含まれていてミネラルの吸収を阻害する「フィチン酸」※です。

これらも、多少ならば、そして腸内環境が良ければ、摂取しても問題はありません。でも、抗栄養素が入っているのに主食にして大丈夫？

グルテン不耐症
グルテンに対する過剰な感受性を持っているため、グルテンを摂取すると腹痛や下痢、頭痛、倦怠感、不安などの身体症状や精神症状を引き起こす。

トリプシンインヒビター
小麦などに入っている抗栄養素で、膵臓から出てタンパク質を分解する消化酵素「トリプシン」の働きを阻害する。分解されなかったタンパク質が腸を荒らすことになり、腸に炎症が起こる。

フィチン酸
小麦や玄米に入っている抗栄養素。亜鉛やマグネシウムなど、大切なミネラルの吸収をブロックする働きがある。

と思いますよね。

抗栄養素が入っていない優秀な穀物は、実は、日本人にとっては最もなじみ深い精白米です。

なかでもおすすめは、無洗米。お米は水に浸して研《と》ぐことを繰り返すと酸化するので、研がない無洗米のほうが酸化度が少ないんです[24]。

注意したいのは、カロリーが高い割には栄養素と食物繊維が少ないこと。精白米中心に食べていると、太ったり、糖質過多になることがありますね。

ちなみに玄米を食べるなら、発芽玄米※にすることがおすすめです。抗栄養素であるフィチン酸を約52%減らすことができ、栄養素やミネラルが減ることはなく、逆にGABAやフラボノイド、フェノール類が増えますので非常に優秀な調理法です[25]。

あるいは、45℃の湯に玄米を48時間浸すことで、抗栄養素を減らすこともできるのですが、大切な鉄分※や亜鉛※、タンパク質も多く失ってしま

発芽玄米
玄米をわずかに発芽させたもの。発芽させることで、玄米中の酵素が活性化されるため、玄米よりも栄養価が高くなり、消化吸収率が良くなります。

鉄分
赤血球の材料になり、全身に酸素を運ぶ役割を担うミネラル。不足すると貧血を発症する。

亜鉛
新陳代謝を活発にし、傷の治りを早くし、味

います[26]。メリットとデメリットがあるということですね。

個人的には、ここまで手間をかけて玄米を食べるよりは、**抗栄養素がなく、酸化度の低い無洗米を食べ、その他の栄養は野菜や果物で補えば良い**のでは？　と提案したいです。

蕎麦も、十割蕎麦なら小麦のつなぎが入っていないので安心です。

ただし、蕎麦粉に含まれている脂肪酸は酸化しやすいため、パッケージングされたものではなく、お店で碾《ひ》き立て、打ち立てのものを食べたほうが美味しいし、酸化もごくわずかなので理想的です[27]。

オートミールも、ビタミン※、ミネラル※、水溶性の食物繊維、植物性タンパク質が豊富で抗栄養素のフィチン酸もわずかしか含有していないので、おすすめです[28]。

覚を正常に保つ働きを担うミネラル。

ビタミン
さまざまな栄養素の代謝や吸収を高め、血管を丈夫にし、肌にハリを与え、活性酸素から体を守る働きをする。油脂に溶ける4つの脂溶性ビタミン（ビタミンA、D、E、K）と、水に溶ける9つの水溶性ビタミン（ビタミンB_1、B_2、B_6、B_{12}、C、ナイアシン、ビオチン、パントテン酸、葉酸）がある。

ミネラル
丈夫な血管や骨を作り、貧血を防ぐなど、体の調子を整えるために必要な栄養素。体内で合成できないため、食事で補う。

Method
4

最高の主食は痩せ効果がある「じゃがさつ」

最も人類に適している主食は、僕の「はじまりのサラダ」でも採用している「じゃがいも」と「さつまいも」などのイモ類です。

1995年にシドニー大学で発表された「食品の満足度」を各食品で数値化した論文[29]があります。食パンを100%とすると、パスタは119%、白米は138%で、なんと、ゆでたじゃがいもは323%と他の食品と全て比べてもトップでした。

ビタミンCやB群、ミネラルが豊富で、必須アミノ酸※も全て含まれています。しっかりと皮に包まれているため、皮ごとゆでればビタミンの

必須アミノ酸
タンパク質を構成するアミノ酸のうち、ヒトや動物の体内では合成できず、食事から摂る必要があるもの。ロイシン、イソロイシン、リジン、メチオニン、フェニールアラニン、スレオニン、トリプトファン、バリン、ヒスチジンの9つがある。

GI値
グリセミック・インデックスの略。食品に含まれる糖質の吸収度合いを示すもの。GI値が高い食品を食べたときほど、血中のブドウ糖濃度が急激に上がる。

血糖値
血液中のグルコース（血糖）の濃度。食事

流出はほとんどありません。
GI値※も低く、血糖値※を上げにくい素晴らしい食材です。なんといっても豊富な食物繊維は腸内で短鎖脂肪酸を生み出し、腸内環境が整い、太りにくい体質もつくってくれます。
その効果は2022年の研究[30]でも立証されていて、36人の被験者を対象にした研究では、**主食（炭水化物）を麦や米からじゃがいもに変えて、8週間生活してもらったところ、約5・6％の減量に成功し、老化の指標であるインスリン抵抗性※も改善！**
さつまいもに関しても、2022年のメルボルン大学のレビュー論文[31]において、さつまいもはビタミンA（βカロテン）が豊富で、血糖値や血圧をコントロールでき、肝機能の改善や便秘にも効果的であるとされています。さらに**炭水化物を冷やすとデンプンが「レジスタントスターチ※（難消化性デンプン）」に変化し、大腸の奥まで届いてさらに短鎖脂肪酸という腸活にうってつけの物質を増やす**という驚きの働きもしてくれます。

を摂ると上昇し、極度に食事を摂らないと低血糖になる。

インスリン抵抗性
食後に上昇した血糖値を正常範囲まで下げる唯一のホルモンが、インスリン。その効きが悪くなり、血糖値を下げるのに過剰なインスリンが必要になること。

レジスタントスターチ
体内で消化されない(レジスタント)デンプン(スターチ)のことで、「難消化性デンプン」と呼ばれ、食物繊維と同様の働きを持つ。穀類やイモ類を調理して温かい状態で食べた場合はデンプンが消化されやすくなるが、冷やして食べると難消化性のデンプンとなる。

Method
5
脳を乱して太らせる白い悪魔の三兄弟

いよいよ、ここ200年の現代に突入した人類は、**「超加工食品時代」**を迎えます。

そしてここから、自己免疫疾患※や糖尿病、精神疾患などの病が加速していきました。

資本主義社会となった現代において、最大の力を持つものは「お金」です。企業はいかにお金が儲かるかを考え、僕たちの健康を度外視した悪魔的な商品が次々と誕生するようになります。

お菓子やコンビニスイーツ、ジャンクフード※などをはじめとする超加

自己免疫疾患
本来ならば体を守る免疫という仕組みに異常が生じ、自分自身の体の一部を攻撃してしまう病気の総称。

ジャンクフード
「ジャンク」とは、英語で「ガラクタ」の意味。栄養バランスを著しく欠いた、ガラクタのような食品のこと。

工食品が、なぜあれほど美味しく感じるのか？　なぜ、病みつきになってしまうのか？

それは、人類の生存本能を巧みに利用した、企業の戦略と惜しみない努力があるからです。

さて、**人類の一番の命題は「生き残ること」**です。コミュニティ内で誰かに嫌われないようにするのも、身に危険を感じたときにとっさに避けるのも、お腹がすいたら食事を摂るのも、全ては生き残るため。

こうした本能を持つ人類が、**自分から積極的に行動して得るものが「カロリー」[※]と「塩分」そして「水分」**なんです。

この３つがないと簡単に死んでしまう僕たち人類は、生きるために喉から手が出るくらいこれらを欲します。

そして**カロリーの素となるのが糖質、脂質、タンパク質**であり、僕たち人類のエネルギーの源となっています。

カロリー
熱量（エネルギー）の単位。語源はラテン語の「calor（熱）」。水1ℓの温度を1℃上げるために必要なエネルギーが、1kcal。

つまり、**甘い（糖質）や、しょっぱい（塩分）、脂っぽい（脂質）という味覚は、僕たち人類にとって必ず必要**で、強烈により食べたいという欲求に駆られるものなのです。

たくさん売れれば儲かる企業としては、この欲求を使わない手はありません。多くの人が食べてくれれば儲かるのですから、企業は努力することを惜しまず、僕たちがハマる商品を作り続けています。

マイケル・モス※の『フード・トラップ』〔32〕という本を参考に見てみると、かつて甘味を感じる場所は、舌先だと言われていましたが、最近の研究では、甘味を感じる特別な受容器は口の中全体に1万個も存在しているとわかってきました。

さらにそれだけに留まらず、食道から胃、そして膵臓に至るまで、糖に反応する受容器があると考えられています。

わずかな糖に対しても体が反応するよう、僕たちの体は設計されているんです。

マイケル・モス
2010年に食肉汚染の調査報道でピュリッツァー賞を受ける。

この糖が入ってきたとき、体はどんな反応をするかというと、糖の受容器を通じて、脳の報酬系※が刺激され、脳からドーパミン※という快楽物質が出て一瞬幸福感に浸ることがわかっています。

食品メーカーは、もちろんこの報酬系の反応を利用して商品開発を行っています。

さらに恐ろしいことに、さまざまな被験者の脳波を読み重ね、脳の興奮が一番顕著に表れるように糖の量を調節。その商品ごとのいわゆる**「至福ポイント」**を探しているのです。

これは脂質も同じです。脂質の口腔内での受容体のメカニズムはまだわかっていないものの、口に入れた瞬間、やはり脳の報酬系が興奮してドーパミンが放出されることはわかっています。

そこで開発する側は、糖の量を決めるのと同じ要領で、脂質の量を変えたサンプルを用意し「至福ポイント」を探し出すのです。

脳の報酬系
脳内報酬系とは、環境の中から生存に必要なもの（食べ物や繁殖の相手など）を見つけ、それに向かって体を動かすための神経系。

ドーパミン
中枢神経に存在する神経伝達物質で、アドレナリンの前駆物質。意欲、喜び、快楽に関係している。

そして最後に人体にとって必須の「塩分」を添加することで、より「もっと食べたい！」という欲求を高めるんですね。

この**「高糖質・高脂質・高塩分」の白い悪魔の三兄弟がパッケージングされ、超加工食品は誕生しています。**

こうなってしまうと、一度味を知ってしまったが最後、超加工食品やジャンクフードに抗うことは非常に難しい話になってしまいます。

ピザやポテトチップス、ドーナッツやアイスクリームが食べたい！と誘惑に駆られ、ファストフード店を見るとつい入りたくなるのは、決してあなたの意志が弱いからじゃありません。

企業側が緻密に行った経営努力の結晶が次々に登場する世の中で、新しいもの、美味しそうなものに心を動かされるのは、当然のことです。

実際に※ミシガン大学が発表した**「中毒になりやすい食べ物トップ10」**

ミシガン大学が発表した「中毒になりやすい食べ物トップ10」

1. ピザ
2. チョコレート
3. ポテトチップス
4. クッキー
5. アイスクリーム
6. フライドポテト
7. チーズバーガー
8. 炭酸飲料
9. コーラ
10. チーズ

[33]**でも1位がピザで、2位チョコレート、3位ポテトチップス。**10位までにランクインしたのは、高糖質・高脂質・高塩分の要素が含まれ、食べると脳が興奮状態になる超加工食品やジャンクフードばかりです。

こうした中毒性のある食べ物は、食べるほどに体に害をおよぼすことが、さまざまな研究でわかっています。

実際に2018年に発表された、10年間にわたって4万人を調べたフランスの研究[34]では、**超加工食品の摂取が10％増えるごとに、全死亡率が12％上昇**することが報告されています。

これはつまり、1日のうち1食が超加工食品ならば全死亡率は36％を超えるのではないか？　と考えられます。

摂れば摂るほど体に悪影響を与えてしまうのに、中毒性があり、すでに依存しているため、また食べてしまう。

僕たちは一体どうすればいいのか？

これに抗う方法はただひとつ。それは「正しく理解する」ことです。

Method 6

そもそも人間は太らないようにできている

そもそも自然界の動物というのは、肥満にならないようにできています。人間も同じで、本来は太らないようにできているんです。

神経科学者のサンドラ・アーモット博士※によると、**体重を自動的に一定に保つ仕組み、「脳のセットポイント」が備わっている**からです[35]。

これがとても優れた仕組みで、食べ過ぎているときは「レプチン※」というホルモンが分泌され、〃そんなに食べなくていいんじゃない〃と脳に教えてくれるのです。それと同時に、自動的に代謝を高めてくれます。食べ過ぎても代謝が上がれば体重は増えませんよね。

サンドラ・アーモット博士
脳科学の分野で最も権威ある学術誌の一つ『ネイチャー・ニューロサイエンス』元編集長。キャリアを通して5000を超える神経科学論文を読み、論説を書き、多くの大学で講義し、10カ国、40以上の科学会議に出席。また『ニューヨーク・タイムズ』『ワシントン・ポスト』『エル・ムンド』『タイムズ』に科学記事を執筆。

レプチン
脂肪細胞から分泌されるホルモンで、適正体重を維持する役割を担う。「食欲抑制ホルモン」や「抗肥満ホルモン」とも呼ばれる。

一方、カロリー不足のときは、「グレリン」※というホルモンが出て〝たくさん食べなきゃ駄目だよ〟と脳に教えてくれて、さらに代謝が下がるので、食べることで体重が戻るという仕組みです。

今も狩猟採集生活をしているアフリカのピグミー族や南米のチマネ族などに肥満がないのも、脳のセットポイントが正常だからです。

では、いつからセットポイントが狂いはじめたのかというと、資本主義の時代を迎え、健康を二の次、三の次にして売れる食べ物、つまり美味しくて病みつきになる食べ物が作られるようになってからです。

病みつきにさせる犯人は、高糖質・高脂質・高塩分の白い悪魔の三兄弟。僕たちの脳は、美味しいものを食べると脳の報酬系が刺激されてドーパミンという快楽物質が放出されるのですが、白い悪魔の三兄弟が入った加工食品を食べると脳の報酬系が許容量を超えてしまい、満腹感を伝えるレプチンの働きが鈍くなり、代謝が下がります。

こうした刺激が続くと**脳のセットポイントが乱れ、「もっと快楽が欲しい！　もっと食べたい」と暴走してしまう**。それで、太るわけです。

グレリン
胃から分泌される食欲増進ホルモン。食欲亢進や脂肪蓄積などの生理作用があり、肥満やメタボリックシンドロームに影響している。

バラエティに富んだ食事が手に入ることも、脳には良くありません。バイキングに行くとアレコレ食べたくなったり、コンビニに寄ると余計なスイーツを買ってしまったりしますよね。何でも食べられる状況に身を置いていると、脳は常に興奮状態になるからです。

グルテンや酸化した油、トランス脂肪酸※、添加物などを含む細胞にダメージを与える食品も「レプチン」の働きを悪くしますし、睡眠不足や運動不足、ストレスなど、狩猟採集生活のときにはあり得なかった食生活やライフスタイルも、脳のセットポイントを乱すことがわかっています。脳のセットポイントは、40～70％は遺伝で決まるそうです。同じものを食べても、もともと「レプチン」の働きが悪い人は脂肪がつきやすいなど、太りやすさが人それぞれ違うのは、こうした要因によるものだと考えられています。

でも、**セットポイントを乱す生活を極力控えれば、本来人間に備わっている力を取り戻すことができる。**これは自分のためだけでなく、子どもたち世代にも影響してくる大切なことだと思っております。

トランス脂肪酸
天然に食品中に含まれているもの（牛肉や羊肉、牛乳、乳製品にはごく微量が含まれている）、植物油や魚油を精製する過程で高温処理してできるもの（サラダ油などに微量に含まれる）や水素を添加して半固体や固体の油脂を製造する過程でできるもの（マーガリン、ファットスプレッド、ショートニングなど）がある。

脳のセットポイントとは

カロリー過多→レプチンで食欲ダウン→代謝アップ→太らない（正常へ）

カロリー不足→グレリンで食欲アップ→代謝ダウン→痩せない（正常へ）

脳のセットポイントが乱れる原因

1. 美味し過ぎる食べ物
（高糖質・高脂質・高塩分の加工食品、ジャンクフード）

2. バラエティに富んだ食事
（バイキング、コンビニ、デパ地下、グルメサイトの出現）

3. 細胞にダメージを与える食品
（グルテンなどの抗栄養素、酸化した油、トランス脂肪酸、発色剤・合成甘味料・合成着色料・合成保存料などの添加物）

4. 睡眠不足
（体内時計の乱れ、ブルーライト、ストレス）

5. 運動不足

6. ストレス

Method
7

ジャンクフードはときどき楽しむエンタメと考える

健康のためには、超加工食品やジャンクフードを口にしないことが一番良いわけですが、悪魔的に美味しいものがあふれている今の世の中で、**「食べない」ことを選択するのはすごく難しい**話です。

白い悪魔の三兄弟によって、脳の報酬系が刺激されると、快楽物質であるドーパミンが放出し、脳が興奮します。これが「また食べたい」「もっと食べたい」という欲求の原因です。

この興奮というのは、例えば、サッカーの試合で「ドイツ対日本」を観戦していて日本チームがゴールを決めた瞬間と同じ。僕たちは「よっしゃー！」と興奮しますよね。

人は、手が届きそうで届かないものが手に入ったとき、ドーパミンが放出され、快楽を得られるようになっているんですね。

狩猟採集時代では、苦労して獲物を捕った後のご褒美のように快楽物質が出ていたのでしょうけど、この現代においてはあまりにも放出され過ぎてしまうのが問題なんです。

超加工食品によって毎食、毎回この快楽に溺れていては、脳がおかしくなることは容易に想像がつくでしょう。

2023年に発表されたオーストラリアのディーキン大学の研究[36]では、**超加工食品を食べている割合が多ければ多いほど、うつ病になる率が23％上昇するとされています**。近年、キレやすい子ども※が増えているという説もあながち間違いではありません。

キレやすい子ども
感情や意志の抑圧など、さまざまな原因が考えられるが、神経の興奮を抑えるカルシウムが不足するとキレやすくなるとされている。

では、巧みに仕掛けてくる超加工食品・ジャンクフードの誘惑と、僕たちはどう付き合っていけばいいのか。

それは**超加工食品やジャンクフードを、食事ではなくエンターテインメントだと思うこと**です。

なぜかといえば、ドーナッツを食べたときの僕たちの脳波と、ディズニーランドに行ったときの僕たちの脳波は、どちらもドーパミンが出て快楽に浸る点で考えれば一緒だからです。

あの甘味、塩気、滑らかな口どけは、食品メーカーが創り出したエンターテインメントです。

ならば、存分にそのときを楽しんで、普段は野菜や果物を中心に、自然のものをありのままに食べるという生活をすることが大切になります。

とはいっても、お菓子もケーキも、ピザも、食べたい気持ちを抑えるのは辛いものがありますので、これらの欲求を抑え、誘惑に勝つテクニックをいくつかご紹介しておきましょう。
いずれも、数々の論文で立証されているものです。

①　ジャンクフードをポジティブなものと思わないこと［37］

マーケティング戦略として、親しみがあるものを僕たち人類はどうしてもポジティブ、肯定的に捉えがちになります。数多く紹介されると、人は自然とその商品が良いと思ってしまうんですね。だからこそ、本書の内容を理解して、体にとってネガティブなイメージをちゃんと持ちつつ、エンタメとして楽しむことを心がけましょう。

②　超加工食品を見ない・近寄らない・持ち込まない［38］

これはショッピングに行ったときのテクニックです。もはや僕たちは超加工食品を見つけるだけで脳の報酬系が刺激され快楽を覚えてしまい、より食べたい欲求が高まります。だから、そもそも超加工食品が置いてあるエリアに足を運ばないこと。スーパーであれば、野菜売り場↓お肉売り場→調味料のコーナーを通ってレジに向かうことです。

コンビニに関しては目的の品だけに狙いを定め、それを手に取ったらレジに向かうようにしましょう。

もっともコンビニには超加工食品が置いてある割合が高いので、「できれば近寄らない」と考えておくほうがいいかもしれません。


ここまで読んでも、「それでも、まだ食べたい！」「食べないと口寂しい」という方もいるでしょう。


そこで、「どうせ選ぶなら、こっち」という観点で、2016年にシェフィールド大学が65人を対象に行った研究[39]を紹介しておきましょう。

結論は、「高脂質よりは、高炭水化物※のほうがまだ良い」。

理由は、「脂質は糖質よりも満足感が少なく、結果的に食べ過ぎてしまうので、より満足感がある糖質を摂ったほうがまだ良いだろう」ということだそうです。

高炭水化物
砂糖類、せんべい類、白米・パン・麺類などの穀類やいも類、とうもろこしなど。

なので、どうしても甘いものやおやつが食べたいなら、高糖質で脂質が少ないおやつがおすすめ。

具体的には**お米を原料とした「団子」**や、**小豆を原料とした「あんこ（おはぎ）」**、**わらび粉や葛を原料とした「わらび餅」などの和菓子**がベストチョイス。

いずれも抗栄養素はほとんどなく、市販の洋菓子のようにグルテンや酸化した油、トランス脂肪酸も入っていません。しかも和菓子の冷えた糖質は、先に紹介した「レジスタントスターチ」となり、腸を守る短鎖脂肪酸を増やして太りにくい体質を作ってくれるので、おすすめです。

また、**カカオ70％以上**※**のダークチョコレート**もフラボノイド※が豊富で腸や脳に良いです。あくまでハイカカオのものを選んでください。

もし、日常的に「洋菓子やジャンキーなものが食べたい！」という方は、2018年のフランスの研究[40]において、**超加工食品の割合が10％を超えるのは良くない**という結果が出ているので、自分の1日の摂取

カカオ70％以上
明確な基準はないが、抗酸化作用の高いカカオポリフェノールの健康効果が認知されるようになってからは、カカオ含有量70％以上のチョコレートを「ハイカカオチョコレート」と呼ぶことが多い。

フラボノイド
ポリフェノールの一種で、植物の葉、茎、幹などに多く含まれる。イソフラボン、カテキン、アントシアニン、セサミンなどはフラボノイド系に分類される。抗酸化作用、デトックス作用、アンチエイジング、ストレス緩和、がん抑制、血液サラサラ効果など、さまざまな健康効果が認められている。

カロリーの10％以下に抑えるのが無難です。

さほど運動量の多くない一般的な成人女性の**1日の摂取カロリーの10％といえば、揚げたドーナッツだったら半分、菓子パンも半分以下、食パン1枚程度**といった感じ。少ないですよね。

しかし、この基準にのっとって「健康のために、今日から間食はドーナッツ半分」と我慢したら、むしろストレスが溜まりますよね。だからあくまでジャンクフードはエンターテインメントとして付き合うのがいい、と僕は思っています。

「週に1回ドーナッツを食べて幸せに浸ろう！」「月に1回ファストフードを食べて楽しんじゃおう！」とイベント感覚にしたら、日常に楽しみが増えます。

ディズニーランドもたまに行くから楽しいわけで、毎日行く必要はないですよね。

亜硝酸ナトリウム

ハム、ソーセージなどに使われることが多く毒性がある発色剤。食肉に含まれているアミンという物質と結びついて、ニトロソアミン類という発がん性物質に変化するため、多量に摂取し続けると、発がんの危険性があると懸念されている。ただし、自然界に含まれている亜硝酸塩は人体に影響はないとされている。

僕が考える

年に数回、エンターテインメントだと思って食べるもの

- **ファストフード**（高糖質、高脂質、高塩分、添加物）
- **店頭で売っている揚げた惣菜**（究極に酸化した油）
- **カップラーメン**（酸化した麺、添加物、高塩分）
- **ハムとベーコン**（発色剤の※亜硝酸ナトリウムの入ったもの）
- **焼き菓子、スナック菓子、ケーキ**（トランス脂肪酸）
- **マーガリン類、レトルト食品**（トランス脂肪酸）

僕が考える

食べたくなっても週に1回くらいにしておいた方がよいもの

- **精製小麦製品**
- **牛乳**
- **市販のひき肉**
- **植物油脂を使った菓子**（トランス脂肪酸フリー）
- **無添加の加工肉**（ソーセージなど）

Method
8

1日に食べる量と自由に使えるカロリーを意識しておく

食事は1日何回がいいのか？　これもよく話題になります。

結論を言えば、朝食抜きが習慣になっているなら、無理に食べる必要はありません。狩猟採集時代は1日2食。日本では灯りが普及して活動時間が長くなった江戸時代中期から1日3食になったわけですが、3食がいいという裏付けはないんです。

活動量が多い人は1日3食、少ない人は1日2食でもいい。仕事の都合で食べる時間が決まっている場合もあるので、その人のライフスタイルに合った食べ方をしたほうがストレスも溜まらないですね。

ただし、子どもは必ず朝ごはんを食べたほうがいい。代謝量も活動量も多いけれど、まだ体が弱いので、カロリーをしっかり摂取して、エネルギーを瞬間瞬間に補給していくことが大事になります。

そして夕食は、夜遅く食べないほうがいい。これは、よく知られていることですが、**生体リズムを調整している睡眠ホルモン「メラトニン」**※**が分泌される時間になると、代謝が下がってしまう**からです[41]。

食べたものが消化されないまま寝ると腸に負担がかかるので、できれば**寝る5、6時間前に夕食を済ませておくのがベスト**。食事を決めた時間に摂ることで、生体のリズムも整います。

問題は昼食ですね。カロリーを多く摂る食事は朝か昼がいいわけですが、現代人は昼食を一番ないがしろにしがちです。

手っ取り早くラーメンやパスタでお腹を満たすのではなく、栄養バランスを考えて多品目食べることが大切です。品目が多いほど、免疫を助ける抗酸化物質や有益なバクテリアなども摂取できます。

メラトニン
脳の松果体から分泌されるホルモンで、体内時計に働きかけることで、覚醒と睡眠を切り替えて眠りに誘う睡眠ホルモン。

では、1日にどのくらいの量を食べればいいのか？

生命を維持するために最低限必要な**「基礎代謝量」**※**は、一般的な成人男性で1500㎉、成人女性は1200㎉**です。

基礎代謝量も含めた1日の活動に必要なエネルギーは「活動代謝量」※と呼ばれ、人それぞれ活動量は違いますが、おおよそ「体重（kg）×30」の計算式で求めることができます。

体重55kgなら1650㎉。ここまでなら、食べても太りません。

左ページの計算式で最後に求めるのは、1日の活動代謝量から、必要なタンパク質量と脂質量を引いたカロリー。いわば、自分で自由に、好きなものを食べるために使えるカロリーです。

体重55kgの人なら1046・1㎉。これだけ自由に食べていいんです。

葉物野菜のサラダなら、1kg食べてもまだまだお釣りがきます。

みたらし団子1本（80g）は158㎉。甘いものが欲しくなったら、自由に使えるカロリーを思い出すといいのではないでしょうか。

基礎代謝量
生命活動を維持するために、最低限必要なエネルギー量。

活動代謝量
日常の生活活動をするために必要なエネルギー量。

まず、自分の１日の摂取カロリーを知ろう

活動代謝量 ＝ 体重（kg）× 30 ［　　　　］ kcal

１日に必要なタンパク質の計算式

量　1.62g×体重（kg）＝ ［A］ g

カロリー　A × 4 kcal ＝ ［A’］ kcal

１日に必要な脂質の計算式

量　0.5g×体重（kg）＝ ［B］ g

カロリー　B × 9 kcal ＝ ［B’］ kcal

活動代謝量−1日に必要なタンパク質（A’）−1日に必要な脂質（B’）

＝ ［　　　　］ kcal

この範囲であれば、何を食べてもOK!

Method
9

腸を喜ばせることが強いメンタルと幸福感を生む

この資本主義社会で、僕たちは白い悪魔の三兄弟に支配されていることは理解できたと思います。

では僕たちは何を食べれば幸せになれるのか？　そもそも幸せとはなんなのか？

現在の科学では、幸せホルモンと呼ばれる「セロトニン」※と「オキシトシン」※が分泌されると、幸福感さらには安心感が得られると考えられています。

このうちの「オキシトシン」は赤ちゃんを抱っこしたときや、恋人と

セロトニン
脳内の神経伝達物質の一つで、精神を安定させる働きがある。セロトニンが低下すると、不安やうつ、パニック障害を引き起こすとされている。

オキシトシン
主に脳の視床下部で作られるホルモンで、人や動物とのスキンシップや心の交流、マッサージなど、愛情や心地よさを感じると分泌され、ストレスを解消し、幸福感をもたらしてくれる。

スキンシップしたときなど、肌と肌とが触れ合った際に分泌することがわかっています。ペットの体をなでても分泌されますので、ペットを飼っているほうが幸福度が高まるのは頷けますね。

そしてもう一つの「セロトニン」は、運動や食事をした際に放出されることがわかっています。セロトニンは脳を興奮させるドーパミンの暴走を抑え、うつ病の改善にも役立ちますので、現代人には欠かせないホルモンです。

運動に関しては、日中20分程度のウォーキングだけでも十分なので、天気のいい日はお散歩に出かけてみてください。

また、セロトニンの90%は、脳ではなく腸内の善玉菌とトリプトファン※というアミノ酸から合成されることがわかっています。

つまり腸が喜ぶ食べ物は、食べれば食べるほど心と体を健康にして幸福感を与えてくれるということ、なんですね。

腸内環境を整える食べ物といえば、発酵食品や食物繊維が豊富な野菜

トリプトファン
心身を安定させるセロトニンと眠りを促すメラトニンを作り出す必須アミノ酸の一種。体内ではつくり出せないため食品から摂取する必要がある。多く含まれるのは卵白、大豆、かつお節、チーズ、ヨーグルト、レバーなど。

や果物、大豆などが思い浮かびます。
でも、「より心を健康にして幸福感を与えてくれる食べ物」って何でしょうか？　興味深い論文があるので紹介しておきましょう。

2018年にニュージーランドのオタゴ大学が発表した**「野菜や果物をよく食べる人はメンタルが健康である」**という論文[42]では、メンタルが不安定になりやすい18～25歳の男女422人を集め、メンタルの浮き沈みの際にどんなものを食べていたのかをチェックした結果が報告されています。

さまざまな食品がある中で具体的に浮かび上がった**「メンタルを改善してくれる食品」**が、**葉物野菜、にんじん、バナナ、リンゴなど8品。そして「メンタルを少し改善してくれる食品」としてセロリ、キャベツなどの5品**があげられています。
この結果を受け、研究チームは次のような発表をしています。

「果物や野菜を自然のままの状態で食べる人には、料理や加工された果物と野菜を食べる人に比べてメンタルが改善しやすいという強い相関がある。果物や野菜の生食はうつ病の症状を減らし、幸福度が改善し、ポジティブな気分になり、人生の満足度もアップしていた」

つまり、野菜や果物をなるべく生で食べることを意識して腸内環境が整っていけば、幸福感も免疫力も高まり、心も体も健康になっていく、というわけです。

しかしながら、人は疲れたりストレスが溜まると、どうしても甘いものやジャンキーなものに走りがち。そんなときは、このはじまりの栄養学の情報を元に、「今日は仕事でメンタルをやられたから、果物を食べよう」と、食品を選ぶときの参考にしてもらえたら嬉しいです。

果物がメンタルに良いとはいえ、「たくさん食べると太りそう、血糖※値は大丈夫？」といった疑問も浮かびます。

これに対しては、2019年のドイツのハインリッヒ・ハイネ大学の質の高い43の研究データをまとめたメタ分析[43]において結論づけられていて、**「果物、豆、全粒穀物の摂取によって肥満になる可能性はなく、むしろダイエット効果が期待できる！」**と報告されています。

さらに2022年にイランで発表された「果糖※とあらゆる死亡率」を元に調査したメタ分析[44]では**「果物を1日200g食べている人は、虚血性心疾患、脳卒中、がんなどあらゆる死亡率が11％も減少した」**という結果も報告されています。

さて、ここまで人類史を遡りながらあれこれ綴ってきましたが、やはり大切なのは、**心身ともに健康であった狩猟採集時代の生活を参考にして「野菜や果物など自然なものをありのままに」食べること。**

健康のためには、これに限る！　ってことがわかったと思います。

果糖
果物やはちみつなどに含まれる。ブドウ糖より甘味が強いが、血糖値を上げる原因にはならない。ただし、摂り過ぎは肥満を招くことがある。

野菜と果物を多く食べる人は心と体が健康になる

オタゴ大学が発表した メンタルを健康にしてくれる食品

メンタルを改善してくれる食品8選

・にんじん
・バナナ
・リンゴ
・葉物野菜
・シトラスフルーツ
・ベリー類
・きゅうり
・キウイフルーツ

メンタルを少し改善してくれる食品5選

・セロリ
・赤玉ねぎ
・マッシュルーム（きのこ）
・キャベツ
・トマト

調理方法で効果が出る食品5選

・カボチャ
・さつまいも
・なす
・じゃがいも
・ブロッコリー

Method
10
37兆個の細胞が必要な栄養とは？

ここからは、細胞単位の栄養学から僕たちの体の中を見ていきます。

まず意識してほしいのは、僕たちの体は、受精卵というたった1つの細胞からはじまり、細胞分裂を繰り返して、約37兆個[※]もの細胞が合わさって作られているということです。

細胞が集まって神経組織や筋組織を作り、組織が組み合わさって心臓や肝臓、筋肉、皮膚などの器官が作られ、その器官が集まり、一人の人間ができあがって、今を生きている。

約37兆個の細胞

成人した人間の細胞の数は、長い間「約60兆個」と言われてきたが、2013年にイタリアの生物学者エヴァ・ビアンコニを筆頭著者とした『人体の細胞数の推定』という論文によって「成人した人間の細胞は約37兆2000億個」という研究結果が発表された。

その小さい単位である細胞たちは、僕たちが毎日食べるもので栄養を補っている。このことを、理解しておいてください。

そして、この細胞一個一個が、栄養に満たされていることが、心身の健康につながり、より良いパフォーマンスを可能にするのです。

ここから細胞の話になりますので、下図を見ながら説明を読み進めてください。

代表的な細胞を構成するものは細胞膜・核・DNA・ミトコンドリア・骨格筋フィラメント・水分・その他の細胞小器官の7つ。

一つずつ、特徴と構成成分を見ていきましょう。

①　細胞膜

細胞の内外の物質のやりとりをしている。水分やpHの調整、物質や神経の信号のやりとりを行うなど、とても大切な役割を担っている。構成は二重リン脂質構造で、タンパク質50%・脂質45%・糖質5%。

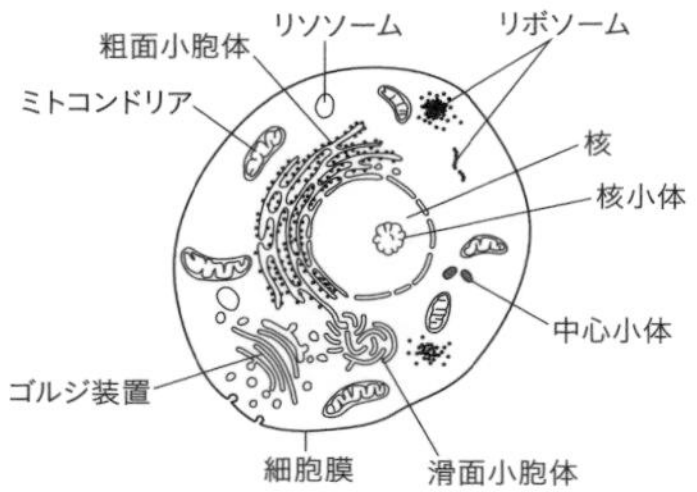

② 核

すべての遺伝情報が記録されているＤＮＡの保管庫。細胞核の一番外側は、細胞膜と同じ二重リン脂質構造になっている。

③ ＤＮＡ（デオキシリボ核酸）

ＤＮＡに書き込まれた遺伝情報とは、細胞や個体の形をつくるタンパク質を合成するための設計図。細胞核の中に二重らせん構造の二本鎖ＤＮＡ配列が折りたたまれて収納されているが、必要なタンパク質を合成するときは、必要な部分の一本鎖ＤＮＡ配列がコピーされ、核の外へ持ち出される。構成も全てタンパク質。

④ ミトコンドリア

体や細胞を動かすＡＴＰ（アデノシン三リン酸）というエネルギーを産生する。僕たちの体重の10％はミトコンドリアというくらい、とても重要なもの。構成はタンパク質と二重脂質。

⑤ 骨格筋フィラメント

筋肉やコラーゲン※の元となる物質、細胞をかたどるのもこの物質、構成は100％タンパク質。

その他、リソソーム※やゴルジ装置※など、ほとんどの細胞を構成する小器官も主にタンパク質と脂質でできています。

糖質は構成的にはわずかですが、タンパク質や脂質と結合し、細胞を安定化させたり、細胞間の情報伝達を行う大切な役割を担っています。

つまり37兆個の細胞のほとんどは、タンパク質と脂質で構成されていることになります。

だからこそ、**細胞を栄養で満たすためには、質の良いタンパク質や脂質を摂取することが、とても大切**なんですね。

コラーゲン
タンパク質の一種で、体を構成しているタンパク質のうち、約30％を占める。皮膚、人体、骨、軟骨、血管、角膜などを構成しているが、加齢とともに減少し、皮膚のたるみやシワ、関節炎、骨粗しょう症、動脈硬化、眼精疲労や老眼などを引き起こす。

リソソーム
細胞内外から取り込まれたさまざまな物質の分解を行う細胞内小器官。

ゴルジ装置
細胞の中からタンパク質を加工して細胞の外に出す配送センターのような役割をしている装置。ゴルジ体とも呼ばれる。

Method
11

脂質は薬にも毒にもなる

細胞にとって、良質な脂質とタンパク質が重要なことはお伝えしました。まずは脂質を深掘りしていきます。

脂質は37兆個ある細胞の細胞膜の材料になります。脳は60％が脂質ですし、肌も皮下脂肪という脂肪層によってハリを保っているので、**脂質の選び方ひとつで、脳細胞や見た目の老け具合が変わってきます**。

実際に2023年の11・5万人を対象とした研究では、「顔の皮膚老

バイオマーカー
ある疾患の有無、病状の治療や効果の指標となる項目のことで、血圧や心拍数、心電図、血液中に測定されるタンパク質などを示す。

脂肪酸
脂質を構成する主成分。炭素（C）、水素（H）、酸素（O）の結合の仕方で種類が分かれる。

オメガ3脂肪酸
血中の中性脂肪を減らし、不整脈や血栓予防など生活習慣病予防に効果があるとされている。α-リノレン酸（しそ油、アマニ油、エゴマ油など）やEPA、DHAなどの魚油。

化と代謝物」という論文［45］で、249個の血液のバイオマーカー※から肌の老化に一番関係している指標が選び出されたのですが、結果はなんとたったひとつの指標でした。

それが「脂肪酸の不飽和度」※、つまり**「顔の皮膚老化」**は**「酸化しやすい油」が体内にどれだけあるかで決まる**ということなのです。

この論文では、「オメガ3脂肪酸※やオメガ6脂肪酸※が肌の老化につながる」と結論づけられていますが、ただやみくもにこれらの油が悪いわけではなく、僕自身は**脂肪酸の質が関係している**と考えています。

なぜならば、オメガ3脂肪酸の代表的なものは魚の油（EPA※・DHA※）で、体に良いという研究報告は枚挙にいとまがありません。

例えば、2018年に発表された19件の質の高いデータを使用したメタ分析［46］では**「オメガ3脂肪酸の摂取で不安障害が減る」**、2020年のメタ分析［47］でも**「日ごろからオメガ3脂肪酸を摂取していると心血管系の病気のリスクを低下させる」**と結論づけています。

オメガ6脂肪酸
病原菌と戦う力を持つ白血球を活性化させる一方、過剰摂取すると、肥満や血液をドロドロにして体内の炎症を誘発する。リノール酸（大豆油、ゴマ油など）やアラキドン酸（レバー、卵白、アワビなど）がある。

EPA
エイコサペンタエン酸の略。主に青魚に含まれ、血液をサラサラにする効果があり、血液・血管の健康維持に重要とされている。

DHA
ドコサヘキサエン酸の略。主に青魚に含まれ、乳幼児の脳や神経の発達に必要とされている。

ただしオメガ3脂肪酸は、極めて酸化しやすい油です。もしも酸化した油を摂っていたとしたら、それはせっかくの健康効果が、逆効果になってしまうということなのです。

オメガ6脂肪酸の中でも、健康効果の高いものとしてナッツ類、特にクルミがあげられます。

クルミも、さまざまな研究でリノール酸※が豊富で血管系や脳の炎症を抑えてくれるスーパーフードと言われています[48][49]。

つまり、クルミや魚の油脂が肌を老化させるなんてことは到底考えにくいことです。

一方、ナッツ類を除くオメガ6脂肪酸の代表的なものは、サラダ油、キャノーラ油、大豆油、コーン油、ゴマ油、マヨネーズなどがあり、これらは健康効果があまりなく、むしろ慢性病の元になることはなんとなくご存じだと思います。

リノール酸
血中コレステロールや血圧を下げる働きがあるが、摂り過ぎてしまうと、血中のHDL(善玉)コレステロールまで減らしてしまう。

例えば、**「6カ月間毎日、キャノーラ油を8g摂取したら脳のワーキングメモリが減少した」**という研究[50]や、**「サラダ油の使用量が多い人ほど、心血管疾患のリスクが高まる」**といった研究[51]にもあるように、このオメガ6脂肪酸は体内の細胞を炎症させて、体を不調に追い込む原因となっていることがわかります。

つまり、体に良いオメガ3やオメガ6もあれば、悪いオメガ3やオメガ6もあるということ。

この違いは何なのか？

それはズバリ、**「油が酸化しているかどうか」の違い**です。

その証拠に2015年のピーター・J・フース氏のレビュー論文[52]では、**「酸化した大豆油では心疾患のリスクが上昇し、酸化度の少ない大豆油であれば、むしろ心疾患のリスクは減少する」**と結論づけられています。

「酸化した油は毒になり、酸化していない油は薬になる」

はじまりの栄養学の中で最も大切なことですので、このフレーズは頭に入れておいてください。

それではなぜ油は酸化するのか？　それを左の図を見ながら説明していきます。

わかりやすい図として、オメガ9脂肪酸※を見てみましょう。

このウネウネした図が、油を構成する一番小さな分子である脂肪酸の分子構造式です。

オレイン酸の真ん中に二重線が1カ所あるのが、わかりますか？　この二重線の部分が脆弱でパキッと折れやすい部分です。

ここが熱や空気に触れることで折れると、脂肪酸の分子は不安定になります。これが「酸化」という現象です。

オメガ9脂肪酸
善玉コレステロールを減らさずに悪玉コレステロールを除去し、動脈硬化や高血圧を予防してくれる。代表はオレイン酸（オリーブオイル、ベニバナ油、菜種油、米油、アボカドオイルなど）。

摂取すべき酸化していない飽和脂肪酸

グラスフェッドビーフの脂身

グラスフェッドギー・バター

ココナッツオイル（MCT オイル）

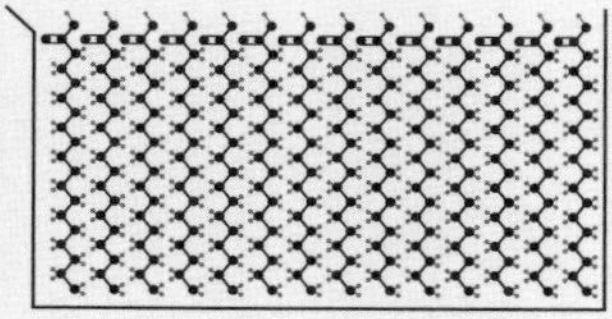

摂取すべき酸化していない不飽和脂肪酸

●オメガ3脂肪酸（体内では作れない必須脂肪酸）

α-リノレン酸（アマニ油、エゴマ油）

EPA、DHA（魚油）

サバ缶

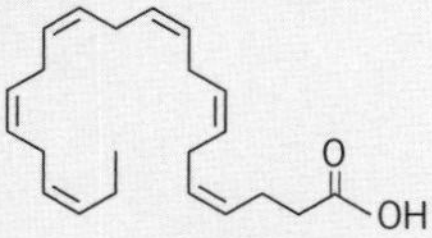

DHA
ドコサヘキサエン酸

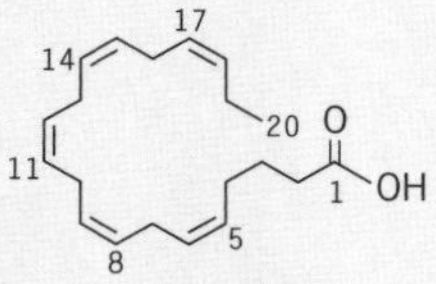

EPA
エイコサペンタエン酸

●オメガ6脂肪酸（体内では作れない必須脂肪酸）

ナッツ

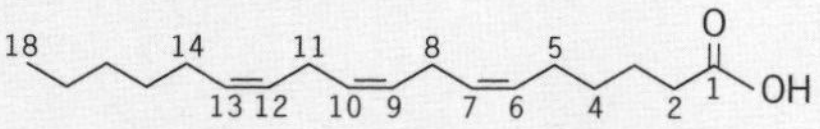

γ-リノレン酸

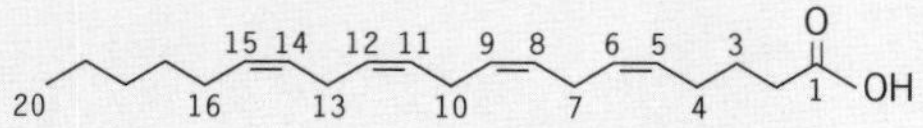

アラキドン酸

●オメガ9脂肪酸（体内で作れる必須脂肪酸）

エキストラバージン（EXV）オリーブオイル

マカデミアナッツオイル

アボカドオイル

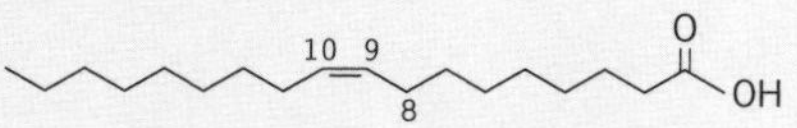

オレイン酸

オメガ9脂肪酸は、別名「一価不飽和脂肪酸[※]」。酸化する部分が1カ所しかないため、ものすごく酸化しづらいのが特徴です。

オメガ9はアボカドオイルやEXVオリーブオイル、マカデミアナッツオイルに豊富に含まれている油で、とても健康効果が高く、先ほどの2023年の「顔の皮膚老化と代謝物」の論文内でも、**「オメガ9脂肪酸は肌の老化に関係がない。むしろ摂るべき」**と無罪放免の特別待遇になっています。

僕が日常的にEXVオリーブオイルを使用しているのも、酸化度が低く保たれる油であり、健康効果が高いという理由があるからです。

それでは、オメガ6脂肪酸はどうでしょう。構造式を見るとひとつの脂肪酸に対して二重線は3カ所または4カ所あります。つまり、オメガ9に比べて3~4倍は酸化しやすいということです。

加熱した場合は、**100℃から徐々に酸化しはじめ、150℃である**

一価不飽和脂肪酸
不飽和脂肪酸のうち、炭素と炭素の二重結合をひとつだけ持つ脂肪酸で、オメガ9脂肪酸がそれにあたる。炭素と炭素の二重結合が2つ以上あり、不安定になりやすい（酸化しやすい）オメガ3・オメガ6脂肪酸は「多価不飽和脂肪酸」と呼ばれる。

程度酸化し、180℃〜で爆発的に酸化、200℃を超えると人間が許容できないほどの過酸化物やアルデヒドを発生させます[53]。

「中火」で調理をしてもかなり酸化してしまうので、調理はなるべく「とろ火」か「弱火」がおすすめ。

揚げ物などをする際には、酸化しづらいオメガ9脂肪酸を多く含むEXVオリーブオイルを使うのが理想です（もっとも、僕は高温調理自体をすすめませんけれど……）。

酸化しやすいとはいえ、オメガ6脂肪酸は体内で作れない必須脂肪酸※です。つまり、必ず摂取しなければいけない栄養素です。

ただし、先ほど紹介したように、市販されているサラダ油やキャノーラ油、大豆油などは健康効果があまりなく、摂り過ぎると血管や細胞膜を硬くして、動脈硬化や老化を早めるリスクが指摘されています。

その理由は、店頭で売られている商品の大半は、**雑菌などを除去するために加熱処理され、すでに酸化している食用油だから**です。

必須脂肪酸
体内で合成できないため、食物から摂取が必要な脂肪酸。オメガ3脂肪酸とオメガ6脂肪酸がそれにあたる。

さらに、酸化したオメガ6脂肪酸は、惣菜やジャンクフードにもよく使われているため、意識しないうちに多く摂取している可能性が高いと考えられます。

そこで大切になってくるのが、2つの必須脂肪酸、オメガ6脂肪酸とオメガ3脂肪酸の割合です。**オメガ6：オメガ3は「4：1」くらいが理想的**だと言われます[54]。

ところが加工食品が多い現代人の食生活では、オメガ6の摂取量が過剰な状態です。

ナッツ類など酸化度の低い良質なオメガ6脂肪酸を摂るのはもちろん良いことですが、摂り過ぎは注意。1日の摂取量は、あくまで片手にのるくらいの量がいいかなと思います。

最後にもうひとつの必須脂肪酸、オメガ3脂肪酸の構造式を見ていきましょう。これはすごく複雑な形をしています。

二重線が5つも6つもあり、さらに湾曲して結合しているので、よりパキパキッと折れやすくなっていて最も酸化しやすい油です。
魚の油に含まれるEPA、DHAやアマニ油※、エゴマ油※などが常温でも酸化してしまうのは、この化学構造式を見れば一目瞭然。これらの油を使う際は必ず冷蔵保存し、1カ月以内に使い切ってください。

EPAやDHAはサンマやサバ、マグロなどの油の多い魚やカニ、牡蠣、ムール貝などの甲殻類を食べることで摂取でき、血中コレステロール値を下げる働きがあります。**ただし、EPA、DHAともに熱に弱いため、煮魚や焼き魚、フライなどの加熱調理はNG。できれば、刺身やカルパッチョなど冷たい状態で食べるのが理想**です。

おすすめは缶詰。サバ缶などは酸素に触れない状態でパッケージングされているので、EPA、DHAの魚油と魚のタンパク質がフレッシュなままいただけます。僕は、缶詰の状態で湯煎し、なるべく酸素に触れないように、缶を開けたらすぐに食べるようにしています。

アマニ油
アマ科の一年草、亜麻（アマ）の種子から得られる植物油。α-リノレン酸（オメガ3脂肪酸）の含有量が豊富で、コレステロール値の上昇抑制や動脈硬化予防などの効果があるとされている。

エゴマ油
シソ科の一年草、荏胡麻（エゴマ）の種子を焙煎し、圧縮した油。アマニ油同様、α-リノレン酸（オメガ3脂肪酸）の含有量が豊富。

ここまでが液体の油「不飽和脂肪酸[※]」の脂質の話。

でも、脂質には、もう1種類あります。それが牛のラードやバターなどの固まる脂、「飽和脂肪酸[※]」です。

構造式を見てみると、二重線のない脂肪酸が規則正しく並んでいて、とても安定した、酸化しづらい脂であることがわかります。

確かに外からの刺激で酸化することは少ないのですが、飽和脂肪酸にはほかの問題点があります。それは、別の項で触れることにします。


さてそれでは、なぜ酸化した油はいけないのか？

脂っぽいものを食べ過ぎたときのことを思い出してみてください。胃がむかむかして、下痢や嘔吐をした経験がある人も多いかと思います。

酸化した油は、体にとって毒です。細胞や組織に対して酸化ストレスを引き起こし、細胞を傷つけ炎症を起こさせます。

さらに**「活性酸素[※]」も生成**されてしまい、より**細胞やＤＮＡに損傷を与える**ことがわかっています[55]。

不飽和脂肪酸
炭素と炭素の間の二重結合があり、常温時は液状。魚類や植物性のオイルに多く含まれる。飽和脂肪酸に比べ、比較的酸化しやすいのが特徴。

飽和脂肪酸
炭素と炭素の間に二重結合がなく、酸化しにくい脂肪酸。常温では固形であることが多く、バター、牛脂、ラード、ココナッツオイルなど、乳製品や肉に多く含まれる。摂り過ぎるとＬＤＬ（悪玉）コレステロールが増え、動脈硬化や心臓疾患のリスクが上がるとされている。

活性酸素
呼吸によって体内に取

体を傷つける物質を物理的に体内から出そうとして、胃もたれ、嘔吐、下痢といった体調不良が生じます。

血液の中に入った場合は、白血球やリンパ球がその物質を攻撃しますので、体内が炎症を起こす原因となり、自己免疫疾患の温床となる可能性が示唆されています。

「若いころは脂っこいものが平気だったのに、年齢とともに食べられなくなった」なんて話をよく聞きませんか？

そもそも人体には酸化から体を守る抗酸化機能※**がある**のですが、一般的には20代をピークに年々衰えていきます。だから、歳を取るごとに体内が酸化することが苦手になるわけです。

健康維持のためには、体内を酸化させないこと。そして、体に備わっていた**抗酸化機能が弱まる20代からは、抗酸化作用のある野菜や果物を取り入れる**ことが、必要になってくるということです。

り込まれた酸素の一部が、通常よりも活性された状態になることで、過剰に活性化されると、細胞を傷つける原因に。紫外線、放射線、大気汚染、タバコ・アルコール・薬剤の摂取、過度の運動、強いストレスなども活性酸素が増える原因になる。

抗酸化機能
体内で増えた活性酸素を抑える機能のこと。

Method

12

9・3万人を調査してわかった選ぶべき脂質

油の酸化が体に害を与えることがわかったところで、次は、どんな油を選べば良いのか検証していきましょう。

まずダントツ1位で選ぶべき食用油は、酸化度の低い一価不飽和脂肪酸の中でも、低温圧搾[※]された「EXVオリーブオイル」です。数ある油の中でも一番健康効果があるとする論文が多く、データの質も良く、とても信頼できる油です。

例えば2020年のハーバード大学の9・3万人を24年間追跡調査し

低温圧搾
油を抽出する際に、石油系の化学溶剤で加熱しながら脂肪分を溶かし出す「溶剤抽出法」ではなく、原材料に圧力をかけて油を搾り出す方法。60℃以上の高温になることがないため、酸化が防げる。

た研究[56]でも、**「オリーブオイルの摂取量が1日7g以上の人は心血管疾患のリスクが14%低くなり、冠動脈性心疾患は18%低くなる」**と結論づけています。

血管系の異常がなくなるということは、血液や血管周りがきれいになるということで、アンチエイジング効果も期待できます。

この論文では、**「バターやマーガリンの代わりに『EXVオリーブオイル』を使用するとさらに健康効果が高まる」**としています。

EXVオリーブオイルに含まれる豊富なポリフェノール※はより体の抗酸化力を高め、天然フェノール化合物※であるオレオカンタール※が体内の炎症を抑えてくれます。**抗酸化物質は、キャノーラ油の18倍、ココナッツオイルの700倍**も含まれていると報告されてますから、良質なEXVオリーブオイルは、まさに、毎日摂りたいオイルです。

一価不飽和脂肪酸なので酸化もしにくく、高品質なものであれば加熱も220℃まで耐えられますので、加熱調理にも向いています。

ポリフェノール
植物が紫外線などの刺激から身を守るために光合成を行うときにできる物質の総称。主に皮の部分にあり、苦味成分を含む。また、活性酸素の害から細胞を守る抗酸化作用を持つ。

天然フェノール化合物
微生物感染に関して強力な抗菌活性が認められるとして注目されている物質。

オレオカンタール
EXVオリーブオイルから抽出された天然有機化合物で、抗炎症作用と抗酸化作用を有する物質。

ただし、何度も言いますが、僕は食材を酸化させる高温調理自体をすすめていません。

EXVオリーブオイルに関しては、**オリーブオイル品質基準が日本と海外では違う**ことも覚えておいてください。

JAS（日本農林規格）の基準では、酸度が2・0％以下で「EXVオリーブオイル」に分類されますが、国際オリーブ協会（IOC）の基準では0・8％以下。購入するときは、ボトルの品質表示をチェックしてみるといいですね。

二番目に選ぶべき食用油は「バージンココナッツオイル」です。ココナッツオイルは92％が酸化しづらい飽和脂肪酸で、常温で保存してもほとんど酸化しません。

また、中鎖脂肪酸※（MCT）と言われる成分がダイエット効果を期待でき、ココナッツオイル特有のラウリン酸がコレステロール値を下げ、

中鎖脂肪酸（MCT） ココナッツやパームフルーツに含まれる植物成分で、100％のものをMCT（Medium Chain Triglyceride）と呼ぶ。素早く消化してエネルギーになることから、糖質に代わるエネルギーとして注目されている。

体内の炎症を抑えるといった役割があります。

僕もグリーンスムージーに入れて、日々摂るようにしています。ココナッツオイルの香りや味が野菜や果物と非常に相性が良く、より一層スムージーの旨味を引き出してくれます。

この2つの油が優れていることは2018年のオーストラリアの実験[57]でも証明されていて、**「180℃の加熱時にアルデヒドや過酸化物が最も少なかったのが、ココナッツオイルとEXVオリーブオイルだ」**と結論づけられています。

ゴマ油や米油、パーム油などの食用油を使いたい場合の商品選びのコツとしては、加熱処理されたものではなく、「低温圧搾」や「コールドプレス製法」※で製造され、遮光瓶に入ったものを選びましょう。

コールドプレス製法
オリーブオイルの場合、オリーブの実を圧搾する際に30℃以上の熱をかけていない場合、「コールドプレス製法」と表記することができる。

Method

13

体をサビから守る質の良いタンパク質の選び方

ここからは、タンパク質の話です。

タンパク質は、細胞やDNAをはじめ、筋肉、骨、内臓、皮膚、爪、髪の毛の材料になります。

「酸化した油は体にとって毒である」と説明しましたが、実はタンパク質も酸化することがわかっています。**酸化したタンパク質は、血管細胞にダメージを与えたり、慢性炎症状態をつくり続け、腸内環境を乱し、炎症性サイトカインを発現させます。体全体に悪影響を与え、皮膚や爪、髪の毛などの老化も進めてしまう**ことになります。

炎症性サイトカイン
「サイトカイン」とは、免疫系細胞から分泌されるタンパク質。体内に急性炎症が起こった場合、白血球を集めては「炎症性サイトカイン」という物質を出し、がんや病原体などから細胞を守る働きをする。

動物性のタンパク質は65℃から酸化をしはじめ、120℃を超えると強く酸化しはじめます。良質なタンパク質を摂取するためには、まず高温調理を避け、低温調理したものを摂取することが、なによりも重要です[58][59]。鉄分も酸化しやすいので、鉄分が多い赤身よりも鶏むね肉などの白身肉の方が理想的です。

さらに注意が必要なのは、飼育環境です。肉ならば、**生体が内側から酸化しているケースがあります。この場合は脂質も酸化してしまいます。飽和脂肪酸は酸化しづらいと説明しましたが、飼育している段階から酸化がはじまっている飽和脂肪酸もある、**ということなのです[60]。

原因は、ストレスです。家畜の多くは狭い場所に閉じ込められ、穀物ばかりを食べさせられて、早く出荷できるように無理やり太らされています。こうした環境でストレスを受けると、腎臓の上にある副腎から、ストレスホルモンであるコルチゾール※が放出され続けます。

そうした状況が続くと細胞内で酸化ストレスが増加し、活性酸素が生

コルチゾール
副腎皮質から分泌されて肝臓での糖の合成や脂肪の分解なども行うが、ストレスを感じたときに対応する抗ストレスホルモンとして知られる。「ストレス緩和にビタミンC」と言われるのは、コルチゾールの合成にビタミンCが必要であるため。

成され、肉中の脂質やタンパク質、コレステロールや鉄分までが酸化され、生体内に酸化ダメージが生じます。

もう一点注意しなければいけないのが、**家畜への抗生物質の投与**です。数々の研究において、食肉に対して抗生物質を使うことはWHO※ですら、警鐘を鳴らしているほどですが[61]、家畜が病気になり、全て殺処分にならないよう、畜産業の方々が必死なのも頷けます。

しかし、家畜に投与した抗生物質により、家畜の個体内に耐性菌が生まれ、それが人間の腸内環境を悪化させる可能性があることを知っておいてください[62]。

タンパク質源は、飼育環境をメインに選びましょう。

牛・豚・鶏はなるべくストレスのない広々とした環境で育ち、穀物に頼りきるのではなく、牧草や葉っぱ類も食べていること。成長ホルモンや抗生剤を使っていないことなどが選ぶうえでのポイントです。

WHO
World Health Organization。世界保健機関の略。

グラスフェッドビーフ
牧草のみを食べて育った牛の肉。

具体的にはグラスフェッドビーフをはじめとするグラスフェッドミート※や、ジビエのシカやイノシシの肉などがおすすめです。

魚に関しては、**大きい魚は生体内に重金属（水銀やカドミウム）が含まれていますので、なるべく小さい魚**がおすすめです。

サバやイワシなどの青魚、強力な抗酸化作用のあるアスタキサンチン※を含むサケ。アミノ酸スコア※とオメガ3と6のバランスが最も良いタラなど。どれもスーパーで手軽に手に入るものなので、週に何回かは魚も食べるようにしましょう。

その際に、天然か養殖かには惑わされなくて大丈夫です。

２０１４年のパデュー大学の研究〔63〕では、**「天然魚と比較してバラつきはあるが、全体として養殖魚のほうがオメガ３脂肪酸は多かった」「重金属の量も養殖魚と天然魚とではそう変わらない」**との報告があります。

そして、忘れてはいけない優秀なタンパク質が卵です。

グラスフェッドミート
栄養を含んだ草を餌にして育てた肉のこと。穀物肥料で育てた肉は「グレインフェッドミート」。

アスタキサンチン
強い抗酸化力を持つ脂溶性の天然色素。サケ、イクラ、エビ、カニなどに多く含まれる。

アミノ酸スコア
食べ物に含まれるタンパク質の量と、体内では作り出せない9種類の必須アミノ酸のバランスを示した指標。質の良いタンパク質（アミノ酸スコア１００）を摂取したいときや、不足しているアミノ酸を知るときの参考になる。

もしかすると、今でも「卵は1日1個まで」を信じて控えている方もいるかもしれません。

これは間違ったロジックで、2015年に日本動脈硬化学会は「食品中のコレステロール摂取量を減らして血中コレステロール値が低下するかどうかの検証の結果、摂取する証拠が数字として出せないことからコレステロールの摂取制限を設けない」と声明を出しています[64]。

食品中のコレステロール量が、血液中のコレステロール値※に影響しないように肝臓が上手に調節していることが最近の研究ではわかっているので、**卵は1日に何個食べても大丈夫です。**

タンパク質は1日に必要な摂取量を満たすのが、実はそう簡単ではありません。肉や魚、卵だけで補えない場合は、ホエイプロテイン※や豆腐などの大豆製品も選択肢の一つです。

僕たちはどのくらいのタンパク質量を摂ることがいいのか？

コレステロール値
血液検査では、総コレステロール値240㎎／dℓ以上、LDL（悪玉）コレステロール値160㎎／dℓ以上で高コレステロール血症と診断される。

ホエイプロテイン
牛乳に含まれる動物性タンパク質のこと。「ホエイ」は、ヨーグルトの上澄み液である「乳清」のこと。

1日の計算式は〈1・62×体重（kg）〉です。

体重55kgの場合は、1日のタンパク質必要量は89g程度。

卵1個（50g）のタンパク質量は約6g。鶏むね肉・皮なし（100g）は約23gですから、89g摂取するのは、なかなか大変です。

僕は、1日に鶏むね肉100gとゆで卵を3個食べ、スムージーに無糖ホエイプロテイン30gを入れるので、これで約71g。あとは、サラダに入れている枝豆やきのこ類で10g程度のタンパク質を補っています。

僕たちの細胞の中でも重要な遺伝子情報を保存しているDNAは、常にアミノ酸（タンパク質）をつくり替え、生まれ変わっています。

「生体内に粗悪なタンパク質が取り込まれると、DNAをつくり替えるときにがん化する可能性がある」という報告もあります[65]。

なるべく良質な脂質とタンパク質を摂り、さらに酸化を防ぐ抗酸化作用のある野菜や果物をたっぷり摂る。これが、究極の健康法だと僕は考えています。

Method

14

酸化を抑えるタンパク質の調理法と加工食品について

良質なタンパク質も、熱や乾燥、加熱調理によって酸化してしまうので注意が必要です。

肉を酸化させずに美味しく食べるには、「低温調理」がベスト。次に、100℃までしか加熱されない「蒸し調理」や「しゃぶしゃぶ」などの調理方法がおすすめです。

これらの方法なら、脂の酸化を抑え、老化の原因となるAGEs※（糖化最終生成物）の発生も防ぐことができます。

2016年のマウントサイナイ・アイカーン医科大学の研究［66］で、

AGEs（糖化最終生成物）
タンパク質が糖と結びつく「糖化」によってできる、元に戻ることができない最終的な生成物。

高温調理のステーキと低温調理のボイルや蒸し料理を1年間食べた結果では、**「低温調理のグループのほうが体の加齢を表すインスリン抵抗性を大幅に改善させた」**ことがわかっています。

AGEsを抑えるテクニックとして、食物繊維が豊富なきのこ類や海藻類、ネバネバ食品、酢を使ったマリネと一緒に摂る方法があります。僕の「はじまりのサラダ」でも、AGEs対策のオリジナルレシピを考案し、トッピングを加えています。

魚は「生」で食べるのがベストで、二番目が「しゃぶしゃぶ」、三番目が「蒸す」で、以下に「煮る」「焼く」が続き、最後に「揚げる」となります。

次に、加工食品について検証します。

ツナ缶やサバ缶などの缶詰は、缶に入っている間は酸素に触れていないので、酸化していない状態で食べられます。

しかし、日本人の朝食の定番の干物は、**天日干しの段階で魚の油やタンパク質が酸化しています**[67]。しかも、塩水に漬けて干すため塩分過多も心配の種。干物が好きな人は、あくまで嗜好品として楽しんでください。

ハムやソーセージ、ベーコン、サラミ、生ハムなどの加工食品も注意が必要です。加工段階で酸化が進みますし、成型肉※や牛脂が混ぜてあることもあるからです。WHOのがん専門機関である国際がん研究機関（IARC）では過去の研究成果を評価し、**「加工肉を毎日継続して50g食べ続けると、大腸がんのリスクが18％増加する」**としています[68]。**加工肉に使われている「亜硝酸ナトリウム」に関しても、発がん性が疑われているため、危険**です[69]。加工肉は手軽に使え、保存も利くタンパク源ですが、自宅では「完全撤去」にすることをおすすめします。

そして、できる限り抗酸化作用のある栄養素を摂りましょう。左の表を参考にしていただくと、わかりやすいと思います。

成形肉
細かいクズ肉や内臓肉などを軟化剤で柔らかくしてから結着剤で固め、形状を整えた食肉のこと。

抗酸化作用のある栄養素

ビタミンA	**皮膚や粘膜を丈夫にしてくれる。油と一緒に摂ると吸収が良い** トマト、にんじん、ほうれん草、ブロッコリー、ピーマンなどの緑黄色野菜
ビタミンC	**コラーゲンの合成に関わり、皮膚や骨の健康を維持する** さつまいも、じゃがいも、赤ピーマン、ピーマン、ゴーヤ、ブロッコリー、柿、みかん、イチゴなど
ビタミンE	**脂質の酸化を防ぎ、細胞膜を守る。動脈硬化や血栓の予防に関与** トウガラシ、枝豆、落花生、アーモンド、ピーナッツ、カボチャ、アボカド、うなぎなど
ポリフェノール類	**活性酸素の害から細胞を守る。強い抗酸化作用を持つ** ブルーベリー（アントシアニン）、緑茶・紅茶（カテキン）、チョコレート・ココア（カカオポリフェノール）、大豆製品（サポニン・イソフラボン）など
カロテノイド	**魚介・野菜・果物の天然色素。紫外線から細胞を守る** 緑黄色野菜、みかん、マンゴー、スイカ、パパイヤ、サケ、エビ、カニ、イクラなど

Method 15

肥満細胞になる「糖質」はそもそも必要なのか？

ここまでタンパク質と脂質が重要なことを話してきました。最後に残った三大栄養素である「糖質」はダイエットの敵とみなされ、そもそも必要なのか？　と思う人もいるかもしれません。

糖は、生命を維持するために体温を一定に保ち、体や脳を働かせるエネルギー源（カロリー）となる栄養素です。

でも、精白米やパン、麺類などの主食として食べるものや砂糖、果物などに多く含まれるため、摂り過ぎると太る、生活習慣病※を招くというイメージがあると思います。

生活習慣病
食事、運動、休養、喫煙、飲酒などの生活習慣が原因で起こる病気。糖尿病、脂質異常症、高血圧、がん（主に大腸がん、肺がん）、脳卒中、心臓病などがそれにあたる。

僕たちが摂取した糖質は消化酵素によってグルコース（ブドウ糖）などに分解され、小腸から肝臓に運ばれ、その後は血液中に散らばり、それぞれの組織でエネルギー源として活用されます。

糖質を摂り過ぎても、一定量は肝臓に貯蔵でき、体内のグルコースが減ったときに肝臓から取り出して使うという機能が人体には備わっています。なぜかというと、糖を主栄養とする脳や神経系を動かすエネルギーがなくなると困るからです。

血液中に存在するグルコースのことを「血糖」と言い、血糖が高い状態が続くと血管内で活性酸素が生まれ、炎症が起き、血管を傷つけます。これにより、血管はボロボロになるのですが、ここで2つのリカバリーが出現します。

1. 傷ついた血管には肝臓で作られたコレステロールという名の絆創膏が貼られ、その傷を癒します。しかし血管の中はその絆創膏（コレステロール）まみれになって脂質異常症※になり、動脈硬化※になっていきます。これが元になり、心筋梗塞や脳梗塞につながります[70][71]。

2. 膵臓からインスリンが分泌され、インスリン感受性細胞が筋肉や肝臓、脂肪細胞のドアを開けて、細胞内に糖を流し込みます。これで血糖値は下がるのですが、糖を蓄えた脂肪細胞は増えるので、肥満になっていきます[72]。

つまり血糖値が上昇すると、血管が傷つき、太るんです。

糖質の摂り過ぎは、明らかに肥満と糖尿病など生活習慣病の温床となります。この糖質があふれる飽食の時代に、僕たちの体は日々、血糖値と戦っているんですね。

糖質を摂り過ぎないことはもちろんですが、科学的なエビデンスのある、血糖値を上げない工夫をいくつか紹介します。

脂質異常症
血液中の脂肪分（コレステロールや中性脂肪）が多過ぎる、あるいは少な過ぎる状態。LDL（悪玉）コレステロールが高くなる原因としては飽和脂肪酸（肉の脂身、バターやラード、生クリーム、インスタントラーメンなどの加工食品にも多く含まれる）の摂り過ぎが大きな原因とされている。

動脈硬化
本来は弾力があってしなやかな組織である動脈の血管が、加齢や高血圧、糖尿病、脂質異常症などによって血管内膜にダメージが加わり、新しい細胞が作られなくなり、動脈の血管が硬くなる状態。ダ

①食事の30分前に200㎖の水を飲んで胃腸に刺激を与える［73］
※肥満の方は500㎖飲んでもいい

②食物繊維→タンパク質・脂質→糖質の順番で食べる［74］

③よく噛んで食べる（唾液のアミラーゼが糖を分解する）［75］

④食後、軽くでいいから、すぐ動く［76］

これを意識すれば、血糖値は大幅に上がりにくくなります。その分、太りにくくなりますし、ダイエット効果も十分に期待できます。慢性病のリスクも軽減されますので、「糖質を抑えたくない」という方には、特におすすめです。

タンパク質や脂質に比べ、糖がなんだか悪者のように感じてきた人も多いかもしれません。糖の摂取が肥満や慢性病の元になるのならば、そもそも摂らないで生活したほうがいいんじゃないか？

メージを受けた動脈にはコレステロールなどが沈着しやすくなり、沈着した塊が剥がれると血管をつまらせる原因となる。心臓に血流を送る冠動脈が詰まってしまうと心筋梗塞になり、脳の血管が詰まった場合は脳梗塞を引き起こす。

ということで生まれたのが脂質とタンパク質だけで体をつくる「ケトジェニックダイエット」[※]です。

糖を摂らないので肝臓が筋肉中のタンパク質や脂肪細胞に蓄えられた脂肪酸を材料に、糖質の代用品となる「ケトン体」[※]をつくってくれて、それをエネルギー源とするダイエット方法です。

糖質を摂らないので、もちろん痩せます。でも、体内でケトン体が増えるということは、体内で非常事態が続いているということなんです。非常事態が続けば、体に負担がかかります。特に腎臓に負担がかかることがわかってきました[77][78]。

さらに2014年の「Nature」に掲載された論文[79]では、**ケトジェニックダイエットを続けていると「腸内の痩せ菌は増えたが、有益なバクテリアや菌の多様性が失われ、腸内環境が悪化してしまった」**ということが報告されています。

ケトジェニックダイエット
糖質の摂取量を制限し、生体内のケトン体と脂質をエネルギー源として利用するダイエット。

ケトン体
脂質合成や脂肪分解の過程で発生する中間代謝産物。脳や筋肉のエネルギー源である糖（グルコース）が利用できない場合に、代替エネルギーとして使われる。

つまり脂質やタンパク質だけで生活することが、健康、長生きにつながるのかというと、そうでもなさそうだということ。

糖は脳の発育やエネルギー源としてはもちろん必要なわけですが、僕たちの体の中にはそれと同じくらい重要で、**糖が必要不可欠な相棒がいる**んです。

その相棒は僕たちが健康でいるためには必須で、生まれた瞬間から近くにいて、ほどなく共同生活することになり、いつも一緒に生活しています。

いついかなるときも彼に助けてもらいながら僕たちは生き抜いてきました。糖質とはその相棒に与えてあげるものだったのです。その生涯を伴走している相棒とは……。

実は「腸内細菌」のこと。僕たちの健康を守ってくれる腸内細菌こそ糖を一番必要としていたんです。

Method
16

僕たちの人生を伴走する腸内細菌をもてなし守る

ここからは、腸活の話です。腸には免疫細胞の約70%が集まっているといわれているくらい「人体最大の防衛線」です。

それもそのはずで、腸というのは外から飲食物が入ってきたとき、これは栄養だから吸収しよう、これは体に悪そうだから外へ排出しようと、常にこの攻防を行っています。

そしてこの免疫細胞を活性化してくれるのが、腸内細菌です。この腸内細菌と僕たち体の関係は、とても複雑でまだまだわかっていないことも多いのですが、2024年の最新の研究[80]を参考に、腸内環境の悪

パーキンソン病
体の震え、動作緩慢、筋肉のこわばり、姿勢反射障害（転倒しやすくなる）などの症状を特徴とする進行性の疾患。完治させる治療法は開発されていないため、厚生労働省の指定難病となっている。

多発性硬化症
脳や脊髄、視神経などさまざまな箇所に神経障害の病巣ができ、感覚障害、運動障害、視力障害などの再発と寛解を繰り返す病気。厚生労働省の指定難病となっている。

リウマチ
関節、骨、筋肉の痛みやこわばり、炎症が生じる高齢者に多い自己免疫疾患。関節の変形

化が原因で罹患する可能性がある疾病をまずはご覧ください。

・肥満
・便秘
・関節炎
・慢性疲労
・記憶障害、集中困難などの認知障害
・老化（脳、筋肉、血管）
・心血管疾患
・脳血管疾患
・パーキンソン病※
・多発性硬化症※
・リウマチ※
・脊髄性筋萎縮症※
・血管炎※

が進むと元の状態には戻らず、さらに進行すると、日常的な動作が難しくなる場合もある。悪性関節リウマチは厚生労働省の指定難病。

脊髄性筋萎縮症
脊髄にある運動神経細胞が変形し、筋力低下や筋萎縮、呼吸筋の筋力低下のために呼吸不全などが起こる疾患。小児期に発症することが多く、本本的な治療法が確立していないため、厚生労働省の指定難病となっている。

血管炎
全身の血管のどこかに炎症が起き、関節や筋肉が痛み、足に赤紫色の斑点が出るなどの症状が発症時の特徴。数週間で自然に治る血管

・サルコペニア[※]
・肝硬変
・潰瘍性大腸炎・クローン病
・全身性エリテマトーデス[※]
・甲状腺異常（橋本病、バセドウ病）

このように肥満や生活習慣病、難治疾患や自己免疫疾患まで、腸内環境の悪化の影響は多岐にわたりますが、さまざまな研究により、**「腸の健康はこれらのリスクを減らしてくれる」**と報告されています。

どの症状も人生の質（ＱＯＬ）に大きく関わるものばかりです。病気になってからでは遅いので、腸の健康を手に入れてこの長い人生を生き抜いていきましょう！

腸活で僕が大切にしているポイントは、次の４つ。

炎もあれば、完治しないために難病指定されている顕微鏡的多発血管炎などもある。小児に多い川崎病も全身の血管の炎症によって引き起こされる疾患。
サルコペニア
加齢や疾患により全身の筋肉量が減少し、筋力が低下して、身体能力が低下してしまう症状。
全身性エリテマトーデス
自分の細胞を攻撃する抗体が生じることにより、さまざまな臓器に炎症が起こる病気。厚生労働省の指定難病。

①腸内細菌（善玉菌）を補ってあげること
②「短鎖脂肪酸」を作ること
③食物繊維をたくさん食べること
④腸内細菌を減らさないこと

腸内細菌のうち、いわゆる善玉菌（酪酸菌、乳酸菌、酵母菌、麴菌など）は、腸内を酸性に保って病原菌による感染を予防し、僕たちが消化できなかった食物繊維などをエサにして、腸内でビタミンB群やビタミンKを生み出してくれます。

免疫力を高めるには、①善玉菌を補ってあげること。

そのためには、発酵食品と食物繊維が多い野菜や果物をたくさん摂ること。これに限ります。あとは、「プロバイオティクス」※と総称される善玉菌のサプリメントを摂るのもいいですね。

ただし、腸内細菌は非常にデリケートなので、腸内が荒れているとす

プロバイオティクス
人体に良い影響を与える微生物（善玉菌）。また、それらを含む食品や飲料など。

ぐ死んでしまいます。

だから僕たちは、腸内をふかふかに整えて腸内細菌をもてなし、気持ち良く長くいてもらう努力をするべきです。そうすれば幸福ホルモンのセロトニンも出て、僕たちも気持ち良く生活できるというわけです。


「腸内細菌のおもてなし」に活躍するのが、②の短鎖脂肪酸で、コイツがかなりの優れモノ。

悪玉菌を抑制し、腸のバリア機能を高めて腸内環境を守ってくれるだけではなく、免疫力を向上し、アレルギーの改善に役立ち、脂肪の蓄積を防いで痩せやすい体質をつくってくれます。

そこで**最近は、短鎖脂肪酸を増やす方法が注目されるようになってきました。短鎖脂肪酸は、腸内細菌（主に酪酸菌などの善玉菌）が食物繊維をエサとしてつくり出す代謝物**です。

ということは、まず酪酸菌を増やすことが大切になってきます。増やしてくれるのは、次の4つです。

・レジスタントスターチ
→冷えたデンプン（ご飯、じゃがいも、さつまいも）
・イヌリン※→菊芋、にんにく、ごぼう、玉ねぎ
・フラクトオリゴ糖※→きなこ、はちみつ、玉ねぎ、ごぼう
・ペクチン※→リンゴ、ビーツ、パプリカ

僕が毎日食べているサラダに「じゃがさつ」を入れているのも、レジスタントスターチを摂りたいから。

冷えたご飯、玄米、餅もレジスタントスターチになりますし、オリゴ糖もエサになりますから、腸内環境を整えるために糖質が必要だというわけです。

酪酸菌を増やす材料は、ほぼ野菜。そして、腸内細菌のエサとなる食物繊維もほぼ野菜です。

イヌリン
水溶性食物繊維。

フラクトオリゴ糖
難消化性のオリゴ糖。ヒトの消化酵素では分解されないため、胃や小腸で分解されることなく大腸まで届いて善玉菌のエサになる。

ペクチン
食物繊維の一種で、植物細胞をつなぎ合わせる働きをしている天然の多糖類。野菜や果物に含まれる。

なので、腸活ポイント③は食物繊維をたくさん食べること。**食物繊維は第六の栄養素と呼ばれ、三大栄養素やビタミン、ミネラルとは違い、腸内から血液へと吸収されることはありません。吸収されないからこそ、腸内細菌のエサになります。**種類は不溶性と水溶性に分かれます。

不溶性の食物繊維の役割は便のカサ増し、粘液分泌をうながして便通を改善すること。

代表的な食材は、豆類、きのこ類、ごぼう、ブロッコリー、さつまいもなどです。

水溶性の食物繊維の役割は、腸内環境を整えて腸の運動を促進し、食後血糖値の上昇をおだやかにすること。

代表的な食材は、葉物野菜全般、果物全般、アボカド、こんにゃく、じゃがいもなどです。

こうしたものを食べていれば腸内細菌の種類も増え、「腸内フロー[※]

腸内フローラ
腸内に生息している腸内細菌は1000種以上とも言われる。さまざまな細菌が種類ごとに並ぶ様子が花畑のように見えることから、腸内細菌の生存形態を「腸内フローラ」と呼ぶ。

ラ」と呼ばれるお花畑のような腸内環境が作れます。

ただし、腸内細菌には善玉がいれば悪玉もいるわけで、食事によって善玉菌が減ってしまうこともあります。

2016年に行われたオランダとベルギーの共同研究[80]では、腸内細菌を減らす食事や行動が報告されています。

最も悪影響があるとされたのが、高カロリーの食事です。高糖質、高脂質、高塩分の白い悪魔の三兄弟が揃った食事は、食物繊維やビタミンやミネラルが少なく、腸内細菌のエサがなくなってしまうからです。

次に**精製穀物**。これも食物繊維が少ないから。

次が、意外かもしれませんが牛乳です。牛乳に含まれている脂肪球の大きさが人間に合わないのが理由のひとつです。牛の生体の大きさから、腸内に届いた際、僕たちの腸内には「大き過ぎる脂肪球」として、異物だと認知され、腸内を傷つける原因になるのだといいます。

そもそも乳糖というのは、赤ちゃんのころに必要なもので、大人になると多くの人が乳糖不耐症※を起こします。牛乳を飲むと下痢を起こす症状がそれです。大き過ぎる脂肪球の牛乳が入ってきて、腸内細菌が困ってしまって、下痢を起こすのです。飲むなとは言いませんが、**牛乳は1日200㎖程度**にしておきましょう。

そして、腸内細菌に悪影響を与え、**善玉菌を減らしてしまうと考えられているのが末梢血管を狭めるタバコ**、そして一番気を付けなければいけないのが薬として服用する「抗生物質」です。

「抗生物質」は腸内細菌を死滅させる最大の原因で、5日間飲み続けると、100兆個以上いる腸内細菌の3分の1が死滅するとされています。

風邪をひいたときなども、早く治したいからと安易に抗生物質を処方してもらうのではなく、医師とよく相談し、本当に必要な場合にのみ、処方してもらうようにしましょう。

2018年の厚生労働省の発表[82]でも、「風邪の初期はほとんどが

乳糖不耐症
乳糖を分解する酵素が生まれつき不足していたり、年齢を経て働きが弱まったことで乳糖を消化吸収できず、下痢などを起こす病気。

ウイルス性のものが多く、その後、気管支や肺の症状、化膿性の咽頭炎や扁桃炎の際に細菌性だと認められたときのみ、抗生物質は処方されます」となっています。

腸内細菌のバランスは、約70％が食生活で決まると言われています。だから、野菜や果物、発酵食品を毎日、たっぷり食べる。

残りの30％がライフスタイルに関係しています。自然の豊かな場所には、腸に有益な微生物がたくさん生息しているので、彼らを腸内へ迎えるためにも、休日は自然の中でのんびり過ごすことがおすすめです。

そして適度に運動をして、心身の健康を保つことが大切です。

腸内細菌の数や種類が豊富なピークは20代だと言われますので、「年齢とともに腸内細菌は減る」ということを頭に入れて、腸活をいたしましょう！

Method
17

最高のアンチエイジングは食べないこと

腸もその他の臓器も、食べ物を消化するのに、働きっぱなしです。この臓器やその細胞たちを休めるためにも、食べない時間やカロリーを減らす日を設けることが、実は大切です。

だからこそ、やるべきなのがファスティング、断食です。

人間の体には、細胞内にある劣化したタンパク質やミトコンドリアなどの不要な物質を分解し、細胞内部を浄化する「オートファジー※（自食作用）」という素晴らしい機能があります。

オートファジー
人間や動物だけでなく、植物や酵母にも備わっている細胞内の浄化、リサイクルシステム。2016年にノーベル生理学・医学賞を受賞した大隅良典東京工業大学栄誉教授によって発見された。

「オートファジー」は、体が飢餓状態になると働きはじめるのですが、その目安になっている時間が16時間。

つまり、**16時間の断食をすると、飢餓状態になった細胞は、自分が生き残るために古くなった細胞や脂肪を分解して食べるため、細胞がリセットされるというわけです**[83]。

細胞レベルで若返りができることになるのですから、若々しく健康的になるのは当たり前。

サプリメントや化粧品でエイジングケアをするのも良いのですが、断食のほうが安上がりだし、ずっと効果があると、僕は思っています。

僕も、ほぼ毎日16時間の「プチ断食」を実践しています。

朝8時に起きてコーヒーを飲んで仕事に行き、14時に最初の食事をし、また仕事をして22時にサラダを食べる。そして、16時間空けた翌日の14時に食事をするまではコーヒーやお茶、塩レモン水しか飲みません。

もちろんお腹がすくのですが、お腹が鳴るたび、体が若返っているような気がして、その時間すら楽しんでいます（笑）。

この断食をやっていると、体内で脂肪が燃えるので、本当に自然に痩せますし、特にお腹が出なくなります。

ただし、どちらかというと、**この16時間断食は男性向き。**

さまざまな研究結果を見るに、女性は長時間食事を抜くとストレスによりホルモンバランスと自律神経が乱れる可能性があります。そしてカロリーを制限し過ぎるあまり、骨密度が低下し、骨粗しょう症※を招いてしまう可能性が報告されておりますので、無理な断食は控えましょう。

女性におすすめの断食は、南カリフォルニア大学長寿研究所のロンゴ博士が提唱している[84]**1カ月に5日間だけ段階的にカロリーを落としていく「ファスティング・ミミッキング・ダイエット（FMD）」というプチ断食**です。

普段1500kcal摂取しているとしたら、1日目は1100kcalまで食事

骨粗しょう症
骨が弱くなり、骨折しやすくなる病気のこと。女性ホルモンの減少や加齢が主な原因だが、栄養バランスの偏りや生活習慣、遺伝なども原因とされる。

量を減らし、2日目〜5日目を700㎉程度まで落として、1カ月のうち5日間だけカロリーを制限するというもの。

ファスティング期間中も低カロリーの野菜の糖質も加えつつ、タンパク質、脂質を補うことが、このプチ断食のポイント。特に食間を何時間空けるという決まりはないのですが、それでもオートファジーが起きることが認められています。

しかも骨密度が減少するリスクもなかったと報告されていて、まさに女性にとっては至れり尽くせりの断食方法です。

すべての断食に通じることですが、断食中も断食後も、空腹に耐えた後の食事はご褒美のようにワクワク感じるし、すごく有り難みも湧きます。これに浸れるだけでも断食には価値があると思っています。

ときどきは断食をして、胃腸の掃除をしてあげると、内臓が休まる、血液がきれいになる、免疫力が上がる、便秘が治る、肌がきれいになるなど、さまざまなメリットが得られます。

Method
18
野菜のカリウムは摂り過ぎても心配いらない

本書では、腸活でも断食中でも「野菜をたくさん食べろ」と言っていて、「こんなに野菜を食べたら、高カリウム血症※になって逆に体に悪いんじゃないの?」と気になる方もいると思いますので、この問題を解決していきましょう。

まずカリウム※とは、ナトリウム※とともに人間の体液の移動に必要になるもの。それらの動きを助けるのが、マグネシウム※というミネラル。さらにはクロロフィル※という成分です。

高カリウム血症
カリウムは腎臓の働きによって排出されるが、腎臓の機能が低下していると、カリウムがうまく排出されずに血液中にカリウムが溜まってしまう状態。

カリウム
余計なナトリウムを体外に排出して血圧を正常に保ってくれる、野菜に多く含まれるミネラル。カリウム不足やナトリウムの過剰摂取は高血圧を招く。

ナトリウム
塩素と結びつき、塩化ナトリウム（食塩）として摂取される。カリウムと協力して細胞の

カリウムが多い食品は、もちろん野菜や果物。マグネシウムが豊富な食品は、葉物野菜、海藻類、きのこ類、ナッツ類。クロロフィルが豊富な野菜は、小松菜、ほうれん草、レタスなどの濃い緑色の野菜です。

僕が必ず葉物野菜を食べる理由も、ここにあります。

塩分として摂取されるナトリウムは1日5〜6gは必要です。減塩し過ぎでも、塩分過多でも健康被害は起きますので、5〜6gは必ず摂りましょう。僕は、朝から14時まで塩分を取らないので、仕事中に「塩レモン水」を飲んでいます。

そして水分ももちろん必要で、2020年の日本人を対象とした研究[85]では、**「水を1・3ℓ飲む人と2・0ℓ飲む人とを比較した場合に、2・0ℓ飲んだグループは収縮期血圧が有意に低下し、そしてなんと体温が上昇、腎機能の数値を改善させた」**との報告があることからも、水は1日2ℓは摂取することが理想です。

もっとも野菜や果物のほとんどは水分なので、この「はじまりのサラ

浸透圧を維持し、筋肉を弛緩させるなど神経伝達を助けるミネラル。

マグネシウム
さまざまな酵素の働きを助けてくれるとともに、動脈硬化を予防し、ストレスに負けない体を作ってくれるミネラル。

クロロフィル
緑色の天然色素で、「葉緑素」とも呼ぶ。血中コレステロール値を下げるほか、抗酸化作用、消炎作用、抗アレルギー作用、デトックス効果がある。

ダ」生活を実践していると、サラダから水分を摂取できることも良いポイントです。

人間の体液は、常に弱アルカリ性※（pH7・40±0・05）にキープされているのですが、高温調理したものやトランス脂肪酸を使ったジャンクフードや超加工食品などの酸性の食品ばかり食べていると、当然のことながらpHが酸性に傾いてしまいます。

もちろん健康な状態であれば、余計な酸は腎臓の働きで尿として排出されるのですが、pHが酸性に傾くような状態が続くと、腎臓が機能低下する恐れもあります。

ケトジェニックダイエットを行った人が腎臓にダメージを受けたという話を前述しましたが、腎臓はまさに野菜の「カリウム」と「食物繊維」がないと上手に働けなくなってしまう臓器なのです。

弱アルカリ性
本来、人間の体液は弱アルカリ性。水の性質を示すpH値（水素イオン指数）は1から14までの値で示され、中間の「7」が中性。体液が酸性に傾き過ぎpH7・35以下になると、血圧低下、頭痛、不整脈、呼吸の乱れ、ショックなどが起こりやすくなる。また、アルカリ性に傾き過ぎpH7・45以上になると、しびれ、痙攣、発汗、意識障害などの症状が起こるとされている。

実際、２０１８年のシャヒード・ベヘシュティー大学の研究[86]では、**「食物繊維の総量が多いほど腎臓疾患のリスクは減る」**としています。**「１日26g以上摂れれば、腎臓病のリスクは大幅に回避できる」**という報告もあります。

本書で紹介している「はじまりのサラダ」は、１食で19g程度の食物繊維が確保できます。あとはスムージーやスープを飲み、果物やナッツをおやつで補えば、食物繊維も大量に摂取でき、腎臓をいたわることができるでしょう。

腎機能が正常ならば、カリウムをたくさん摂ったとしても、むしろ腎臓にはご褒美になります[87]。

酸性食品の摂り過ぎと、食物繊維の摂取不足で腎機能を低下させないように、日ごろから野菜や果物をたくさん摂り、食物繊維、水分、ミネラルをしっかり補うことが大切です。

Method
19

持続可能な健康生活は毎日のサラダから

狩猟と採集だけだった旧石器時代の草食寄りの食生活は、今もなお現存する健康的な狩猟採集民族の風習として残り、その一方で、資本主義が進み、ドーパミンを必要以上に放出させる高カロリー食で不健康になった現代人のジャンクな食生活があります。

ジャンクフードで脳を混乱させる食生活は、果たして持続可能なのでしょうか？

圧倒的に長い狩猟採集の時間があって、ここ1万年が農耕の時代で、超加工食品の時代はわずか200年。これでは、体も脳も、ついていけないのは当たり前。生活習慣病が国民病となり、2人に1人ががんを患う現状は、やむを得ないと思います。この現状を少しでも良くするには、太古から持続している狩猟採集民族の生活をお手本に、少し昔の食生活に戻していくことが必要なのではないでしょうか。

そのためには、健康を害するものが増え、必要なものが抜け落ち、脳のセットポイントが狂ってしまうほど新し過ぎるものにあふれている現代の問題点を、見つめ直すことが必要です。

まとめてみると、こんな感じ。

① 現代には多過ぎるもの

- **高糖質、高脂質、高塩分の高カロリー食（外食やファストフードなど）**
- **精製穀物（精白米、小麦粉など）**
- **オメガ6脂肪酸&酸化した脂肪酸（惣菜・ジャンクフードなど）**
- **食事のバラエティ化**

② 現代には少な過ぎるもの

・ビタミン、ミネラル、食物繊維、タンパク質、オメガ３脂肪酸
・バクテリアとの接触（自然とのふれあい）
・有酸素運動、睡眠時間、肉体労働、太陽光にあたる時間
・他者貢献や深いコミュニケーション

③ 人類には新し過ぎるもの

・ジャンクフード、加工食品、トランス脂肪酸、果糖ぶどう糖液糖
・環境ホルモン、重金属、抗生物質、人工照明（明るい夜）
・孤独、デジタルデバイス、仕事のストレス

人類に新し過ぎるものに、「トランス脂肪酸」と「果糖ぶどう糖液糖」※があります。

トランス脂肪酸は植物油や魚油などの液体の油を水素添加して固めた人工的な油です。ショートニングやマーガリン、マヨネーズだけでなく、

果糖ぶどう糖液糖
正式名称は「高フルクトース・コーンシロップ」。別名「異性化糖」。トウモロコシなどのデンプンを化学的に分解してぶどう糖液にし、酵素で甘味の強い果糖に変化させたものであるため、血糖値を急激に上げ、肥満を誘発するとされている。

お菓子類にも多く使われています。

摂取量が増えるほど体の炎症が増すため、WHOでも、心血管系疾患のリスク軽減と健康増進のために、トランス脂肪酸の摂取量を総エネルギーの1%未満に抑えるように勧告しているので、毎日摂る必要はありません。スナック菓子が大好きな人は、買う前に表示をチェックする習慣をつけると、減らせるかもしれません[88]。

果糖ぶどう糖液糖や高果糖液糖※は、砂糖よりも価格が安いため、市販のジュースや清涼飲料水、スポーツドリンク、アイスクリーム、ドレッシング、調味料など、さまざまなものに使われています。ただし、一般的な糖に比べると「糖化」を起こす危険性は7〜10倍です。

できれば、清涼飲料水は完全撤去したいですが、習慣化している方は週1回くらいにしておきたいところです。

同じように食品添加物も、購入する前にチェックしたい項目です。

高果糖液糖
異性化糖の表示は、日本農林規格（JAS）の規定により3種類に分類されている。果糖含有率50%未満→「ぶどう糖果糖液糖」。果糖含有率50%以上90%未満→「果糖ぶどう糖液糖」。果糖含有率90%以上→「高果糖液糖」。清涼飲料水などに最も多く使われているのは、「果糖ぶどう糖液糖」。

タール色素
日本では1960年代に、それまで食品添加物として使用されていたタール色素に発がん

保存料としてビタミンCが使われている程度ならいいと思いますが、先ほど述べた発色剤の亜硝酸ナトリウムや着色料のタール色素※など、発がん性が認められているものや、人工甘味料のアスパルテーム※とアセスルファムK※は腸内環境を悪化させてしまう可能性があります[89]。

どの添加物が悪いとか大丈夫とかではなく、見慣れない&聞き慣れないものが入ったものは、基本的には体に入れないようにしましょう。

自分の健康は、普段、自分が何を食べているのかを知ることからはじまります。

何を食べ過ぎていて、どんな栄養素が足りないのか……。

本書が、それを考え直すきっかけになってくれたら嬉しいです。

最後に、「毎日、食べてほしいおすすめの食品」「週に2~3回食べてもOKな食品」のリストを掲載しておきました。ぜひ、活用してください!

これに加えて、週に1回程度、レバーやハツなど内臓系の肉を摂ると完璧です。

性が発見されたため、それ以降は主に天然色素を使用することが多くなっている。

アスパルテーム
砂糖の約200倍の甘さがある非糖質系甘味料。2023年、WHO傘下の国際がん研究機関では、「アスパルテームは人に対して、発がん性がある可能性がある」と分類している。

アセスルファムK
砂糖の200倍の甘さを有する人工甘味料で、0カロリーであることから多くの加工食品に使われている。ただし、発がん性のある「塩化メチレン」が含まれていることから、危険性が指摘されている。

僕が考える
毎日、食べてほしい
おすすめの食品

- 卵や脂身が少ない鶏むね肉などの良質なタンパク質
- 酸化していない小魚、青魚
- ココナッツオイルやEXVオリーブオイル、アボカドなどの良質な脂質
- 緑黄色野菜、葉物野菜、季節の野菜
- 果物全般
- じゃがいも、さつまいも、カボチャ
- ナッツ類、スパイス類
- きのこ類
- 海藻類
- ぬか漬け、キムチ、ザワークラウトなどの発酵食品
- ミネラルが多い塩（5～6g）
- プロバイオティクス
- プロテイン

僕が考える
週に2～3回食べてもOKな食品

- 豚肉、牛肉
- 納豆、豆腐、大豆
- チーズ、ヨーグルト
- お米、全粒粉、オートミール
- （油を使っていない）和菓子
- 米粉のスイーツ、ロースイーツ

COLUMN

おやつはナッツか
カットフルーツを選択

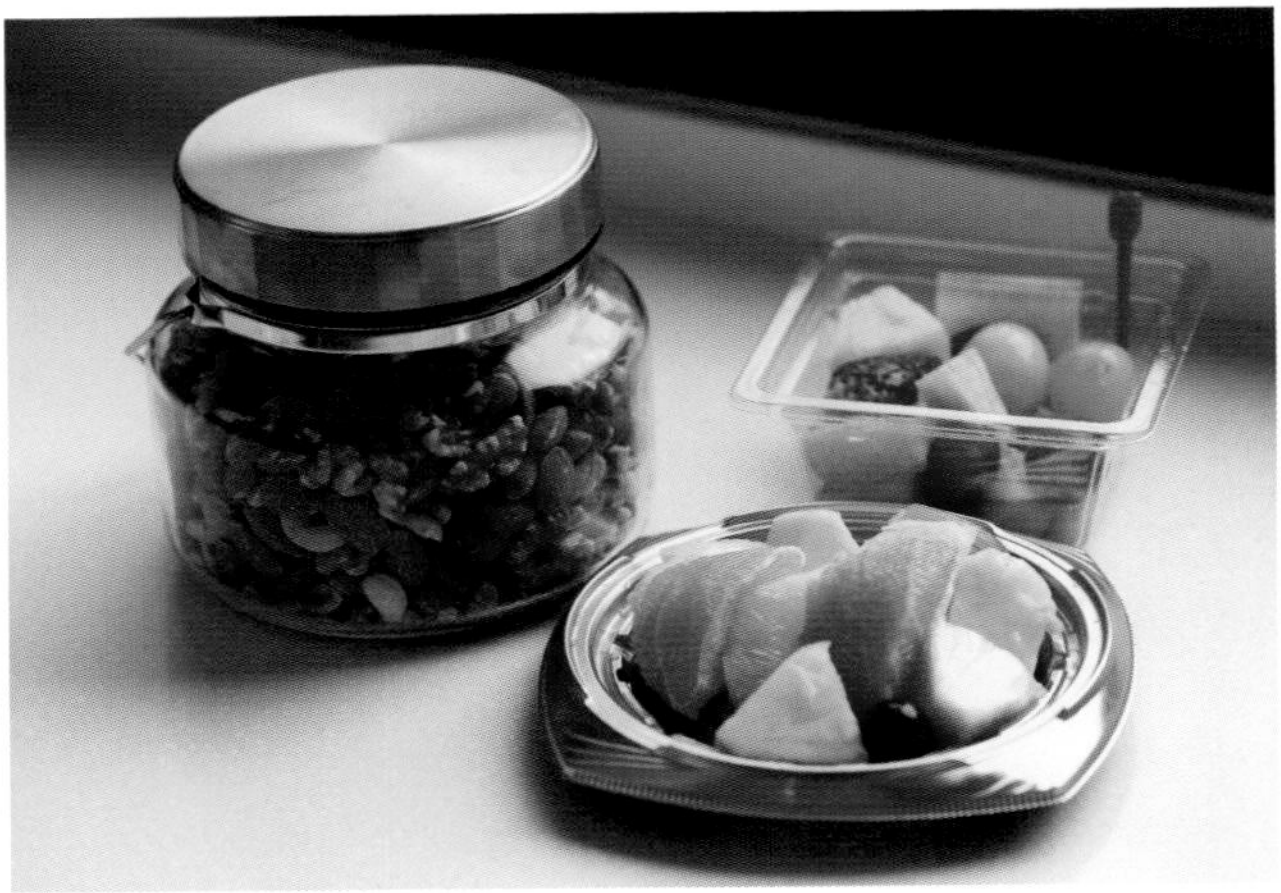

食塩＆油不使用のミックスナッツは１日手のひら一杯、カットフルーツは1日200ｇ程度までなら食べてもOK。小腹がすいたときにおすすめ。ケーキやドーナッツはエンターテインメントです。

小腹が空いたら、ジャンクフードよりナッツを。歯応えがあるので、少量でも満足感が得られます。ただし、栄養豊富ですが高カロリー。アーモンド１００ｇで６０８㎉にもなるので、１日に食べる量は手のひらに一杯（約25ｇ）が目安です。

甘いものが食べたくなったら、スイーツを買うよりカットフルーツを。１日に果物を２００ｇ食べると幸福感が得られます！　もちろん、バナナでも０Ｋ。皮をむいたバナナ一本、みかん中１個が約１００ｇと覚えておくと目安になります！

第3章

ホールスープとグリーンスムージー

一番栄養があるのは、野菜と果物の皮の部分。
その栄養を丸ごといただくのが、スムージーとホールスープ。
旨味と栄養をデザインした最高のレシピをあなたの日常に。

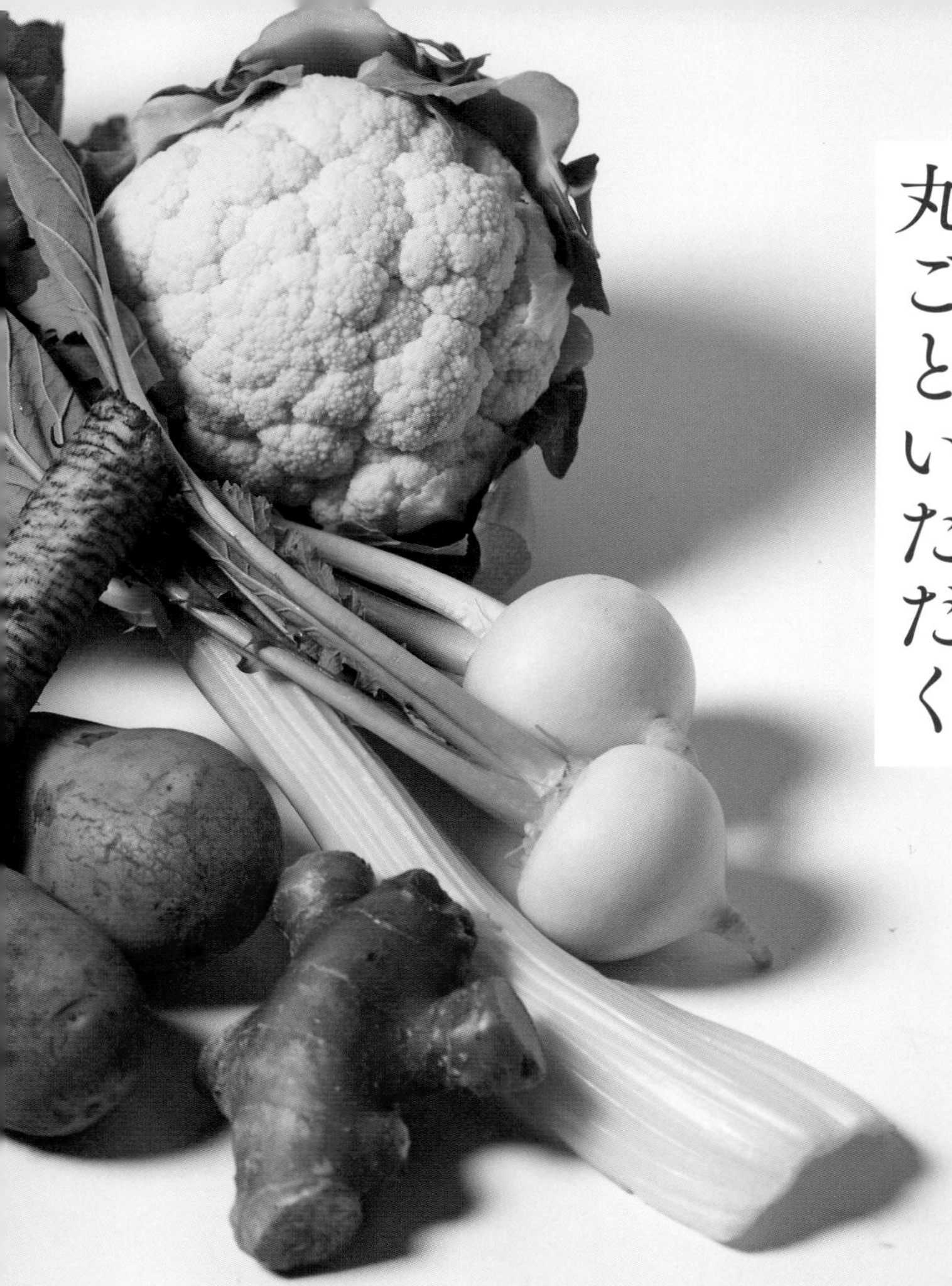

野菜の栄養と旨味を丸ごといただく

ホールスープとは、ホールフードの概念をあてたもので、皮や茎の部分の栄養も余すことなく使用するスープです。例えば、玉ねぎの皮は内部に比べて抗酸化・抗炎症作用のあるケルセチンが約20倍。にんじんの皮はβカロテンが内部に比べて2・5倍。ごぼうの皮も内部に比べてポリフェノールが2倍。これだけ栄養豊富な皮を食べない手はありません。

2014年に発表されたケンブリッジ大学の1万人を対

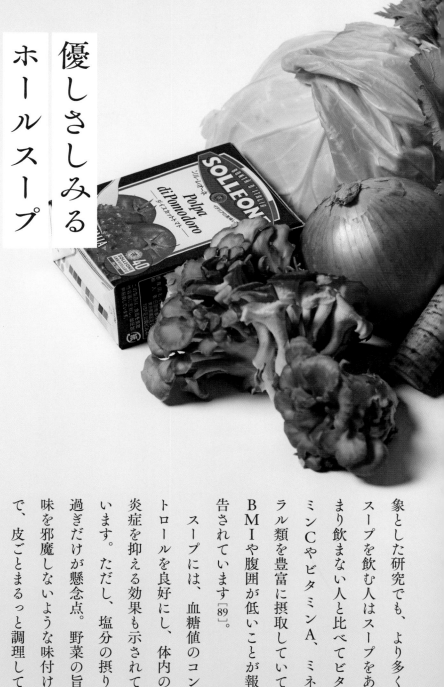

優しさしみる ホールスープ

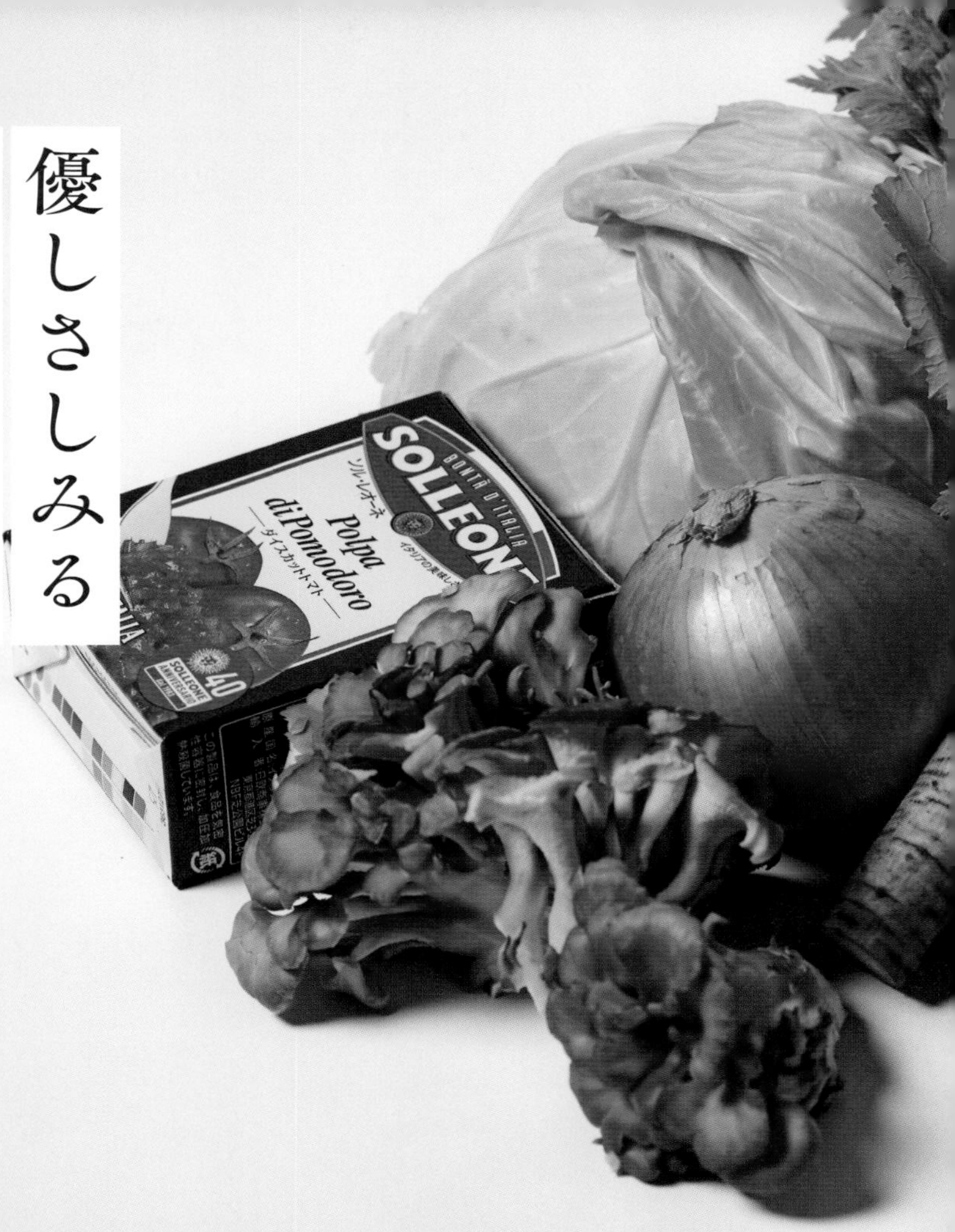

象とした研究でも、より多くスープを飲む人はスープをあまり飲まない人と比べてビタミンCやビタミンA、ミネラル類を豊富に摂取していて、BMIや腹囲が低いことが報告されています[89]。

　スープには、血糖値のコントロールを良好にし、体内の炎症を抑える効果も示されています。ただし、塩分の摂り過ぎだけが懸念点。野菜の旨味を邪魔しないような味付けで、皮ごとまるっと調理していただきましょう。

[89] 2014年のケンブリッジ大学の研究　https://doi.org/10.1017/S0007114513003954

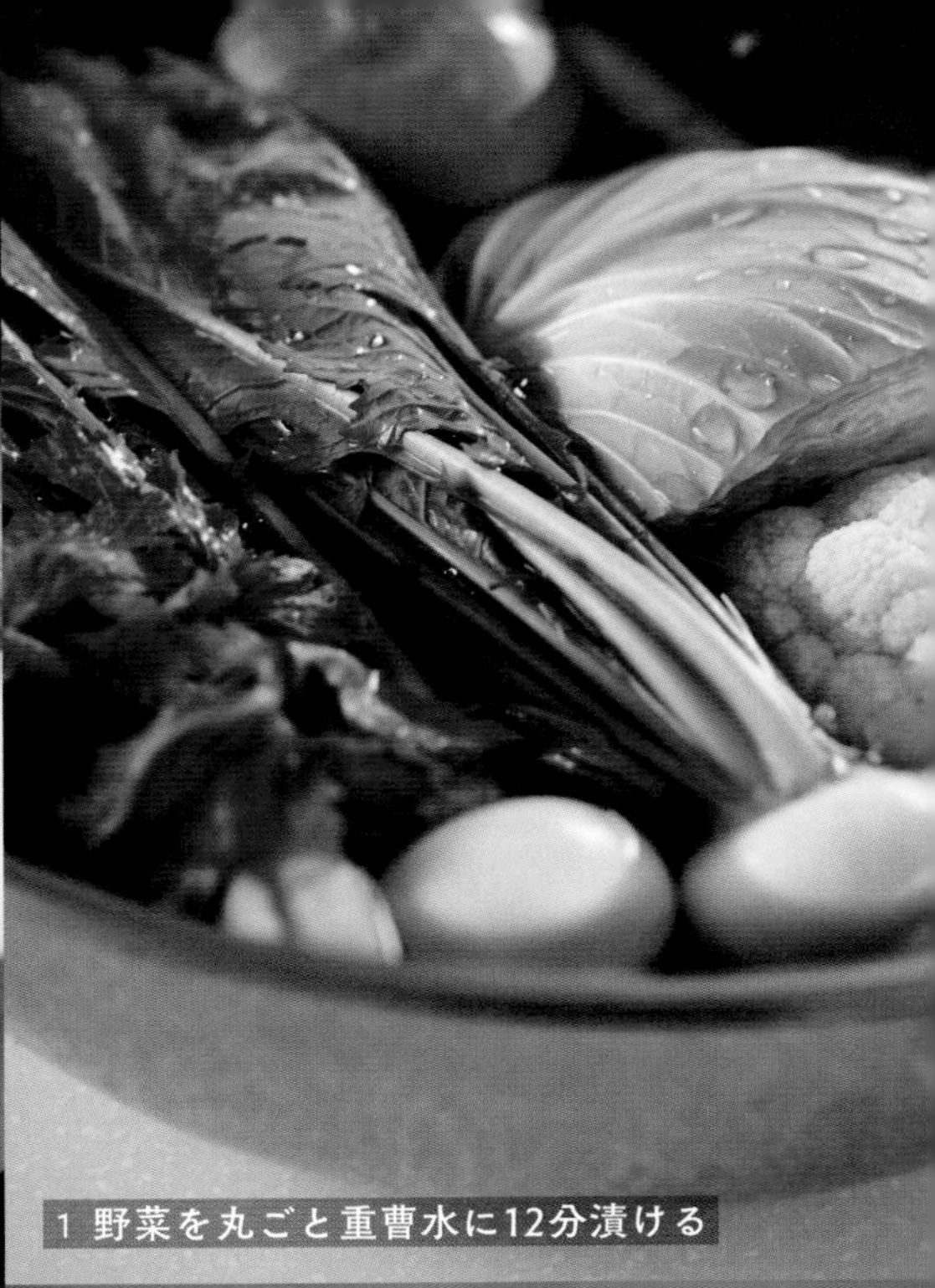

1 野菜を丸ごと重曹水に12分漬ける

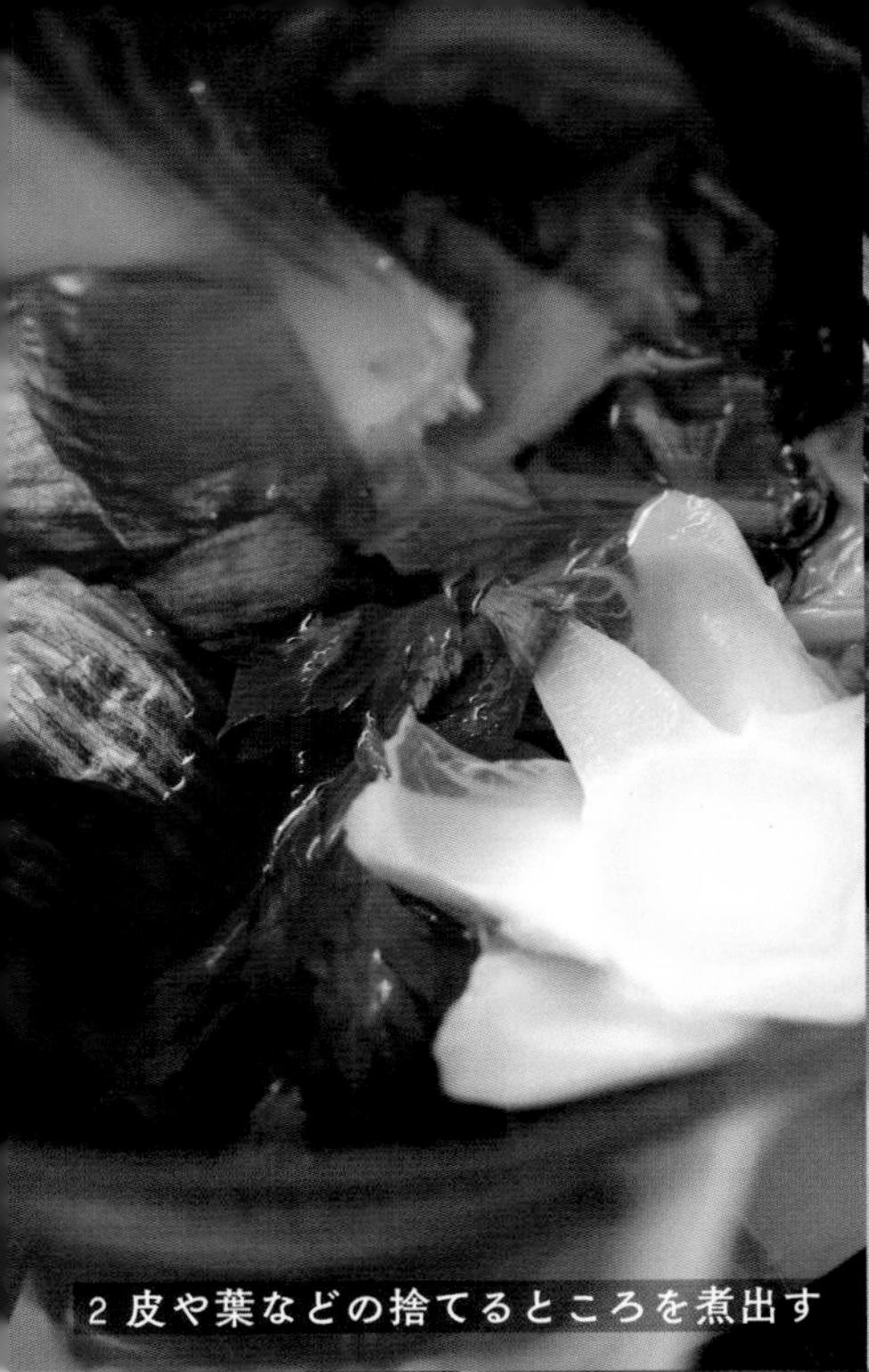

2 皮や葉などの捨てるところを煮出す

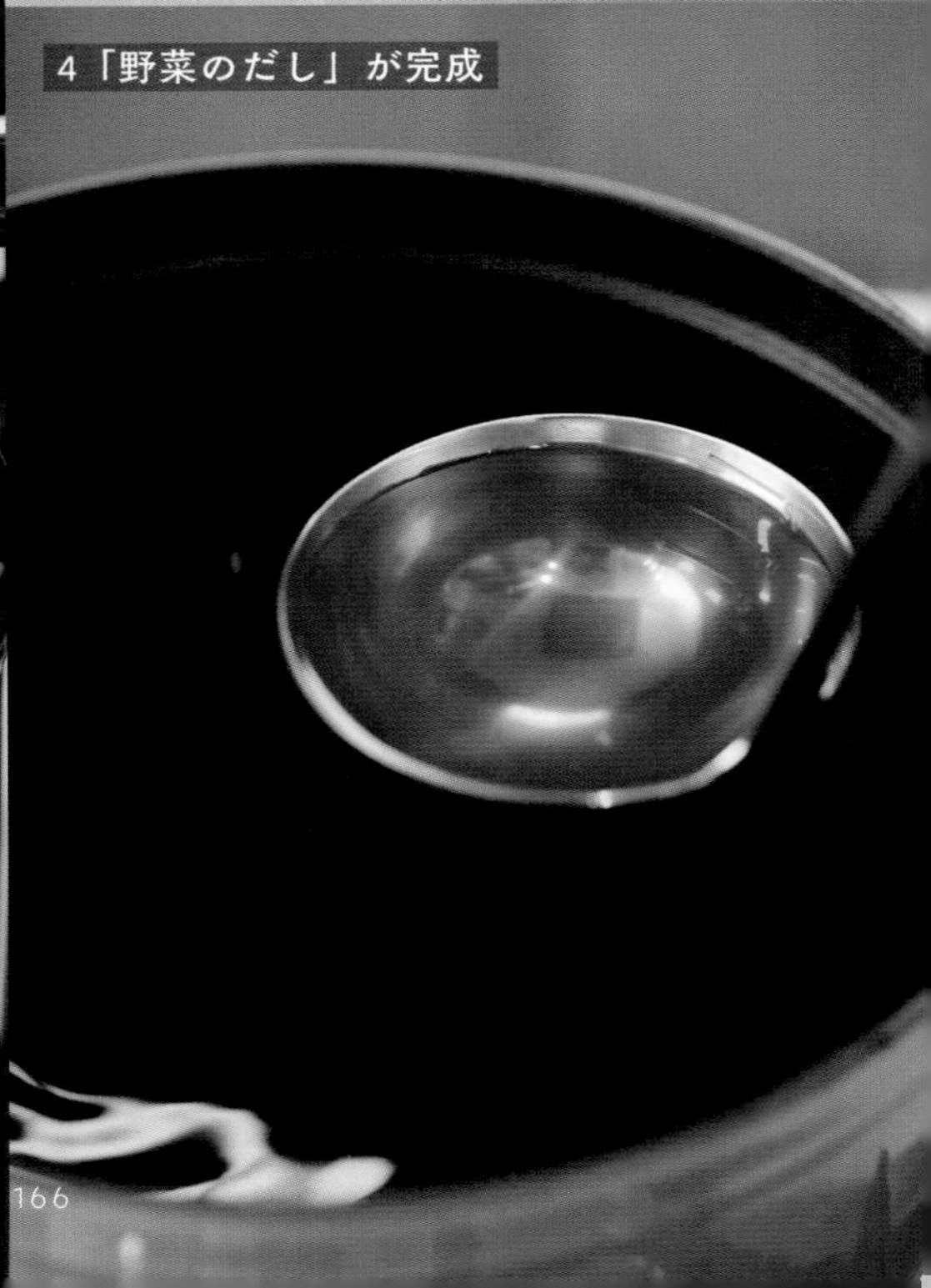

4「野菜のだし」が完成

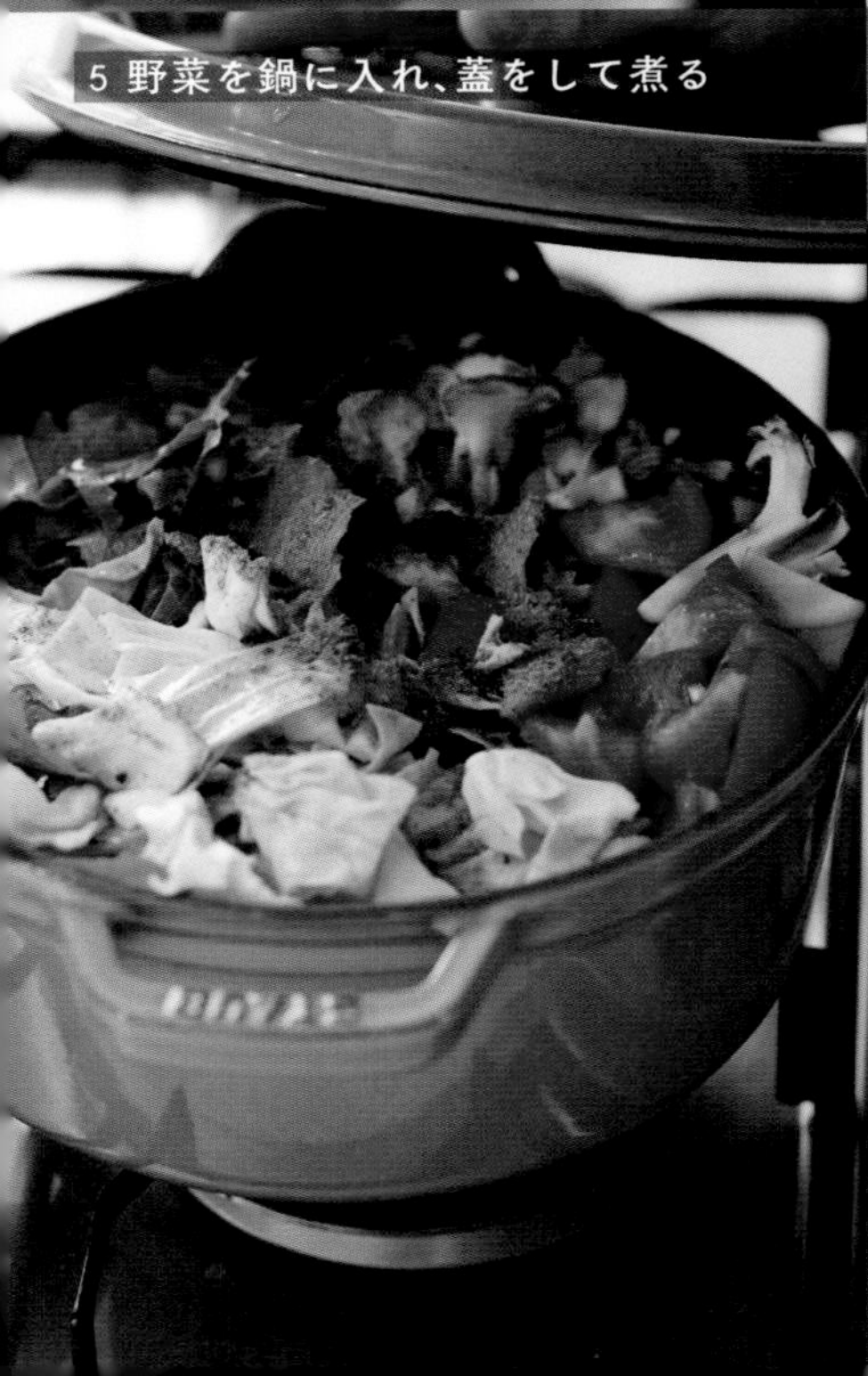

5 野菜を鍋に入れ、蓋をして煮る

手順

❶ 舞茸以外の野菜は全て皮付きのまま、重曹水に12分漬け置き、表面についた重曹水を流水で洗い流す。

❷ キャベツの芯、カリフラワーの葉や茎、玉ねぎの皮、セロリの葉など、食べない部分を全て鍋に入れ、水1ℓとともに中火にかけ、10分程度（野菜を切っている間）、煮出す。

❸ キャベツ、カリフラワーは食べやすい大きさに、じゃがいもは皮付きのまま8mm厚さの半月切りにする。かぶは皮付きのまま実を縦8等分に切り、茎は食べやすい長さに切る。玉ねぎは薄切りに、トマトは食べやすい大きさに、舞茸はほぐす。セロリはみじん切りに、ごぼうはささがきに、生姜はせん切りにする。

❹ ❷の皮や葉を取り出す。

❺ 根菜、舞茸、葉物野菜、トマトの順に鍋に野菜を入れる。水分が足りなければ足して、中火にかける。だしパックの中身を出して加え、蓋をして10〜15分、蒸し煮にする。

＊「だしパック」がない場合は、昆布10cmを❷で加え、❹で削りがつお（個包装・3g）をそのまま入れてください。

❻ 途中で水分が足りなければ適宜足し、塩小さじ１で調味する。足りなければ好みで塩を足す。好みでEXVオリーブオイル、ガラムマサラ、コリアンダーを入れてもOK。

> 具材として必ず入れてほしいのが、かつおと昆布のだし「イノシン酸」「グルタミン酸」、きのこの「グルタミン酸」、ごぼうの「クロロゲン酸」、カリフラワー・玉ねぎ・トマト・セロリの「グルタミン酸」です。旨味たっぷりなので、味付けは塩だけで十分。

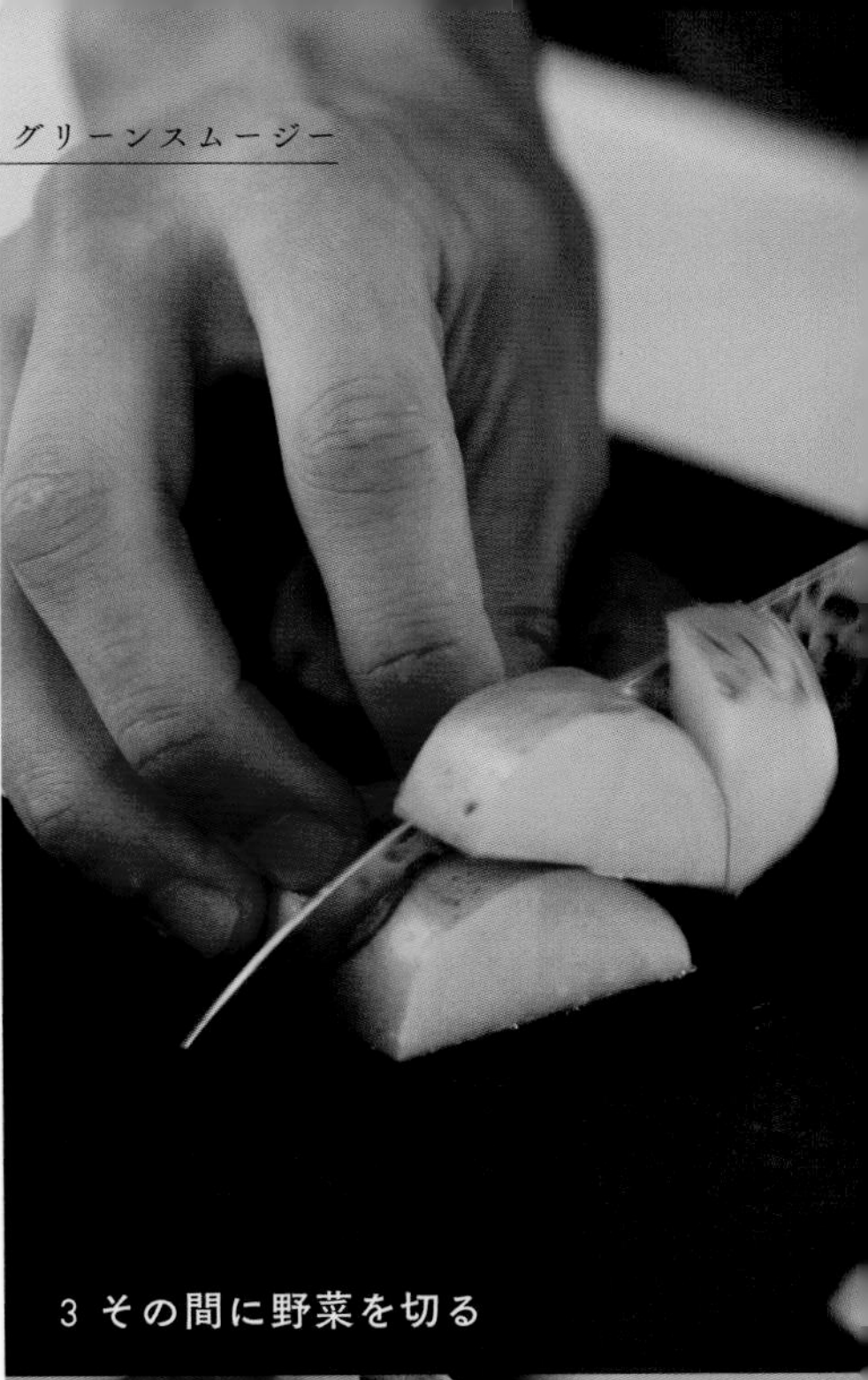

3 その間に野菜を切る

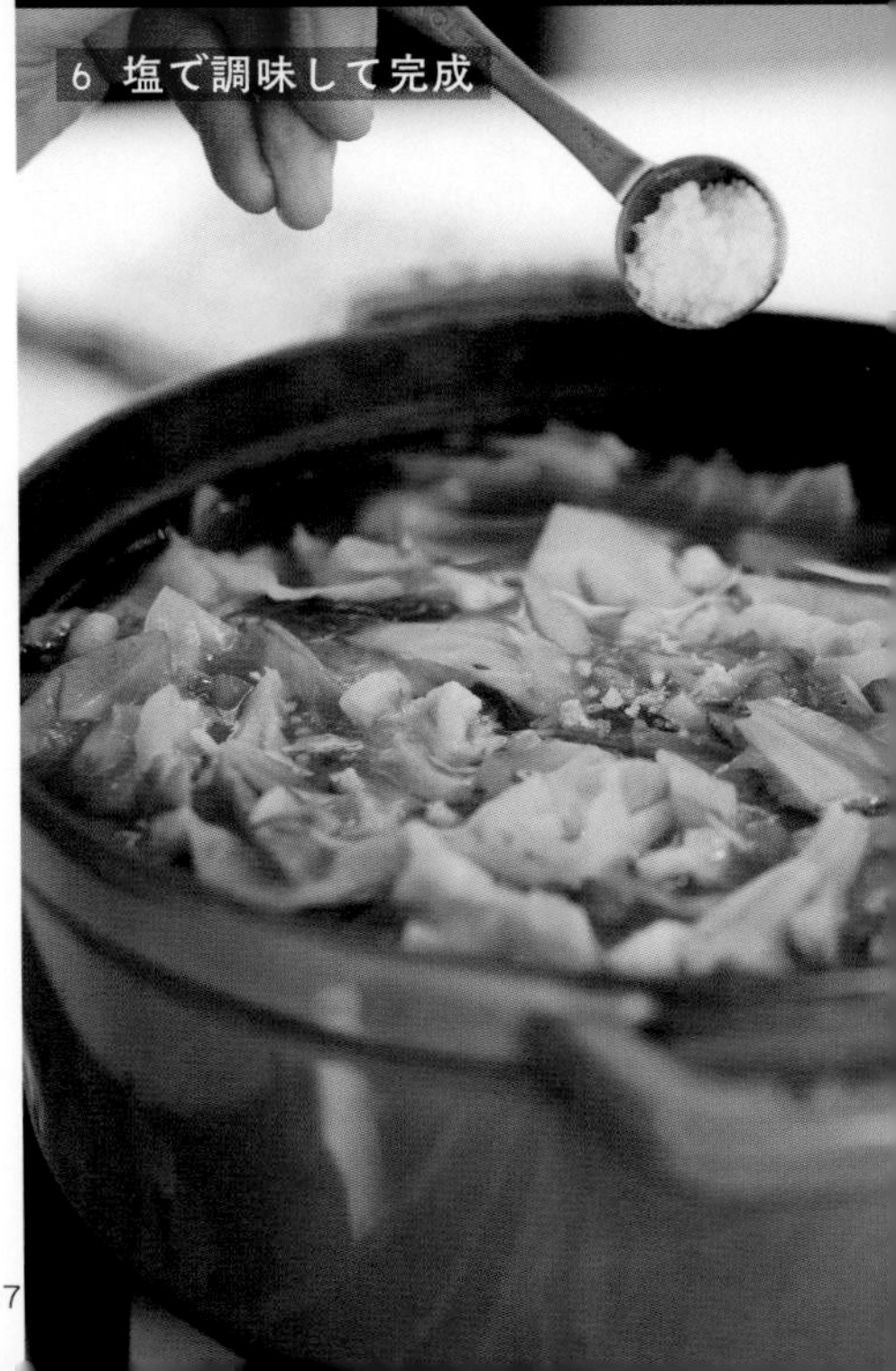

6 塩で調味して完成

用意するもの（作りやすい分量）

キャベツ……1/4個
カリフラワー……小１個（大1/2個）
じゃがいも（メークイン）……２個
かぶ……２個
玉ねぎ……１個
トマト……１個
舞茸……１パック
セロリ……1/2本
ごぼう……60g
生姜……1/2かけ

だしパック……１袋
天日塩……小さじ1〜

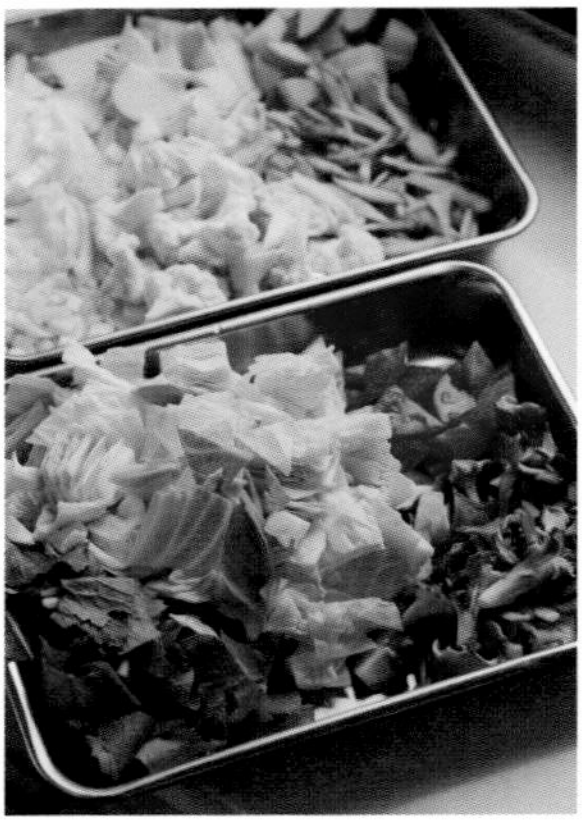

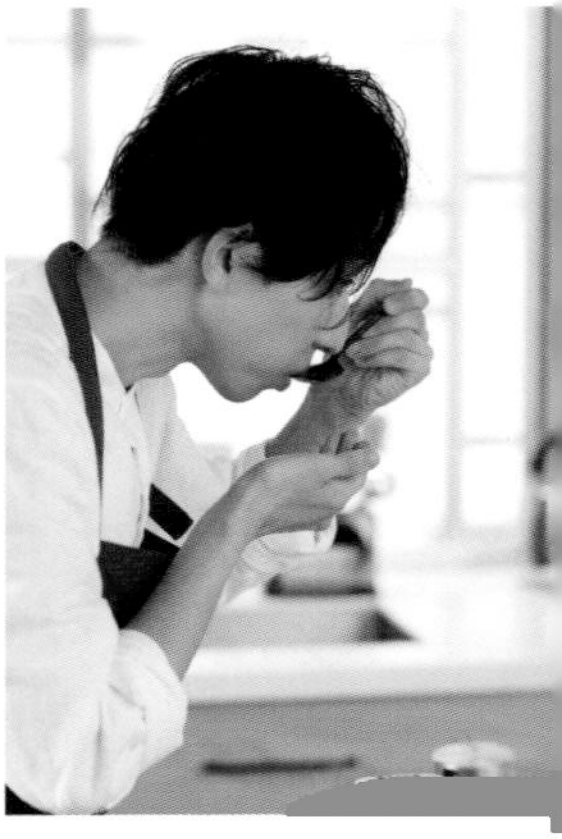

皮ごと栄養を摂るホールスープは塩だけで味付けして味変を楽しむ

ホールスープのメリットは、調理中に流れ出てしまいがちな水溶性のビタミン、ミネラル、食物繊維などの栄養素を丸ごと、無駄なく、大量に摂れること。

ホールスープに含まれる抗酸化物質や栄養素は、免疫機能を高めてくれますし、食物繊維は消化を促進し、腸内環境も整えてくれます。

しかも、低カロリーでありながら満足感をもたらしてくれるため、ホールスープを食事に取り入れると、ダイエットや体重管理にも役立ちます。

生野菜は苦手、量が食べられないという方は、まず、スープで野菜を摂る習慣を！　基本のスープをストックしておくと、胃が疲れたときや、食べ過ぎた翌日の体調回復にも役立ちます。

基本のホールスープ

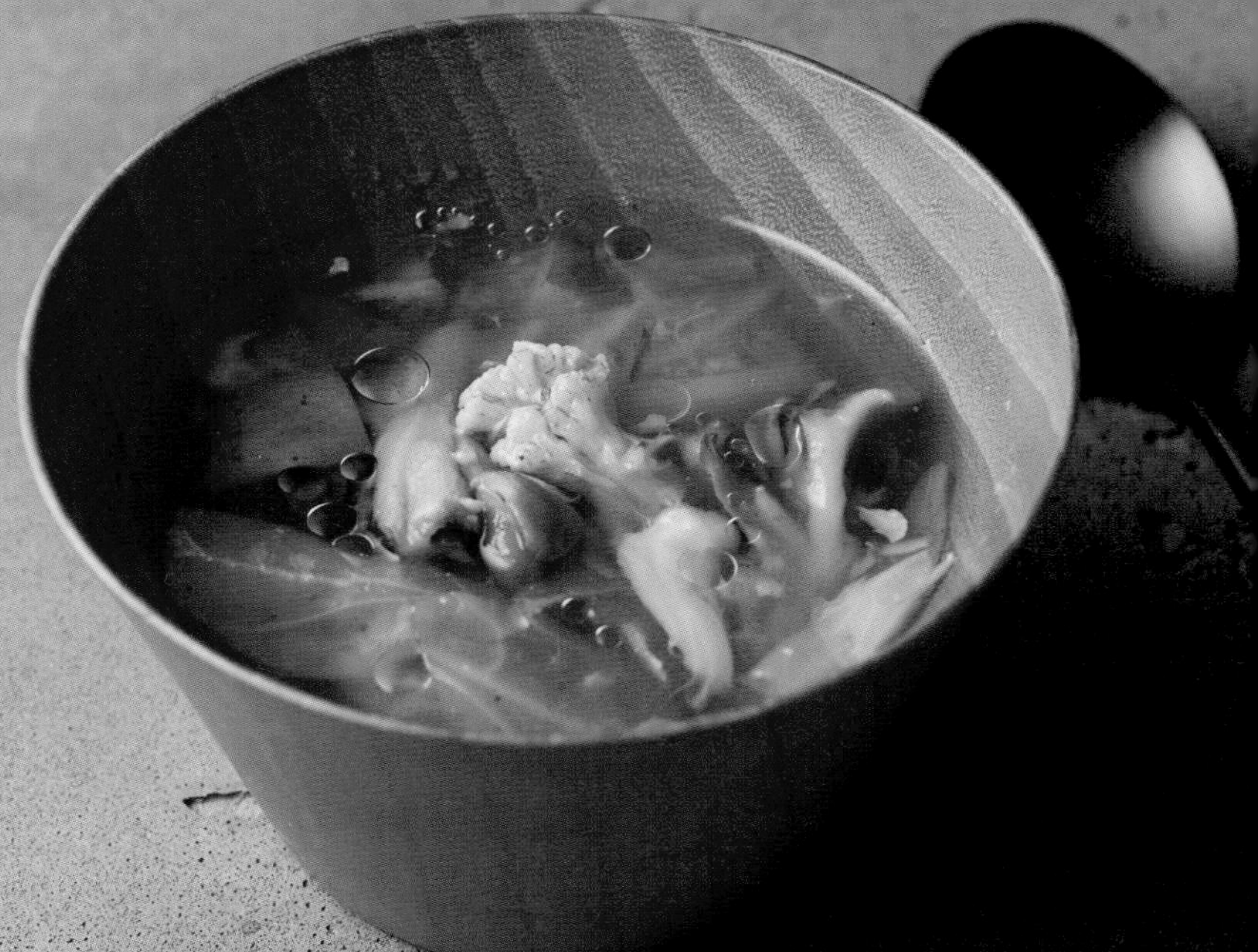

使っている食材にたくさんの旨味成分が入っているので、濃厚で深みのある味わいになります。作った日より一度冷まして冷蔵庫に入れた次の日のほうが味が染みて美味しいです。ベースの塩味に飽きたら、みそやしょうゆ、豆乳などで味変できます！

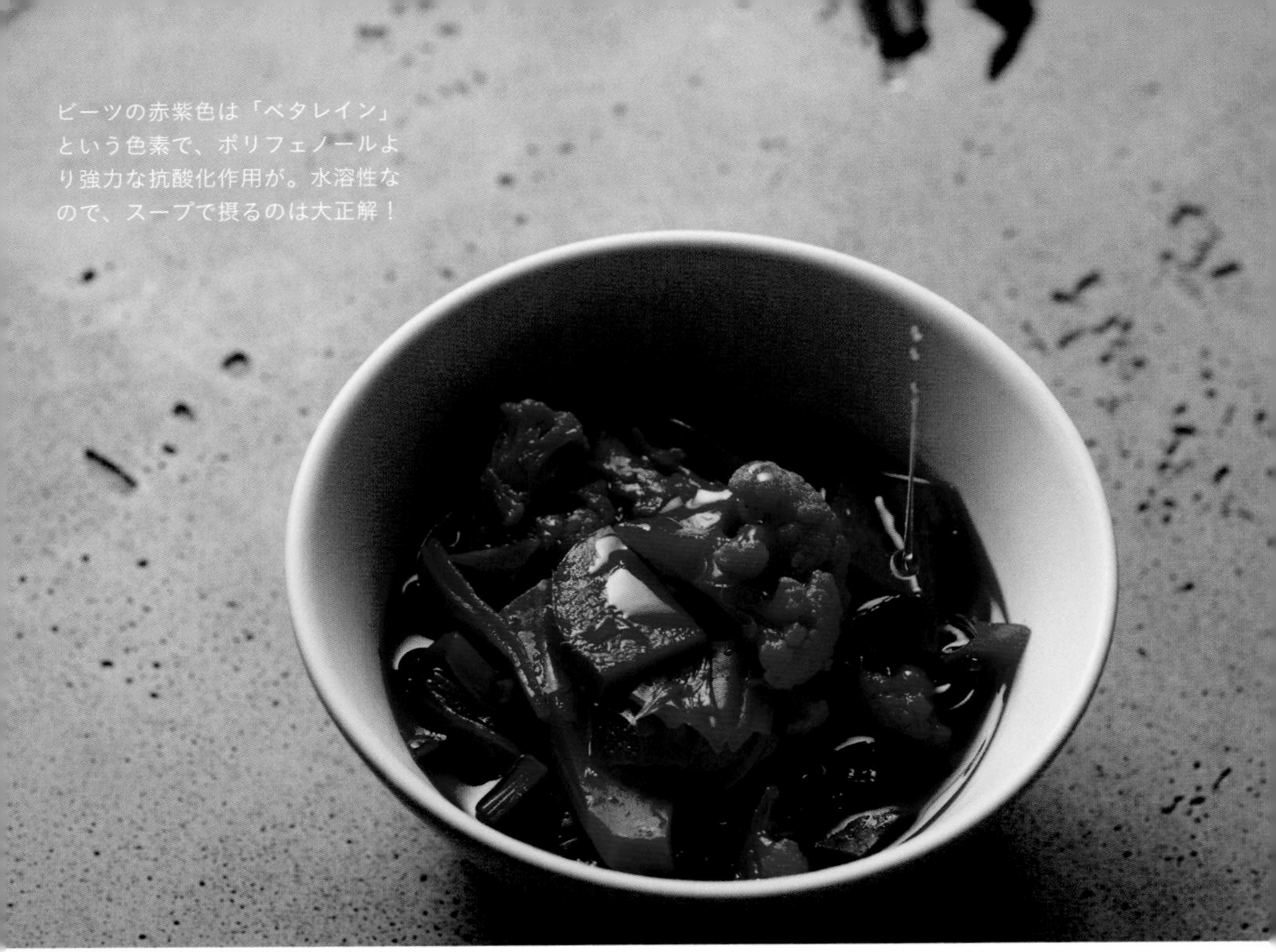
ビーツの赤紫色は「ベタレイン」という色素で、ポリフェノールより強力な抗酸化作用が。水溶性なので、スープで摂るのは大正解！

アレンジ①

ビーツのホールスープ

用意するもの（作りやすい分量）

ホールスープ（P.168）の材料……各半分
ビーツ……1個

手順

❶ ビーツはよく洗い、皮付き&葉付きのまま、重曹水に12分、漬け置きする。

❷ ビーツの表面の重曹水を流水で洗い流し、茎を切り落とす。

❸ 圧力鍋に❷と水1ℓを入れて圧力加熱し、5分経ったら火を止める。圧力が抜けたら、ビーツと葉を取り出す。

❹ 「ホールスープの手順❺」まで同様に行い、❸の煮汁を鍋に加える。❸で取り出したビーツは皮を手でむき、食べやすい大きさに切る。

❺ 途中で水分が足りなければ適宜足し、塩小さじ1で調味する。足りなければ好みで塩を足し、最後に❹のビーツを加える。

＊ビーツは火を通し過ぎると色素が抜けます。

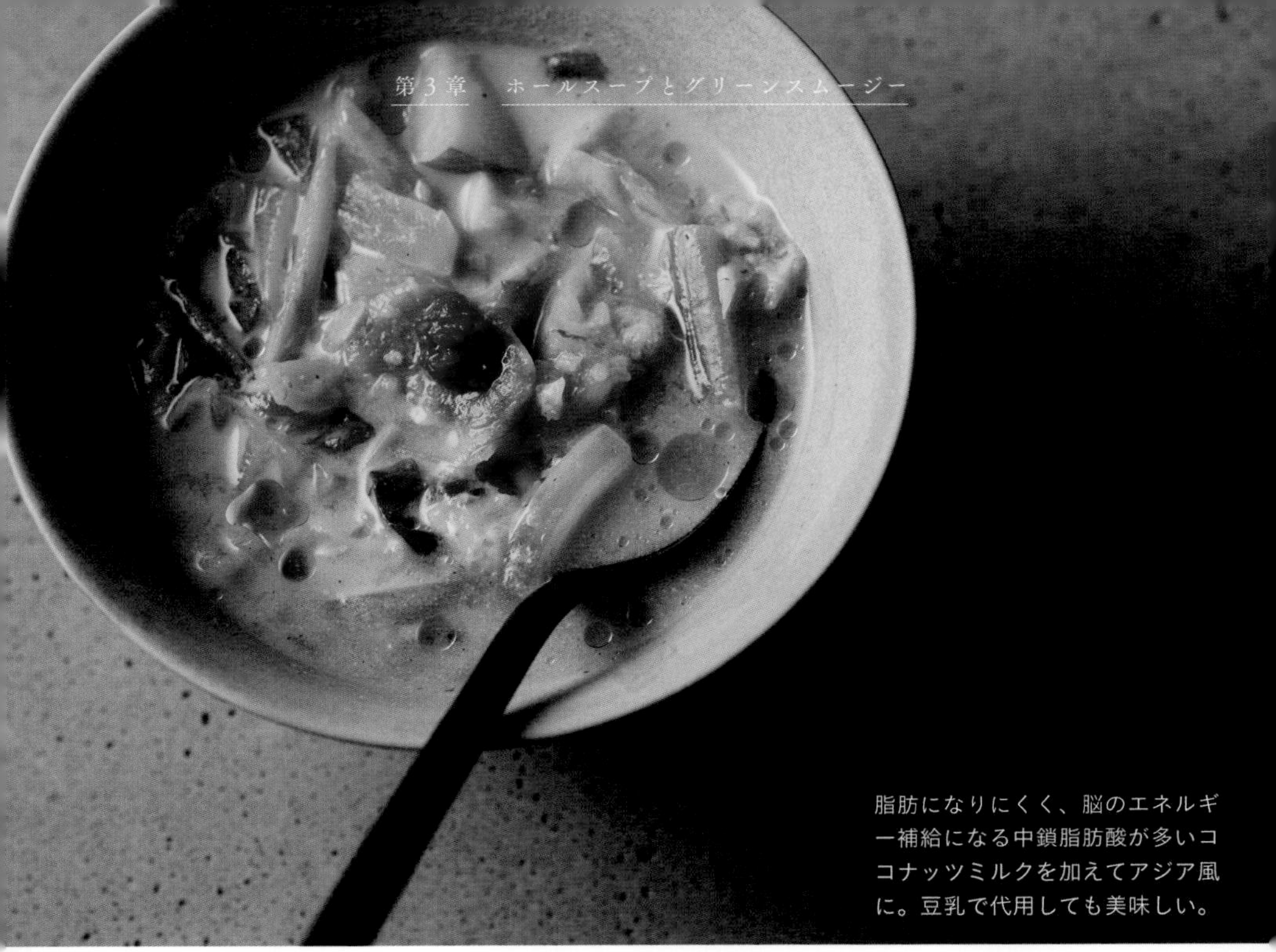

脂肪になりにくく、脳のエネルギー補給になる中鎖脂肪酸が多いココナッツミルクを加えてアジア風に。豆乳で代用しても美味しい。

アレンジ②

アジア風スープ

用意するもの（1人分）

ホールスープ（P.167）
……おたま2杯分

●**調味料**

ココナッツミルク……100mℓ
レモン果汁……大さじ1
ナンプラー……小さじ2
豆板醤……小さじ1
ラー油、天日塩、こしょう、ガラムマサラ
……各適量

手順

1. 基本のホールスープを小鍋に温め、調味料を加える。
2. 器に盛り、豆板醤をのせ、ラー油、塩、こしょう、ガラムマサラを好みで振る。

＊えびを加えると、トムヤムクン風スープになります。

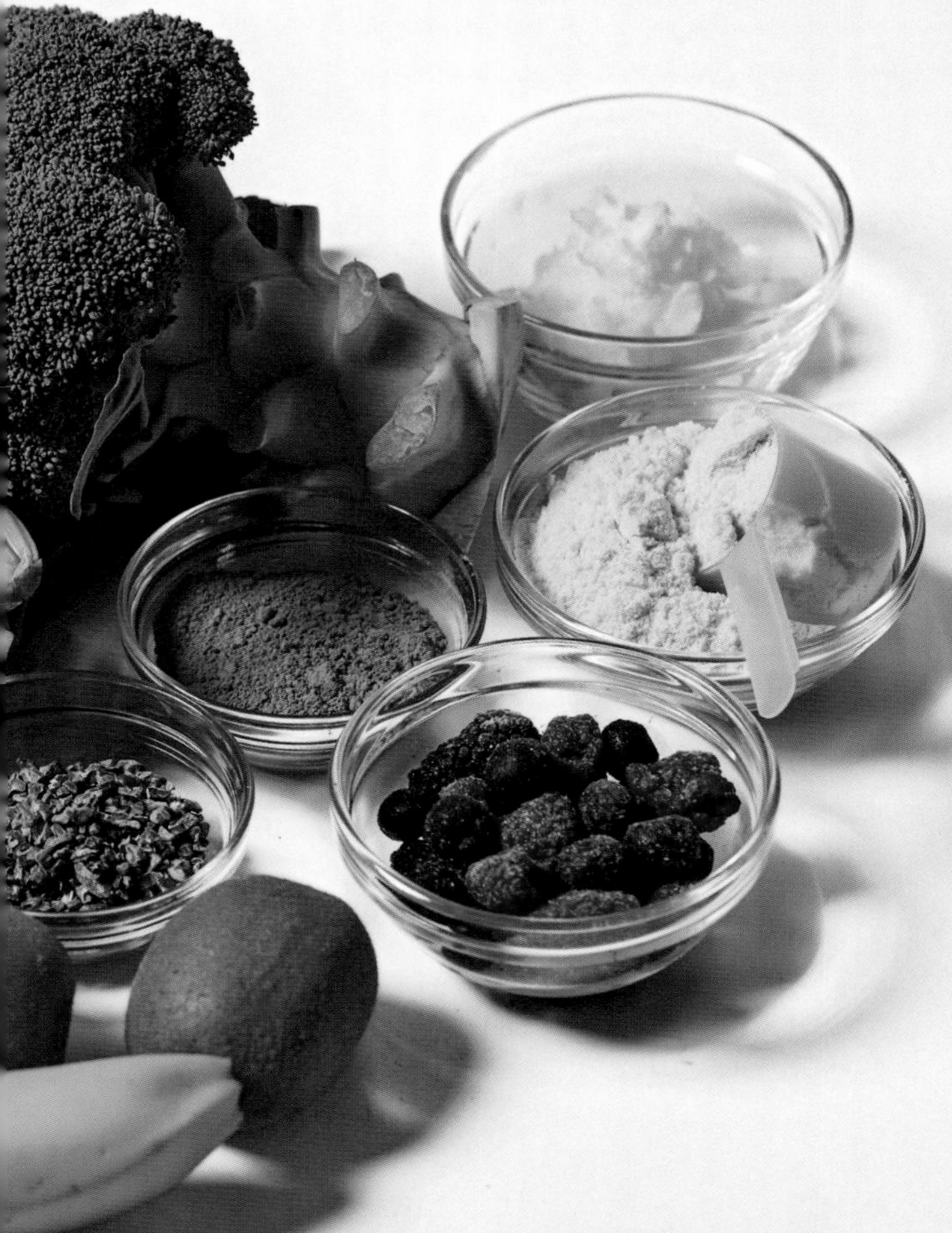

完全栄養食をデザインした

栄養素たっぷりのスーパーフードをできるだけ生で、しかもいっぺんに、手軽に摂れるのがスムージーです。

「1日に100g摂取すれば全死亡率が10%低下する」との研究成果[90]があるブロッコリーは、生で食べて解毒・抗酸化作用が高いスルフォラファンをしっかり摂りたいところですが、生だと特有の辛味が気になります。でも、スムージーを少し甘くすればそれも解消。しかも、スルフォラファンは砕くと吸収率が増

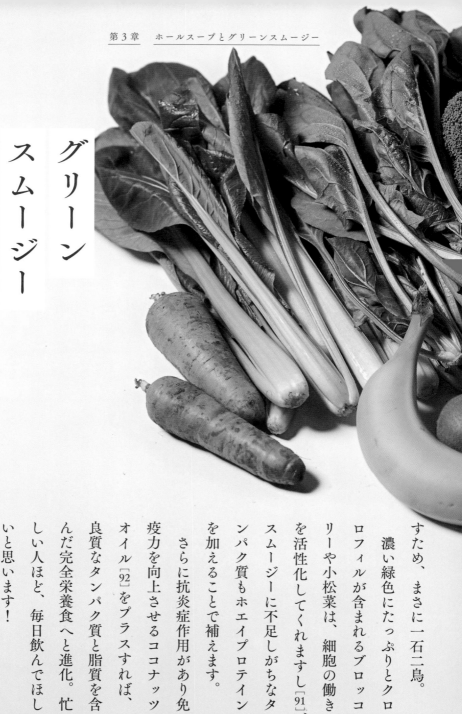

グリーンスムージー

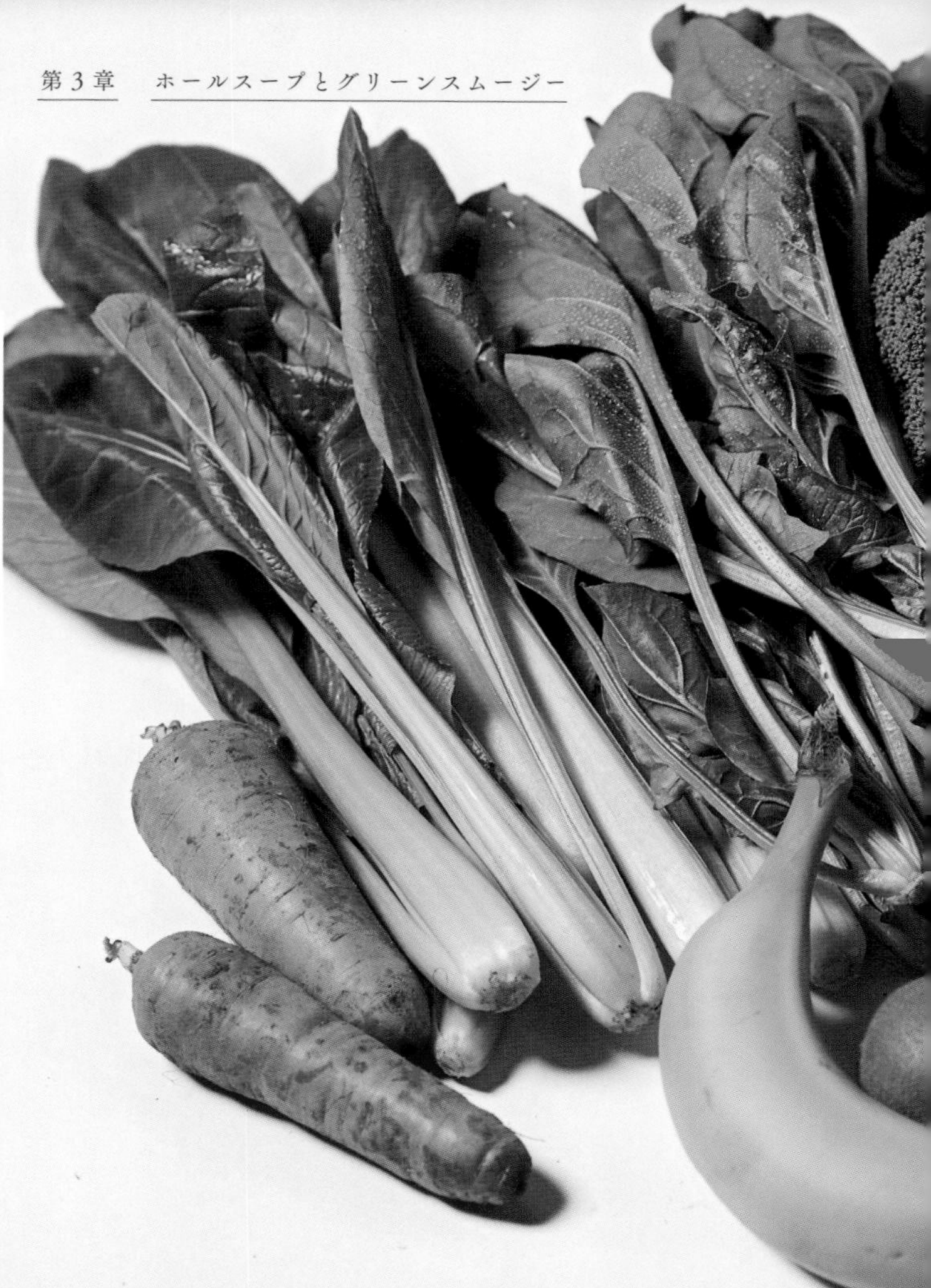

すため、まさに一石二鳥。

濃い緑色にたっぷりとクロロフィルが含まれるブロッコリーや小松菜は、細胞の働きを活性化してくれますし[91]、スムージーに不足しがちなタンパク質もホエイプロテインを加えることで補えます。

さらに抗炎症作用があり免疫力を向上させるココナッツオイル[92]をプラスすれば、良質なタンパク質と脂質を含んだ完全栄養食へと進化。忙しい人ほど、毎日飲んでほしいと思います！

[90] https://pubmed.ncbi.nlm.nih.gov/34929422/
[91] https://www.ncbi.nlm.nih.gov/pmc/articles/PMC10384064/#B47-molecules-28-05344
[92] https://pubmed.ncbi.nlm.nih.gov/33022082/

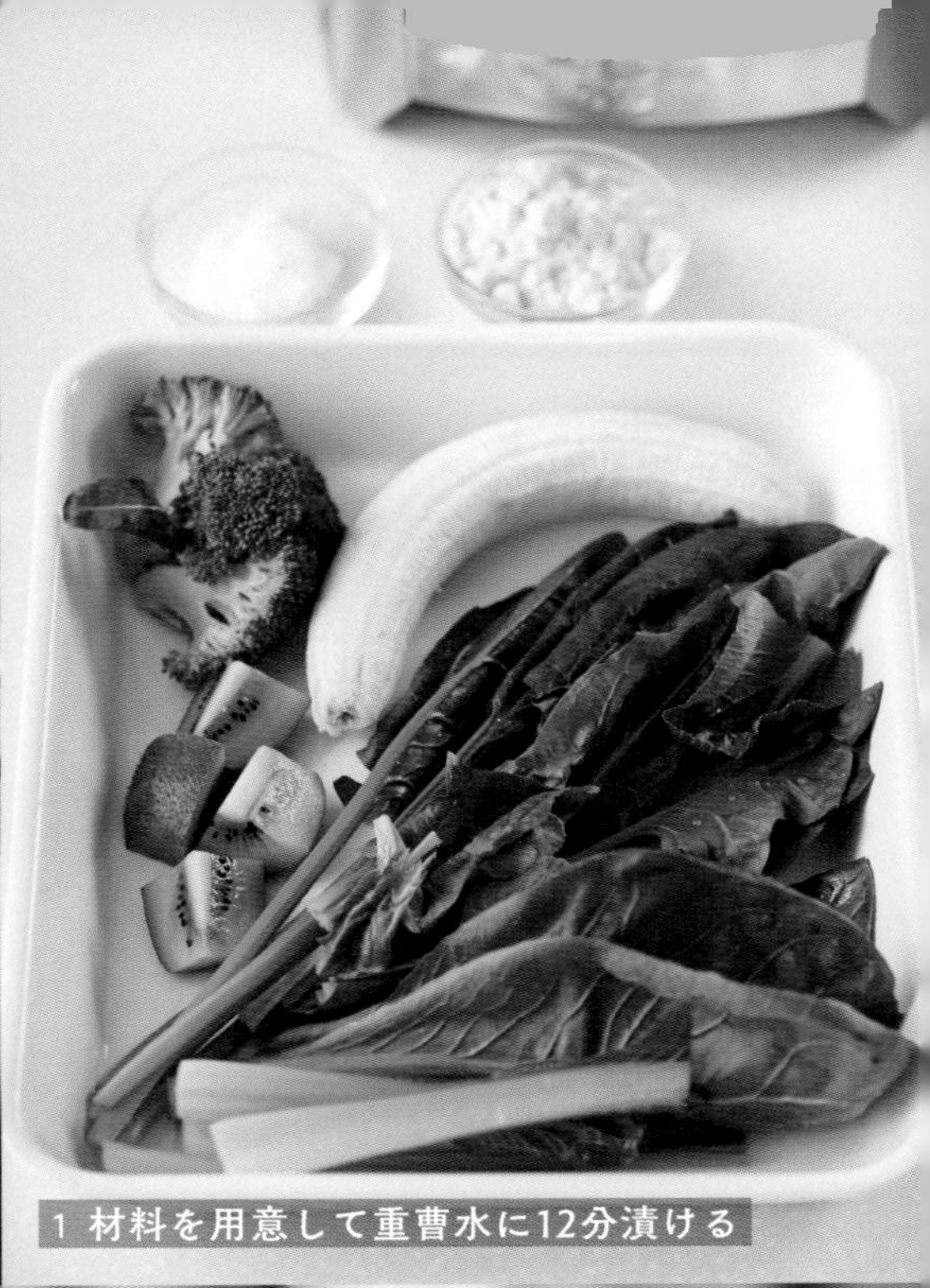

1 材料を用意して重曹水に12分漬ける

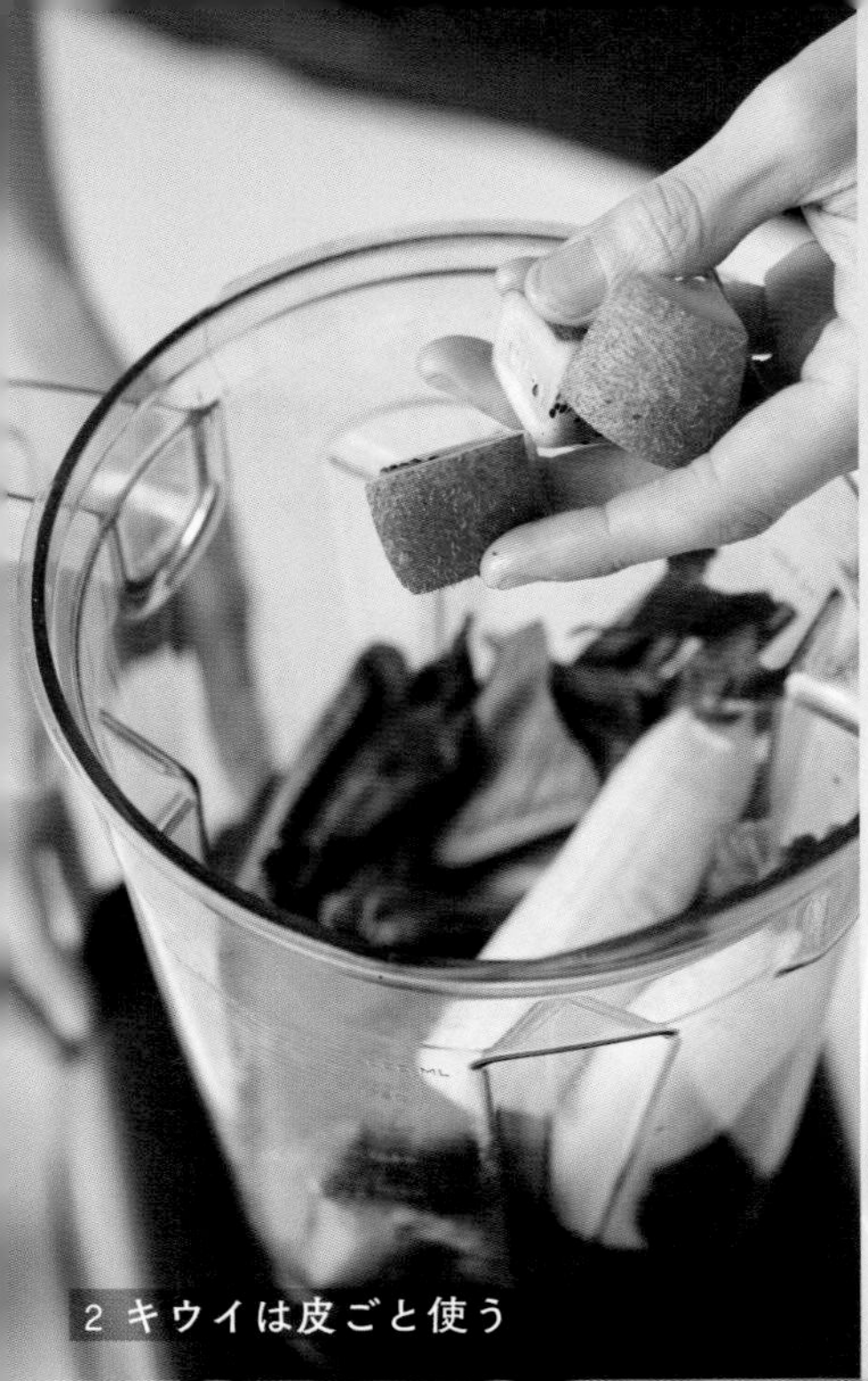

2 キウイは皮ごと使う

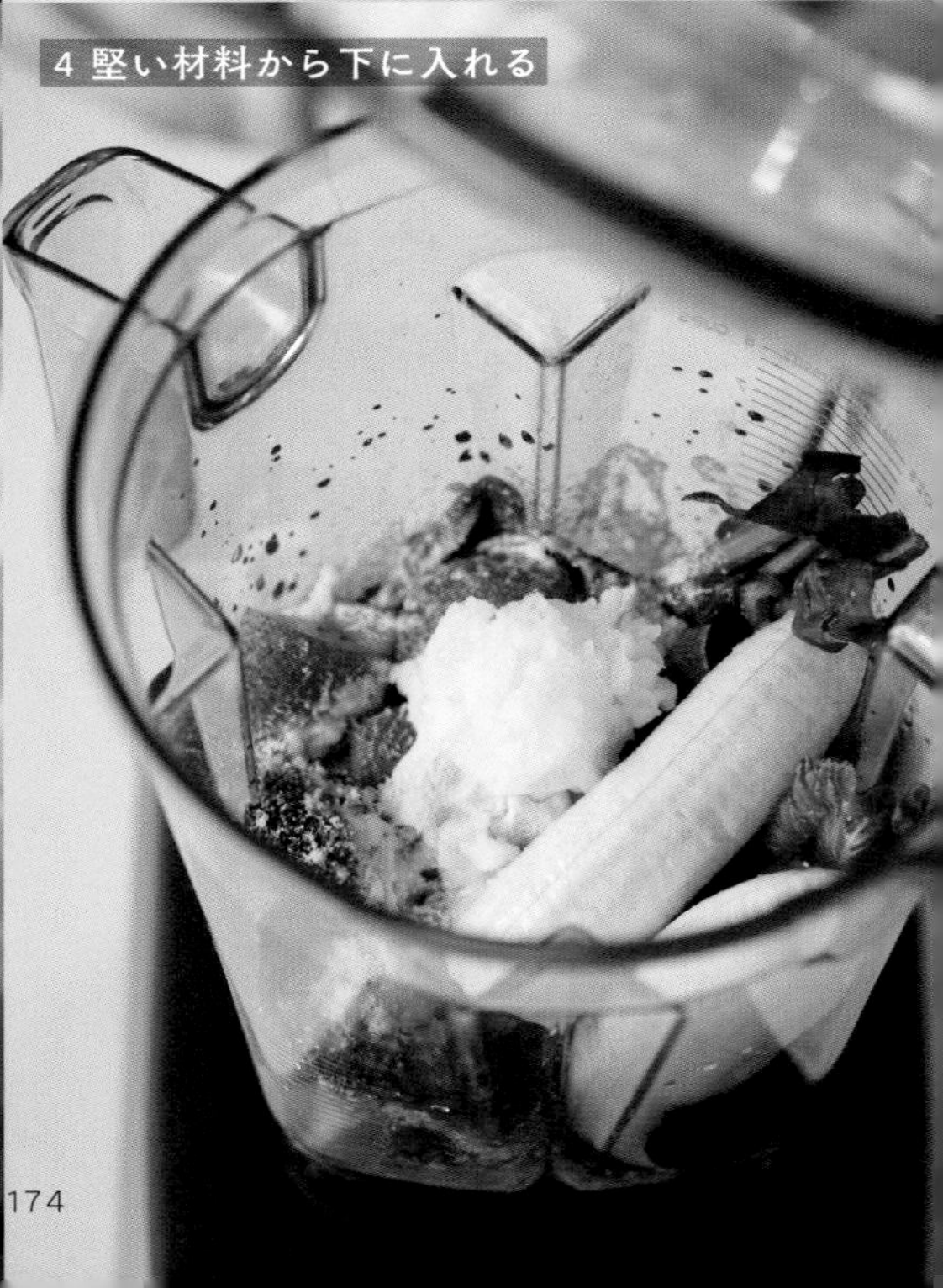

4 堅い材料から下に入れる

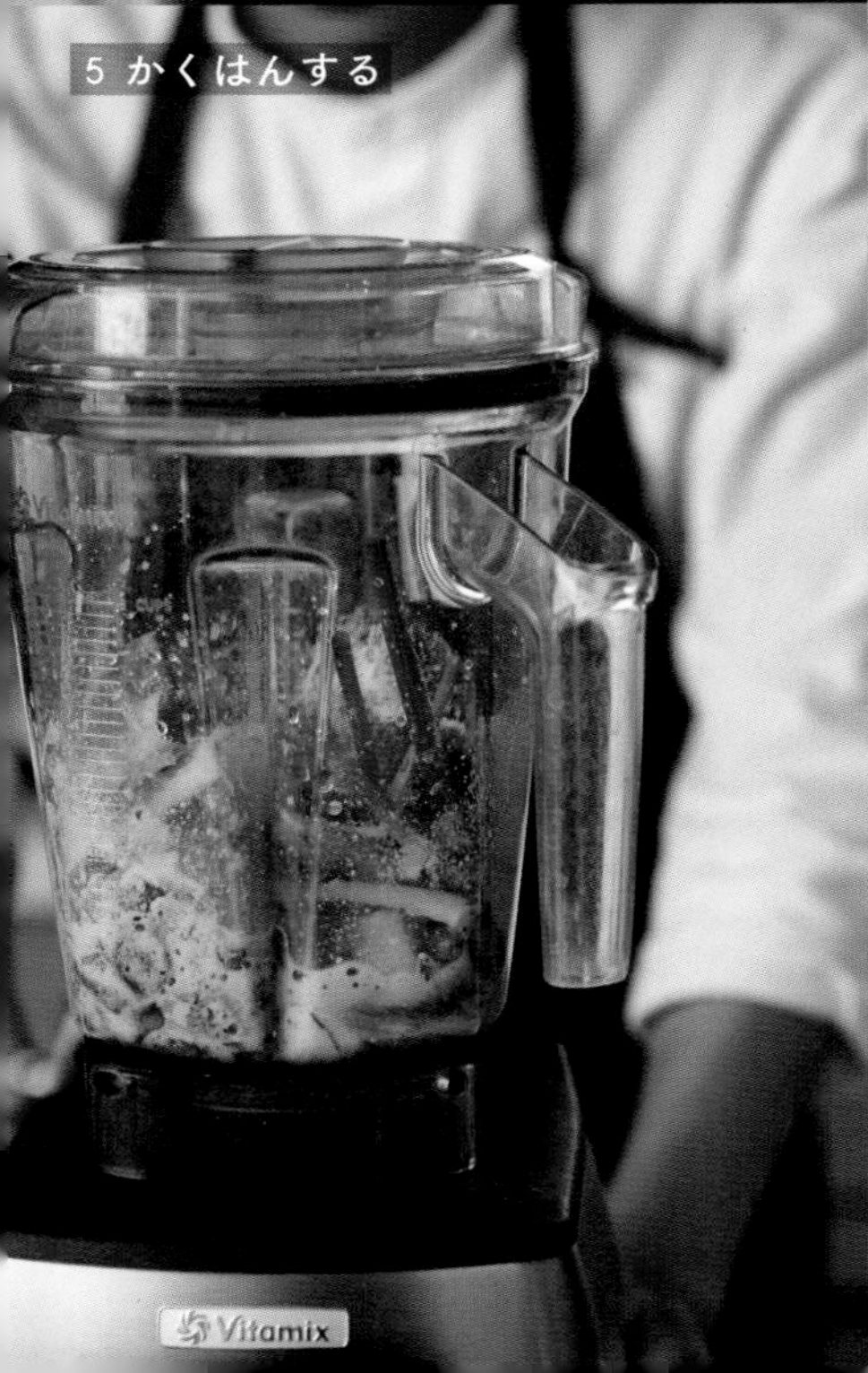

5 かくはんする

用意するもの（1回分）

小松菜……50ｇ
ほうれん草……50ｇ
ブロッコリー……２房（40ｇ）
キウイフルーツ（皮付き）……1/2個
バナナ……１本（90ｇ）
無糖ホエイプロテイン
　……１スクープ（29ｇ）
ココナッツオイル……大さじ１
水……100mℓ

手順

❶ 小松菜、ほうれん草、ブロッコリー、キウイは重曹水に12分漬け置きにする。表面の重曹水を流水で洗い流す。
❷ 小松菜、ほうれん草、キウイは一口大に切り、バナナは手でちぎり、ブレンダーに入れる。全ての材料を加え、かくはんする。
❸ 器に注ぎ、あればカカオニブ※をのせる。

＊基本のグリーンスムージーの材料に、にんじん、ミックスベリー、ココアパウダーなどをお好みでプラスしてもOK。

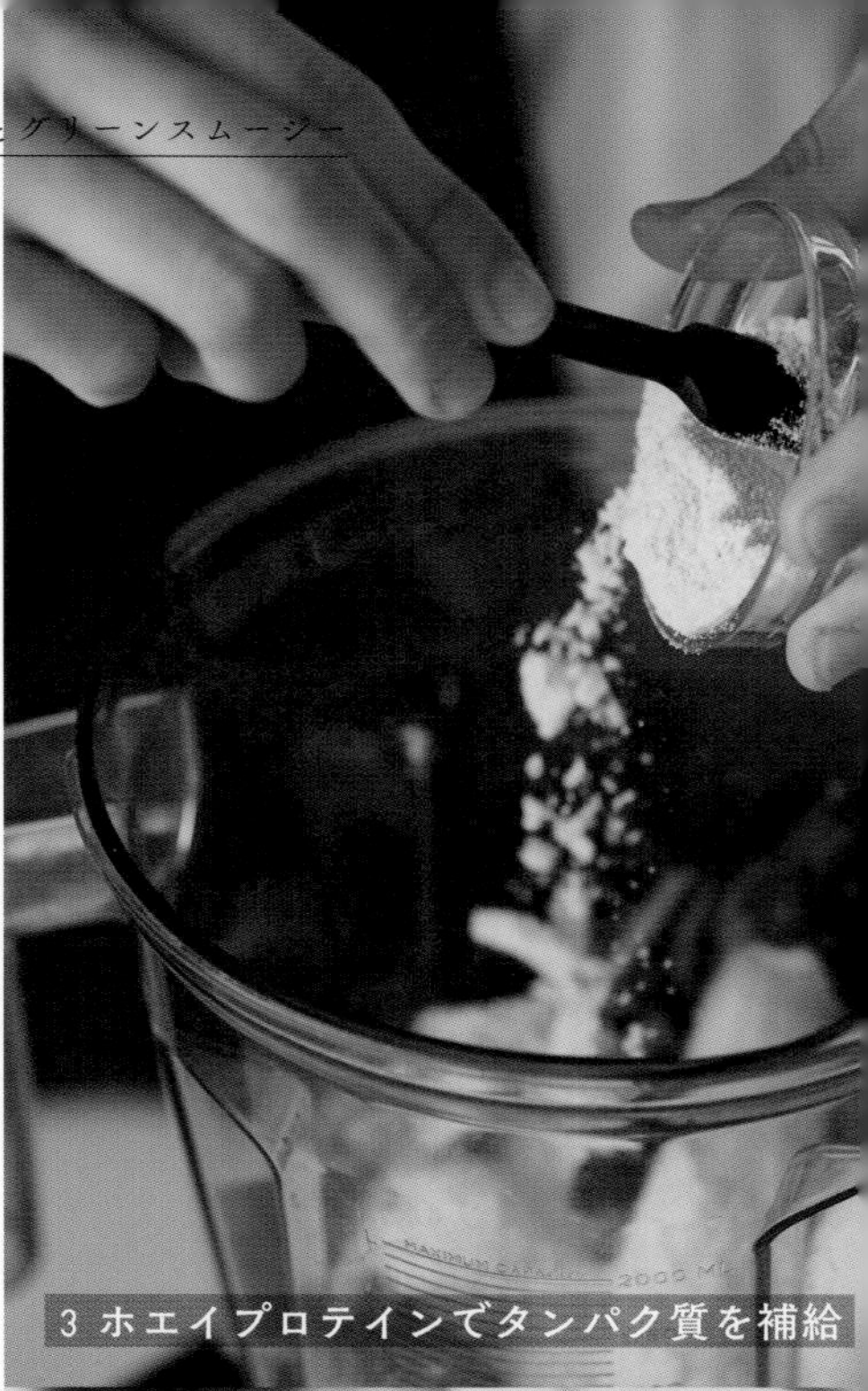

3 ホエイプロテインでタンパク質を補給

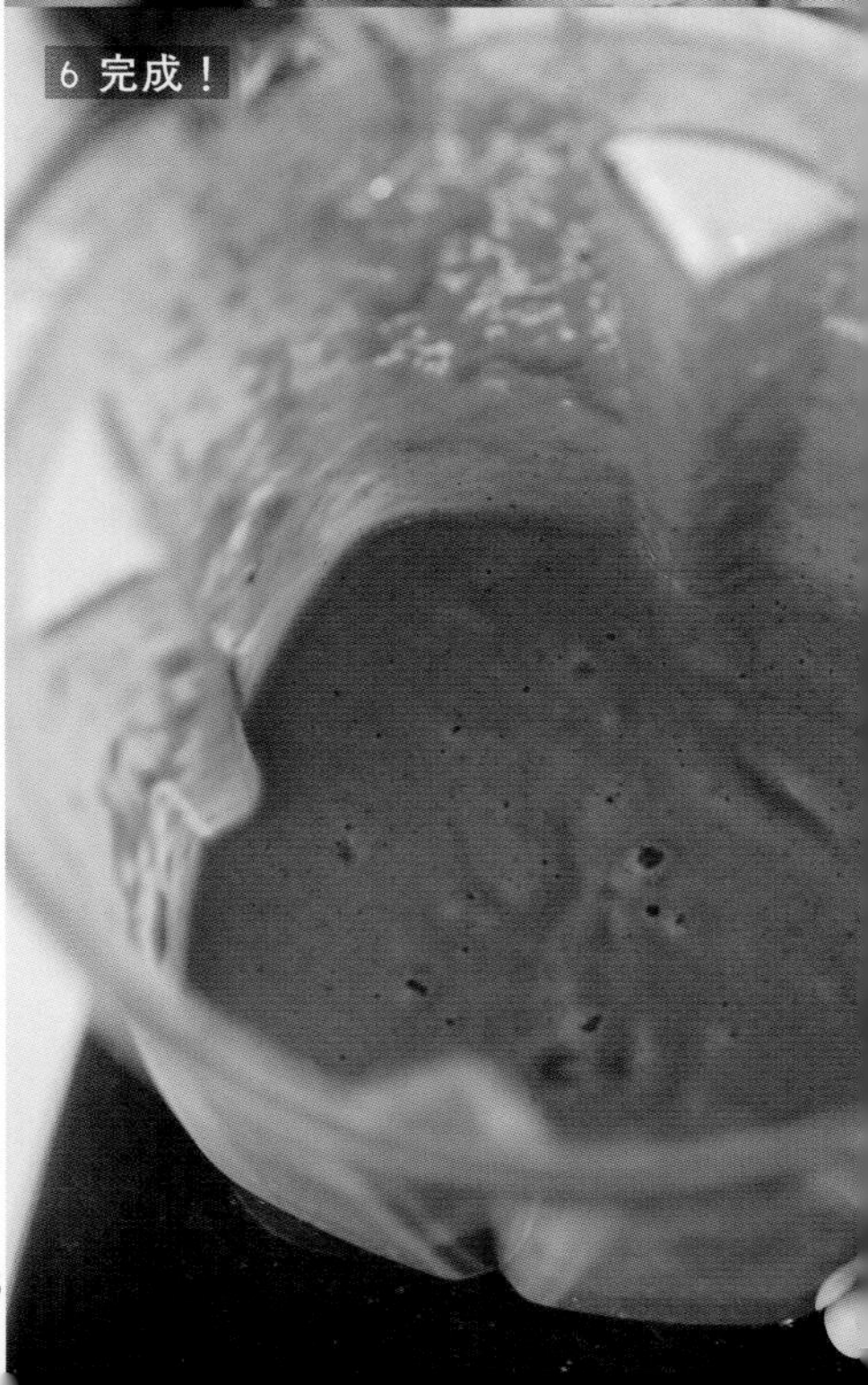

6 完成！

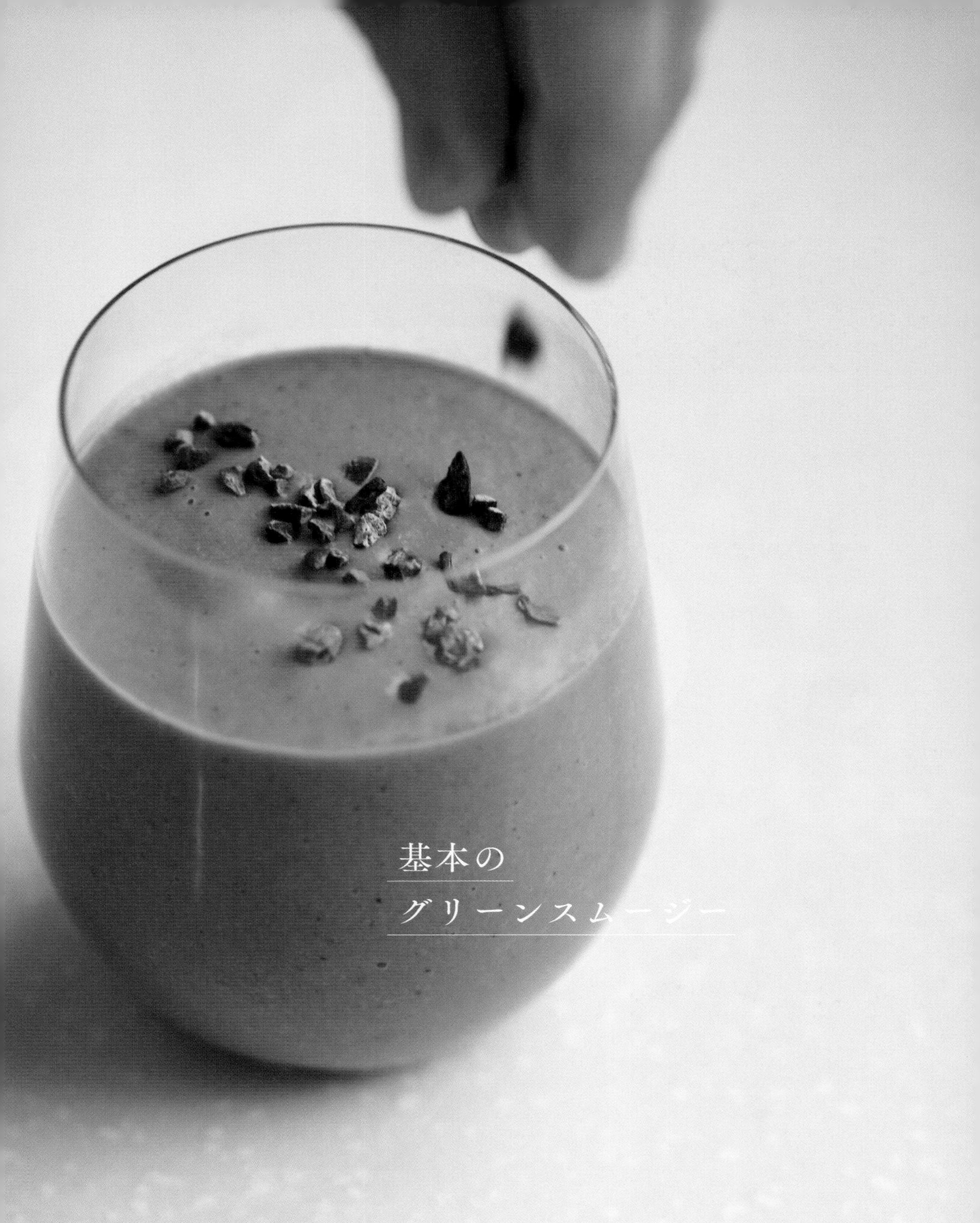

基本の グリーンスムージー

甘味が足りなかったらはちみつやアガベシロップを入れてください。

完全栄養食のスムージーを朝食や昼食に置き換える

これが、僕が毎日昼食として飲んでいるグリーンスムージー。野菜本来の美味しさを味わいながら、かむように飲めて満足感があるので、朝食や昼食に置き換えていただくと、ダイエット効果が期待できると思います。

280㎉と低カロリーなのに質の高いタンパク質と脂質が補えて、約350gの野菜と果物からビタミン、ミネラル、食物繊維、カリウムなどがたっぷり摂れて腸にも腎臓にも優しく、アンチエイジング効果もバッチリです。

完璧な栄養バランス！　と自負したいところですが、塩分が足りません。スムージーにお塩を入れると美味しくないので、スムージーと一緒にゆで卵を1個用意していただき、お塩をかけてお召し上がりください。それで、完璧です！

カカオニブ
カカオ豆を粗く砕いて、種皮や胚芽を取り除いたものがカカオニブ。ポリフェノールやカフェインが豊富で栄養価が高いため、最近はスーパーフードとして注目されています。食感のアクセントになるので、スムージーの上にトッピングを。シナモンパウダーやミントの葉でもOK。

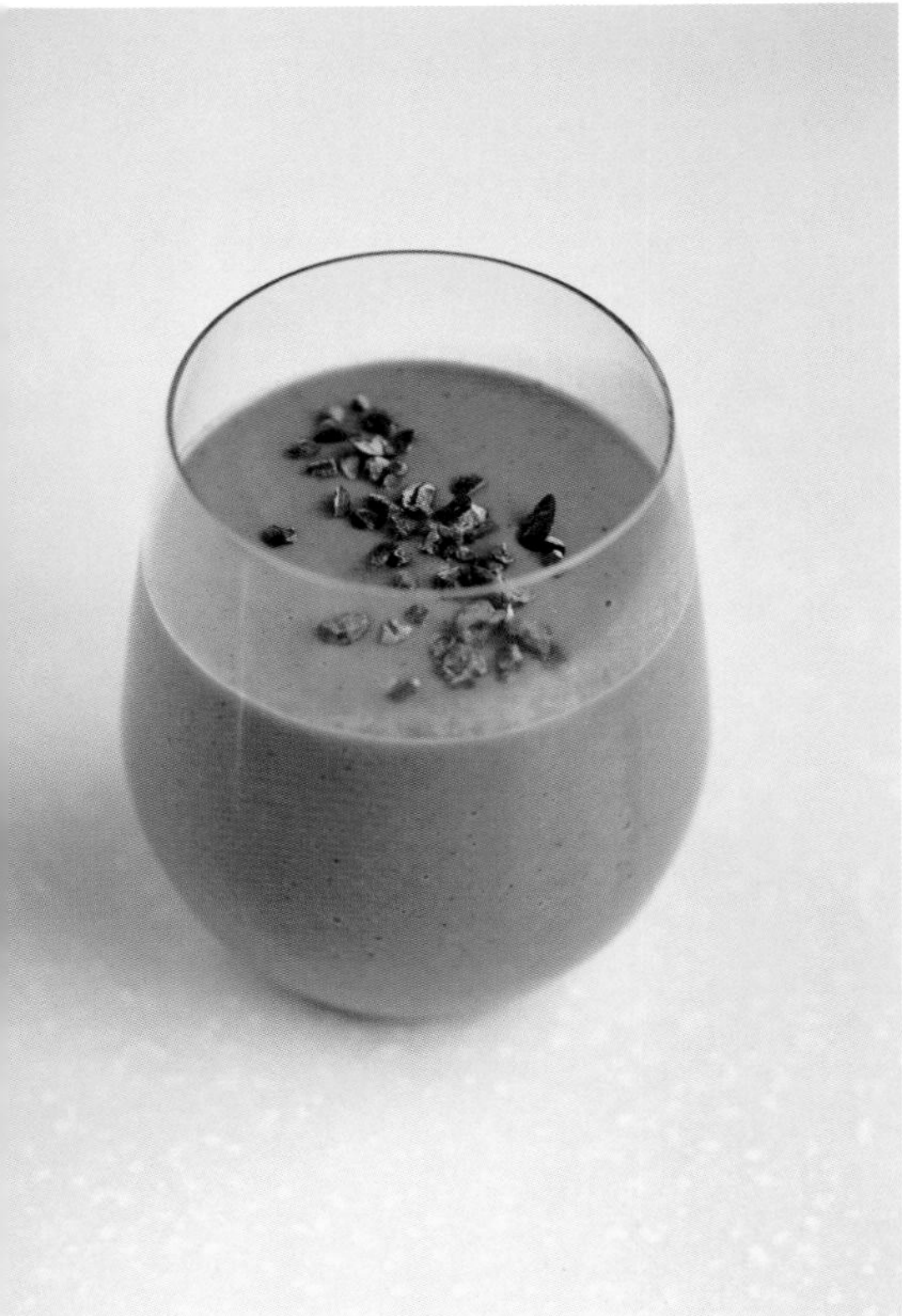

サラダとホールスープ、スムージーを組み合わせた日々の暮らしの提案

僕が毎日食べているボウルいっぱいの「はじまりのサラダ」は、総摂取カロリー６７５kcal。野菜の総重量は５７０ｇで、低温調理した鶏むね肉などを加えるとかなりのボリュームです。

日々の暮らしに取り入れやすいのは、グリーンスムージー。まず、朝食や昼食に飲んでみてください。これで３５０ｇの野菜と果物が摂れます。

そして昼食をサラダとホールスープのお弁当にしてみるのはいかがでしょう。

お弁当に入れる糖質は、「じ

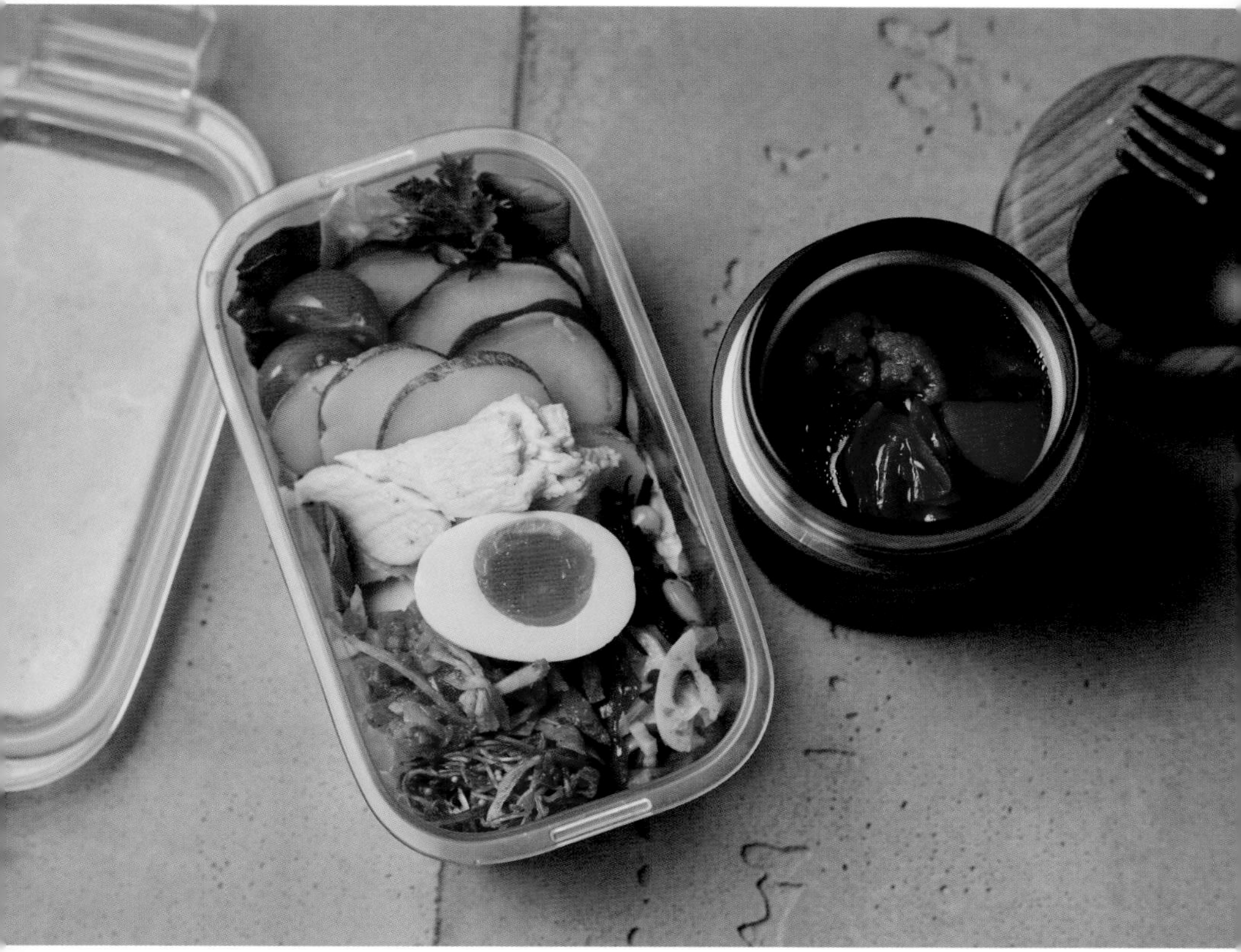

ゃがさつ」。タンパク質は鶏むね肉と半熟卵。脂質はＥＸＶオリーブオイル、野菜類からビタミン、ミネラル、食物繊維。ホールスープで水分も摂れるので７大栄養素が全てカバーできます。

お弁当サラダで２００ｇ、ホールスープで１５０ｇ、トータルで１日７００ｇ程度の野菜と果物が摂取できるので、１週間に５日程度続けると、かなりの健康効果が実感できるはず！

あなたの人生を変える「はじまりのサラダ」をスタートさせてくれたら、嬉しいです。

こだわりの食材

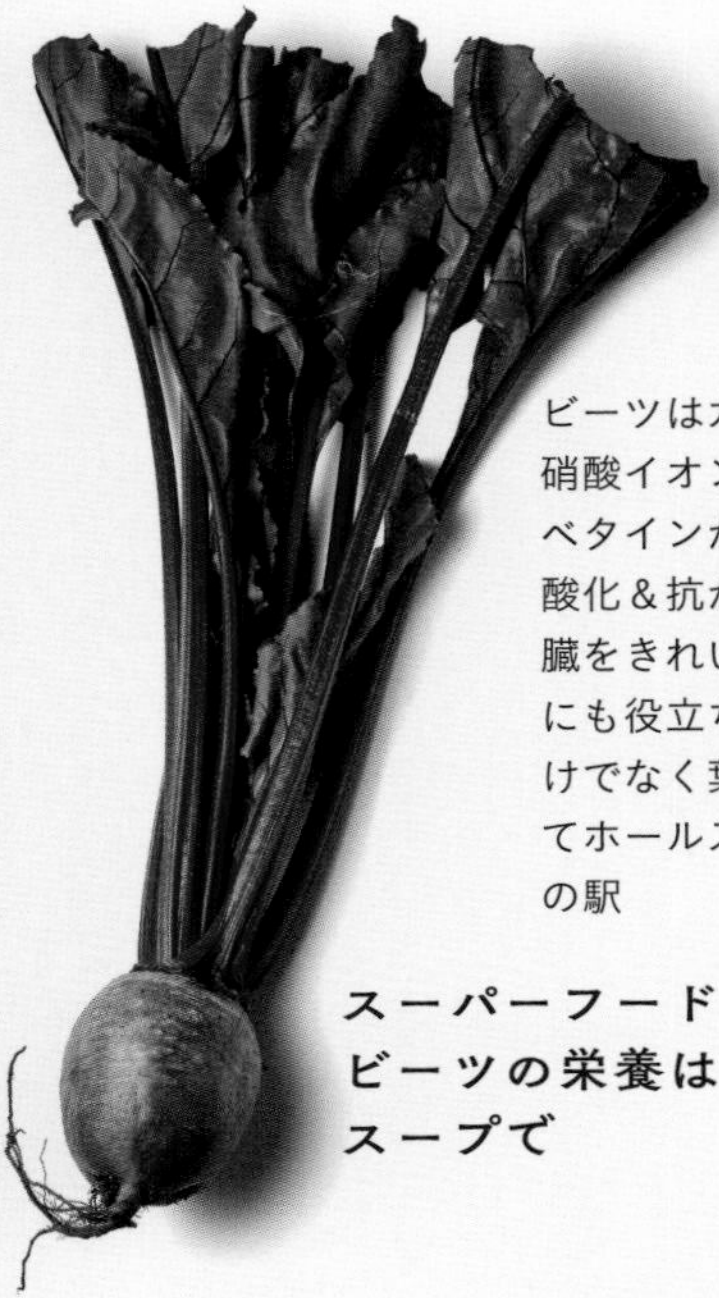

スーパーフード、ビーツの栄養はスープで

ビーツはカリウム、葉酸、鉄、硝酸イオン、ポリフェノール、ベタインが豊富で、強力な抗酸化＆抗がん作用のほか、腎臓をきれいにし、血流の改善にも役立ちます。実の部分だけでなく葉の部分も全部使ってホールスープに！／伊豆村の駅

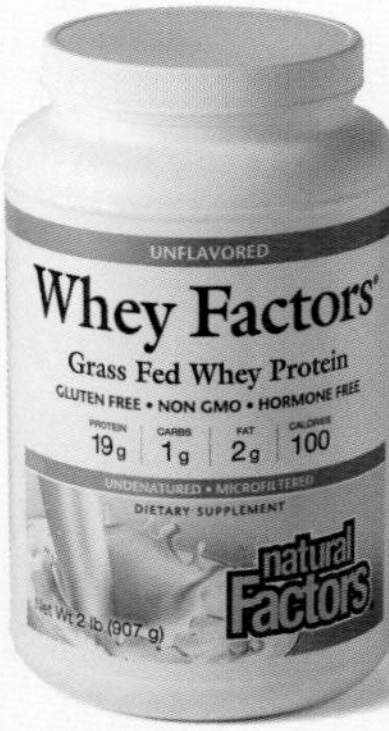

ホエイプロテインは純度の高いものを

グルテンフリー、非遺伝子組み換え、原料無添加、ホルモン不使用で、重金属などが含まれていないものを選びます。スムージーに入れるため、味はプレーンで。「ホエイファクターズ　グラスフェッドホエイプロテイン」／Natural Factors

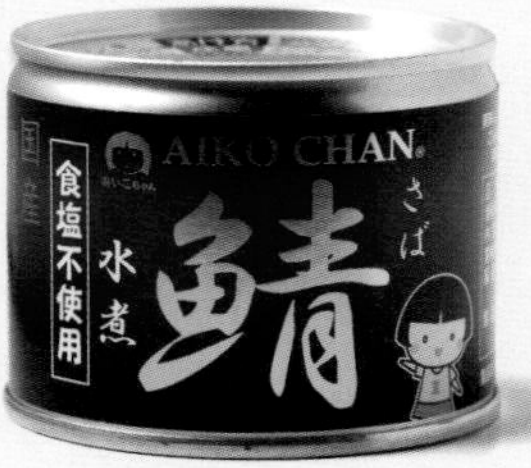

タンパク質とEPA、DHAが一緒に摂れる

内容量190ｇのサバ缶には、不足しがちなオメガ３脂肪酸のEPAが1120mg、DHAが2240mgも含まれ、良質な魚のタンパク質を約15ｇも摂ることができます。塩分過多にならないように「食塩不使用」の水煮を選びましょう。「あいこちゃん　鯖水煮」／伊藤食品

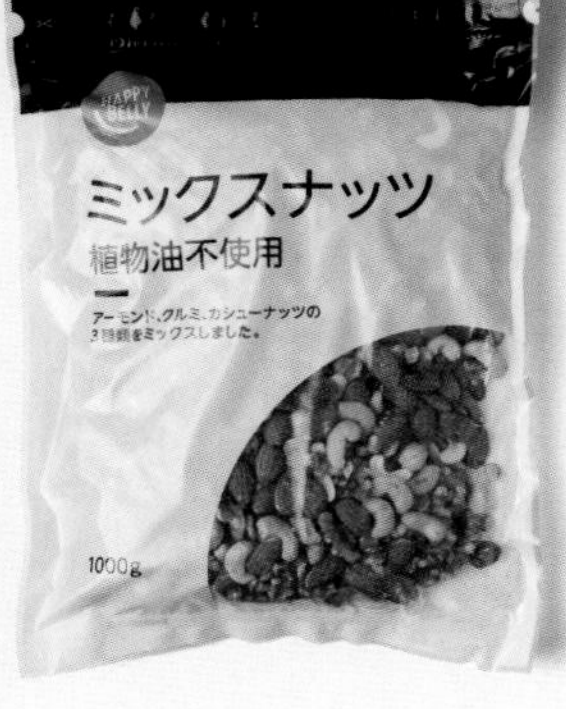

ミックスナッツは植物油不使用食塩無添加で

焙煎したアーモンドとカシューナッツ、殺菌したくるみがミックスされて1kg、2000円程度。コスパの良さが魅力！「ミックスナッツ　食塩不使用」／Happy Belly

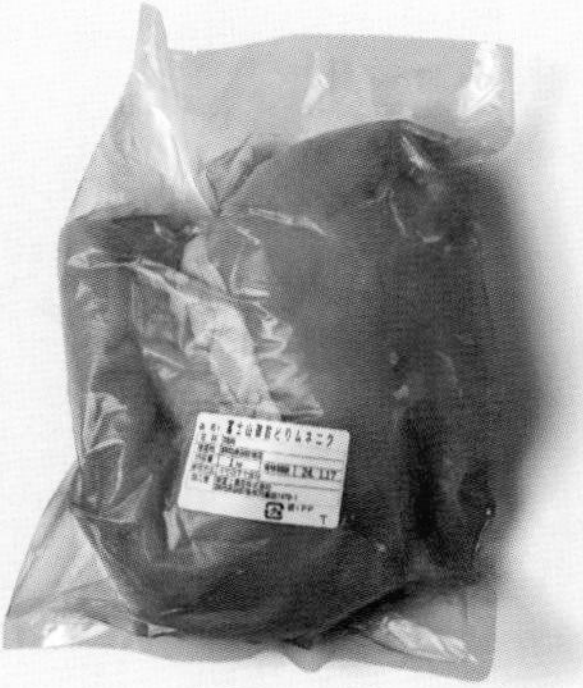

バナナは腸活に役立つ緑色を選ぶ

バナナには消化＆代謝促進、不眠解消やリラックス効果がありますが、両端がまだ緑色のバナナは、黄色に熟したバナナよりもレジスタントスターチの量が多く腸活にも効果が！　新聞紙に包み、野菜室に入れておくと、緑が長持ちします。

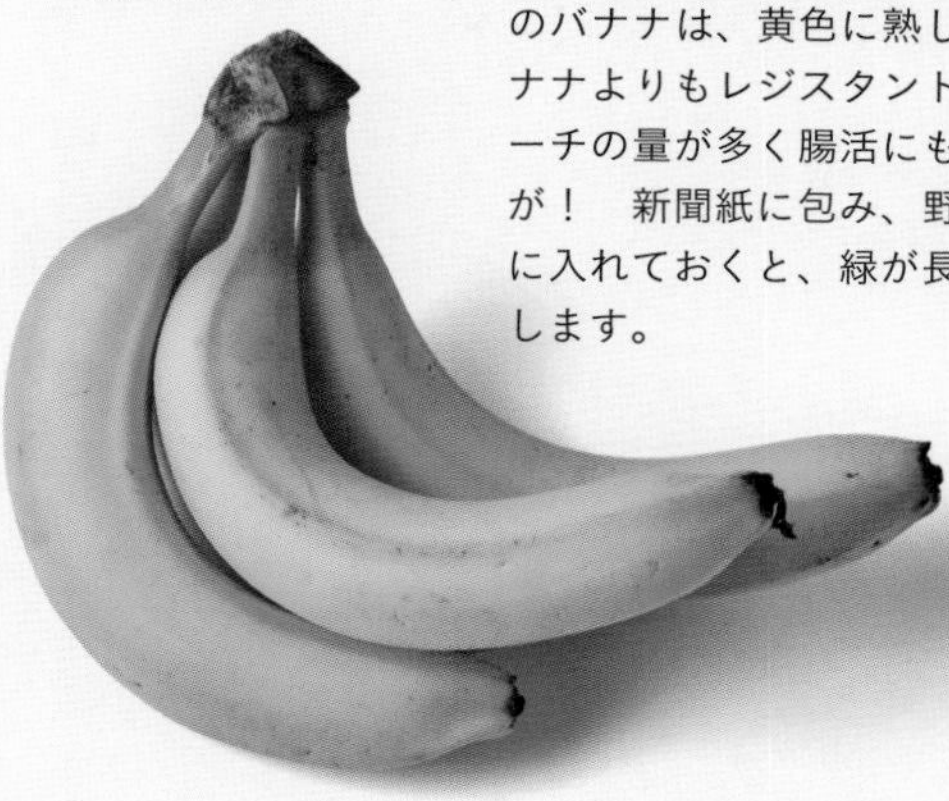

メインのタンパク質、「富士山御殿どり」

抗生剤を一切使用せず、御殿場の大地でのびのびと飼育され、筋線維を壊さないように、機械を使わずに職人が丁寧に解体する「富士山御殿どり」。低温調理をすることで、とても美味しくなります。／東富士農産

グラスフェッドビーフで良質な脂質とタンパク質を

グラスフェッドビーフも、自然の中で育ったストレスフリーの生体なので、体内の酸化度も低く、牧草を食べているため無駄な脂質が少なく、オメガ3脂肪酸の割合が多く安心して食べられる牛肉です。おすすめの調理法は鶏むね肉と同じく、塩麹に漬け58℃で4時間40分でお試しください！

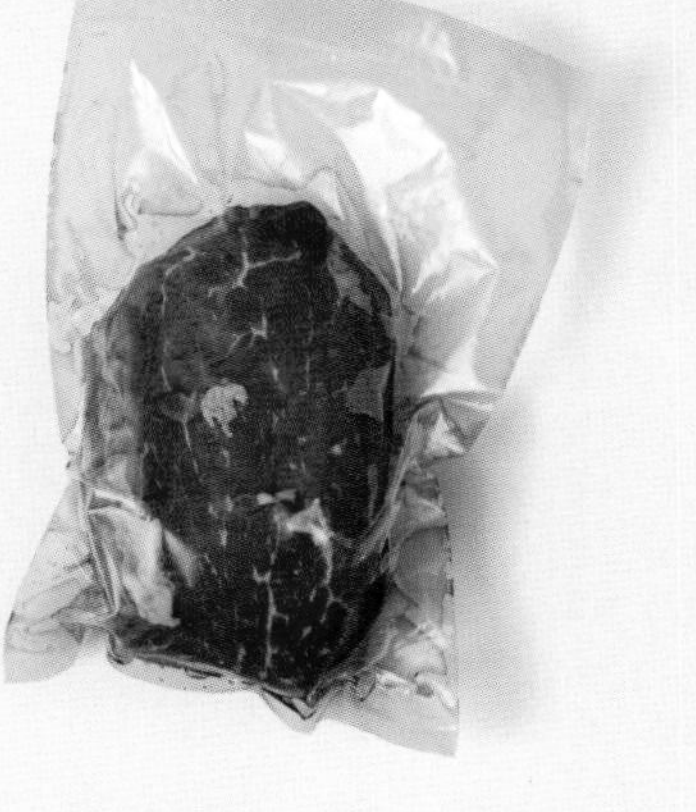

「じゃがさつ」は、サラダに合うなめらかなものを

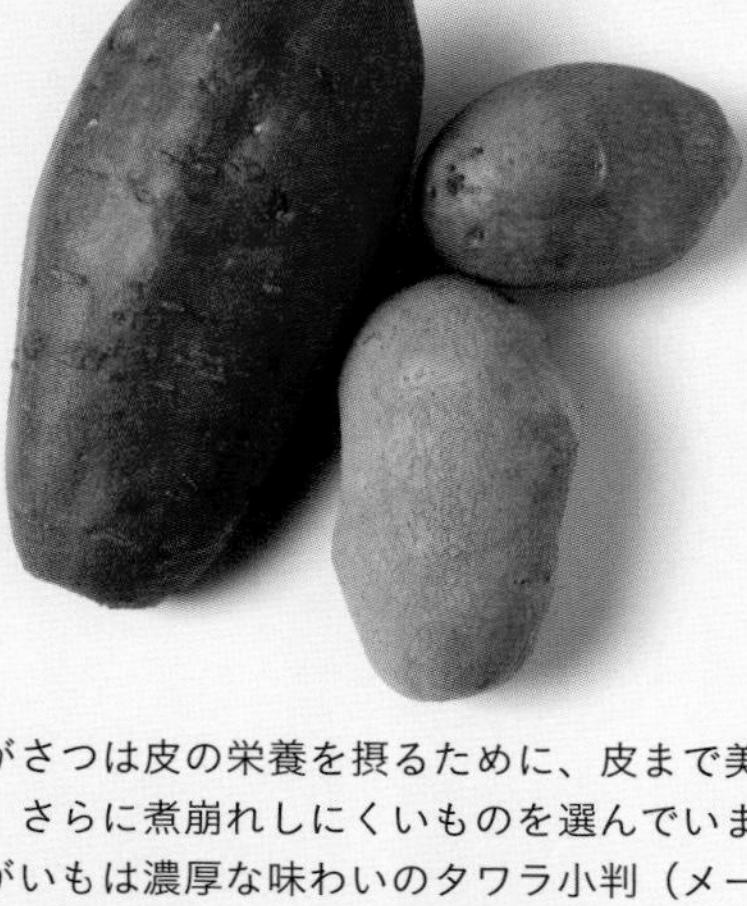

じゃがさつは皮の栄養を摂るために、皮まで美味しく、さらに煮崩れしにくいものを選んでいます。じゃがいもは濃厚な味わいのタワラ小判（メークイン品種）/十勝ガールズ農園、さつまいもは熊本県産のシルクスイート／SATUMARU。

こだわりの調味料

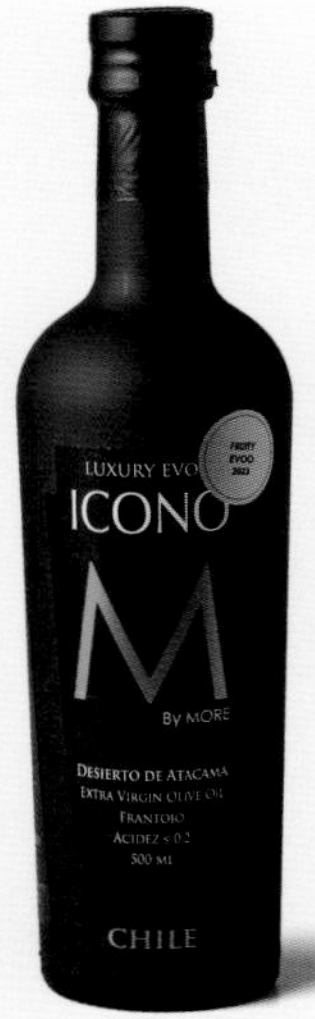

サラダの味を決めるオイルは、酸度の低い良質なものを厳選

おすすめは、酸度が国際基準数値を下回る0.17%で、混ぜものがなく、ポリフェノールの含有量が高い、このオーガニックエキストラバージンオイル。「<FRUITY>エキストラバージンオリーブオイル」500mℓ／ICONO

ミネラルたっぷりの深層海水天日塩

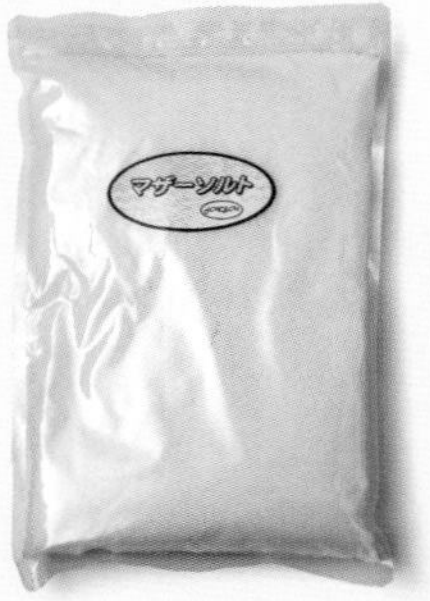

お塩の美味しさは、ミネラルの含有量で変わってきます。僕が使っているのは、深層海水を自然結晶させて1年間天日熟成させたもので、70種以上のミネラルがバランス良く入ったもの。全ての美味しいはここからです。「マザーソルト」／フォーユー

ワインビネガーはたっぷり使える国産で

ドレッシングやマリネにたっぷり使うワインビネガーは、安心して使える国産のお酢専業メーカーのものを使っています。「純ワインビネガー」900mℓ／内堀醸造

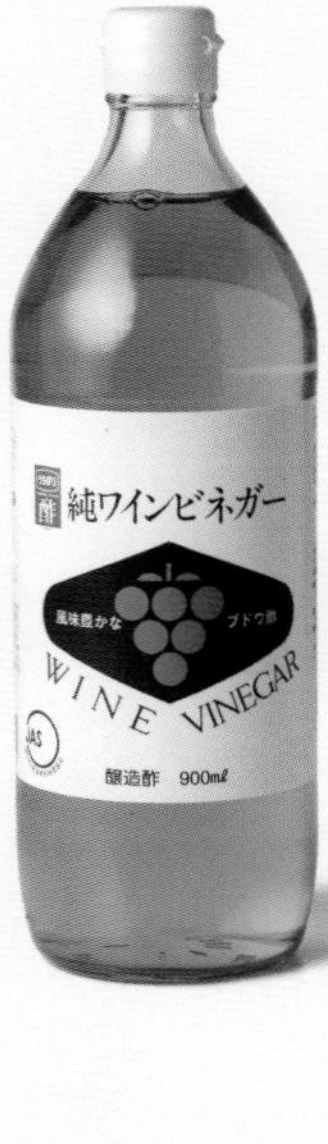

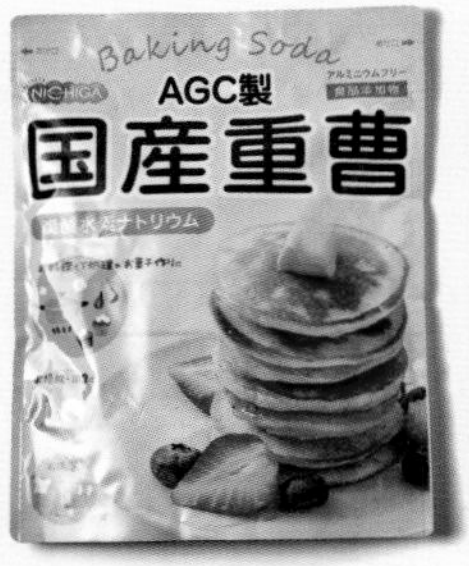

重曹は「食用」「国産」で安心できるものを

全ての野菜を重曹で洗うので、「食用」で、重金属などの混じりものがなく純度の高い国産のものを選んでいます。この商品はアルミニウムフリー。「AGC製　国産重曹」1kg／NICHIGA

ホールスープに入れて味わうだしパック

僕の地元、湯河原の老舗かつお節屋さんが作るかつおと昆布をブレンドした無添加だしパック。グルタミン酸たっぷりで、ホールスープときのこと蓮根のマリネに深みと栄養をプラスしてくれます。「極だしパック『海』」／石倉商店

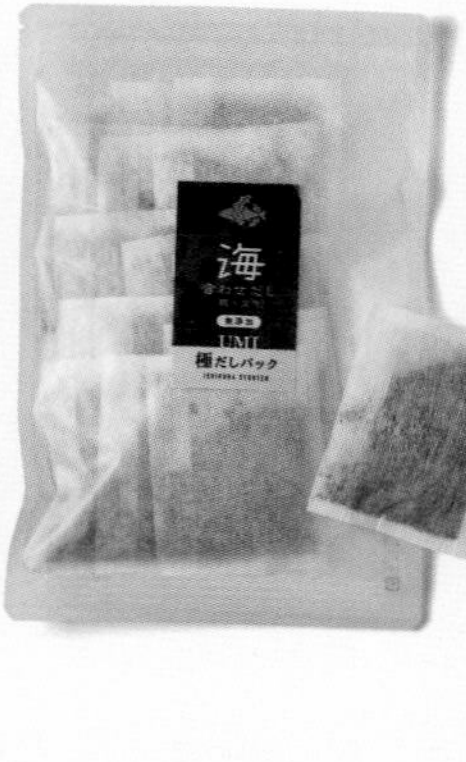

切り干し大根のスパイス煮込みにはコレ！

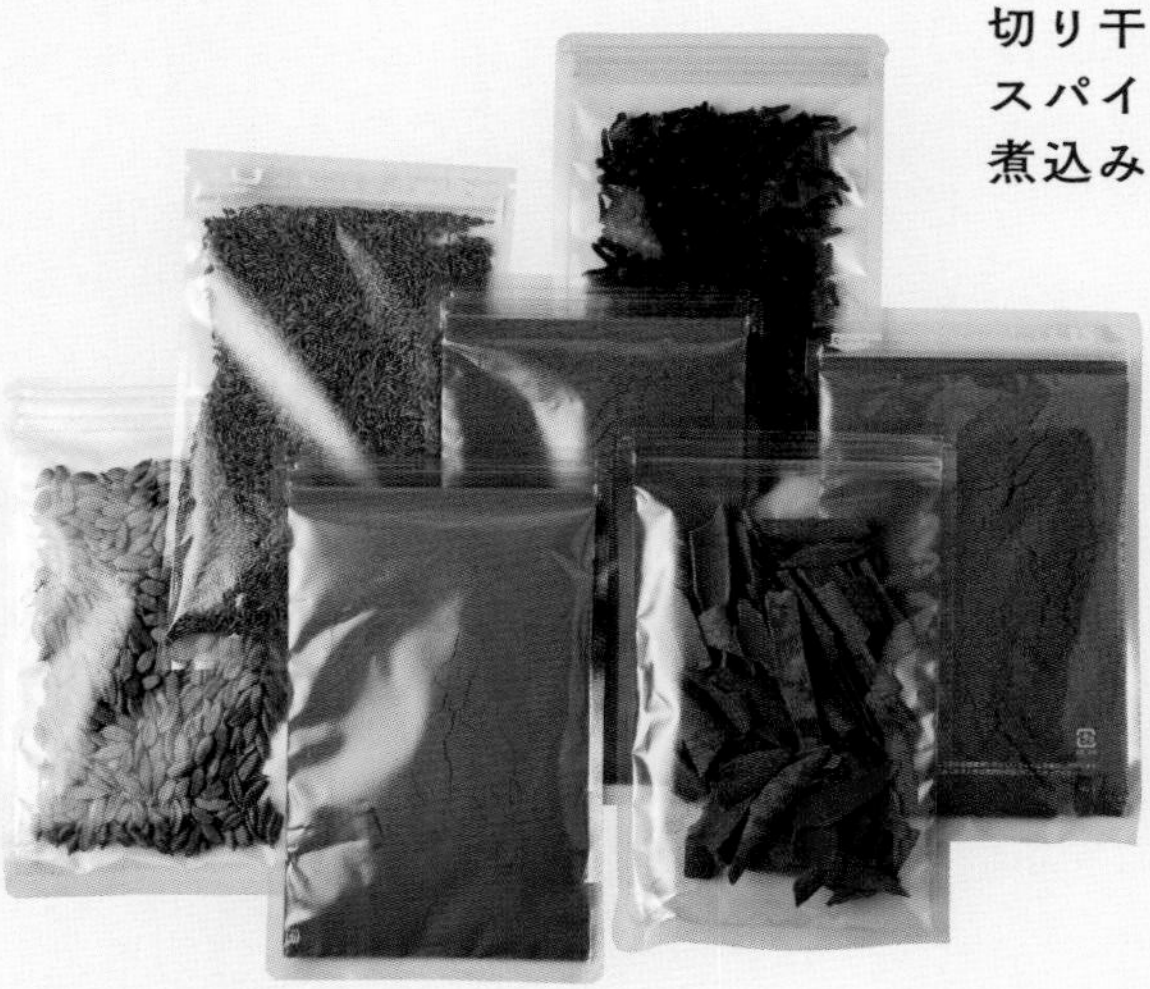

右から、カレーパウダー、シナモン原形、クローブ原形、コリアンダーパウダー、ガラムマサラ、クミン原形、カルダモン原形と７つのスパイスが入って、とてもお得なスパイスセット。「お試し・簡単　本格手作りインドカレー　カレーパウダーとスパイス原形セット」／大津屋

枝豆ひじきには濃厚なコクのバルサミコ酢を

イタリア・モデナ産の有機栽培のぶどうを原材料としたバルサミコ酢は安全性が高いうえに、濃厚で、コスパもいい一品。鶏むね肉にかけても美味しいです。「オーガニックバルサミコ酢・赤」250㎖／メンガツォーリ（ミトク）

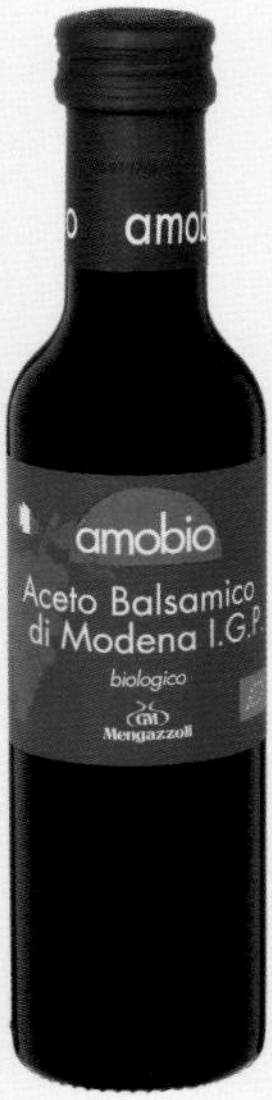

味もコスパも最高！粒マスタードの材料はこれに限る

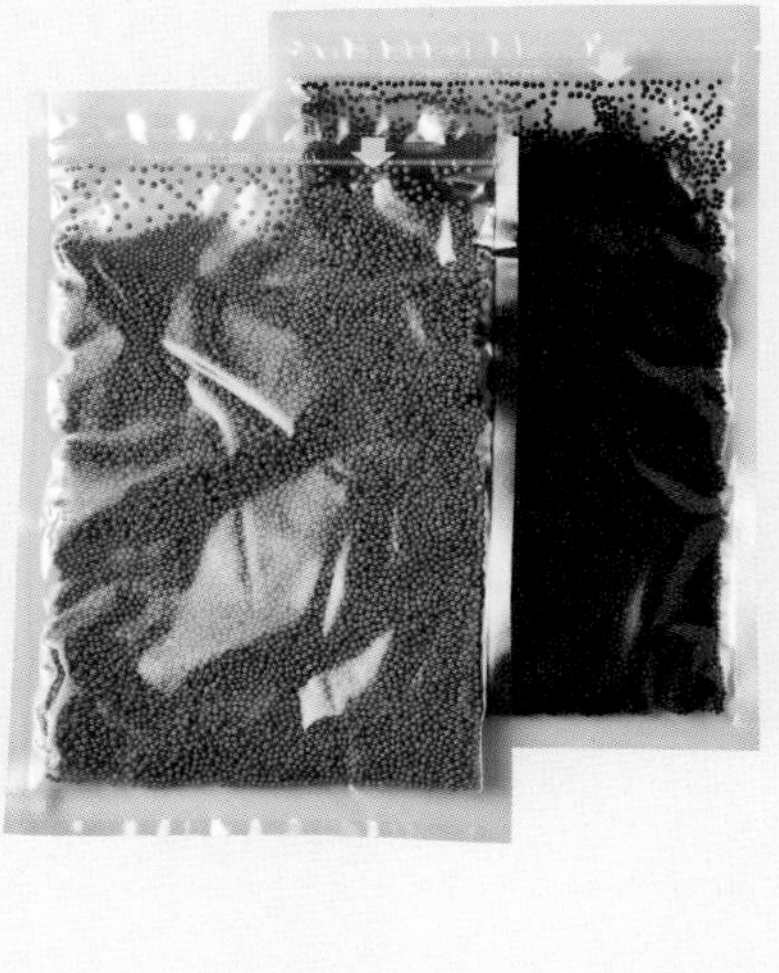

イエローマスタードシードとブラウンマスタードシードは、500ｇ入って1000円ちょっとのコスパの良さ。自家製粒マスタードが５回作れます。「イエロー＆ブラウンマスタードシード」各500ｇ／大津屋

こだわりの道具

「無印良品」の書類ケースを葉物野菜入れに

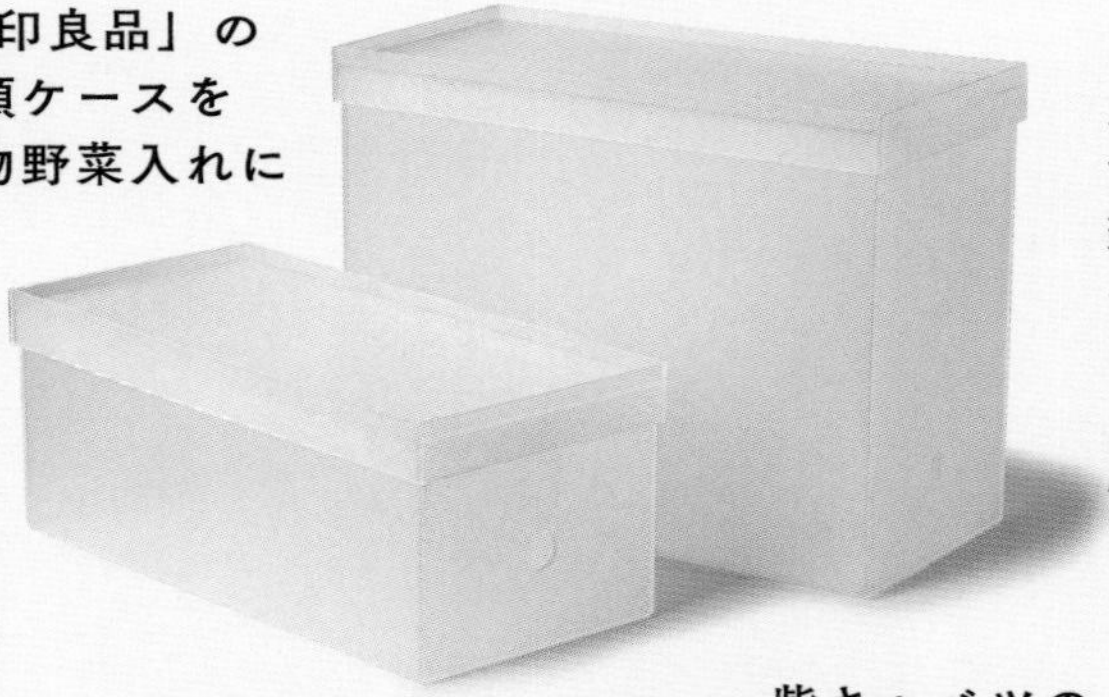

とても便利ですが、書類ケースなので、使う場合はあくまで自己責任でお願いします！蓋は別売り。深さが半分のタイプもあります。「ポリプロピレンファイルボックス・スタンダードタイプ・ワイド・A4用」／無印良品

紫キャベツのマリネは大きめスライサーで

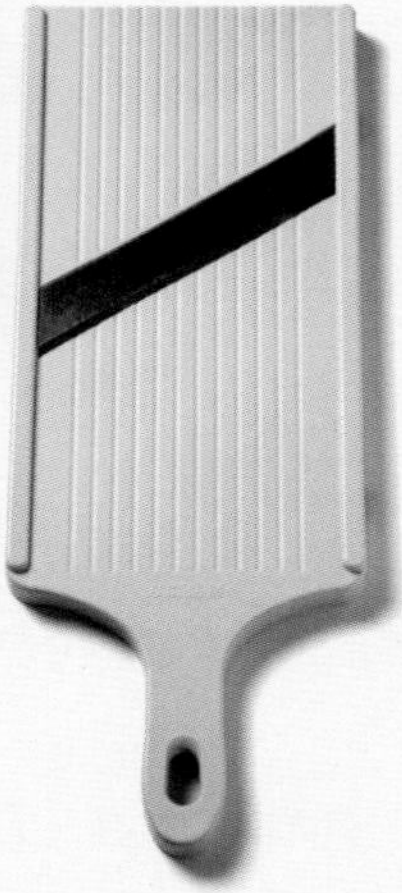

キャベツスライサーは、幅12㎝と大きめ。包丁で切るより断然ラクにせん切りができます。長年愛用していますが、切れ味が衰えない僕の必需品。／サンクラフト

葉物野菜の保存には欠かせないサラダスピナー

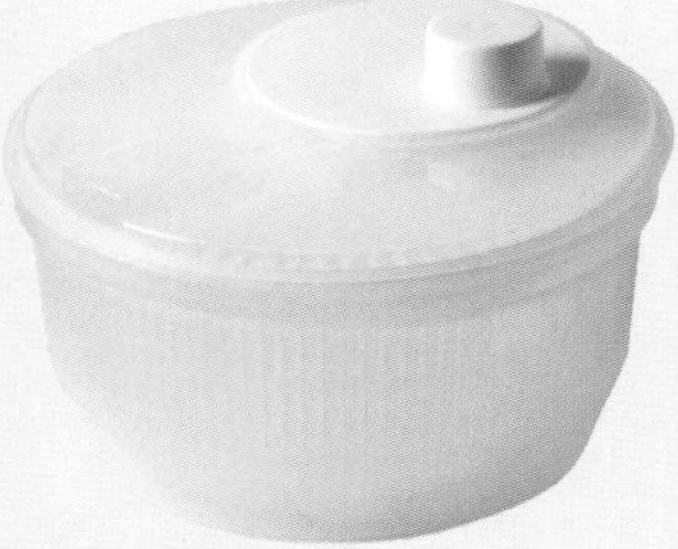

葉物野菜を長持ちさせるには、しっかり水を切ること。小分けして水切りをしてもいいですが、僕は時短を考えて15ℓのバケツのようなスピナーで一気に水切り。好みに合わせて選んでください。

直径約23㎝のガラスボウルが一人用のサラダの器

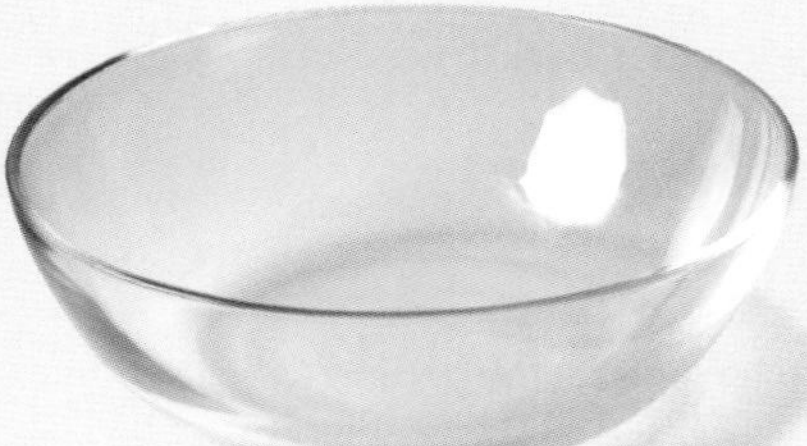

おそらく、サラダを盛り付けて、取り分けて食べるためのガラスボウルだと思うのですが、一人用として使っています。食洗機もOKです。「ガラスボール・大」／無印良品

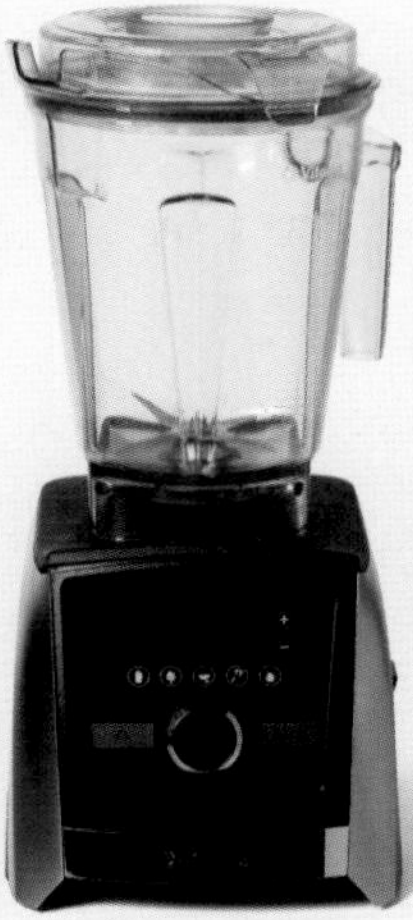

スムージー作りはこのブレンダーで

野菜や果物だけでなく、ホエイプロテインやココナッツオイルを入れるので、ハイパワーのブレンダーがあると粉っぽくならず滑らかなスムージーができます。ちょっと値段が高いですが、粉砕力は抜群なのでおすすめ。わが家の家宝です。「Vitamix A3500」／Vitamix

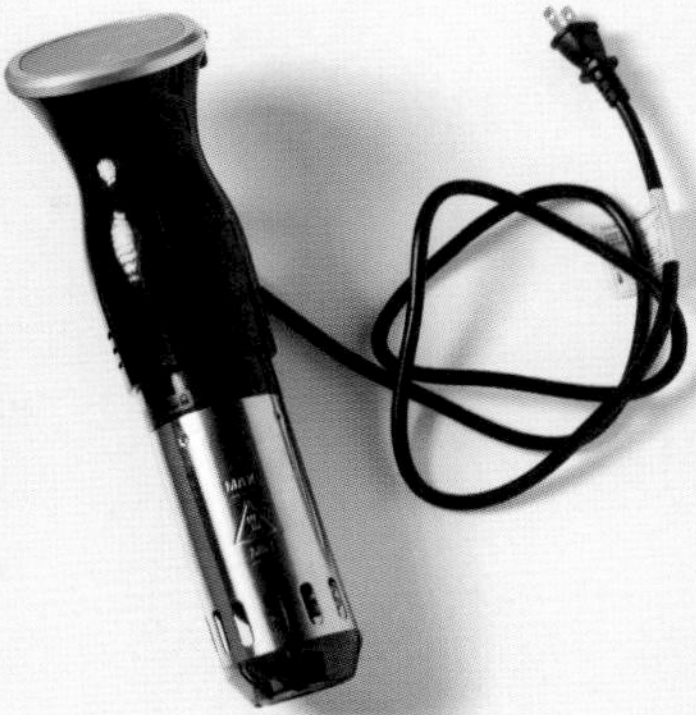

タンパク質の酸化を防ぐ低温調理器は必須アイテム

温度設定がしやすく、タイマー付きで、鍋に固定しやすいかどうかが選ぶポイント。高価なものもありますが1万円程度のこれで機能的には十分。「マスタースロークッカーS」／THANKO

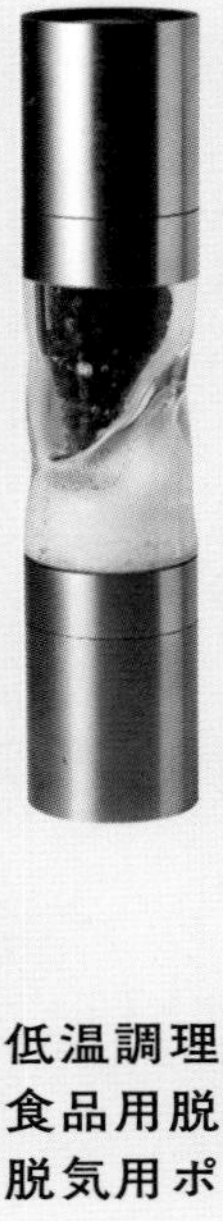

オシャレで便利なソルト＆ペッパーミル

塩と胡椒が一本に収まる省スペースタイプながら、オシャレなフォルムで中身が見えるところが気に入っています。「ソルト＆ペッパーミル・大」／AdHoc

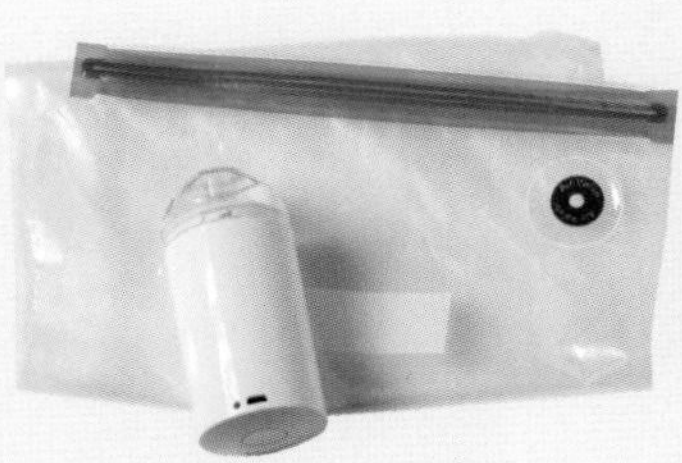

低温調理用の食品用脱気袋と脱気用ポンプ

低温調理は食材を脱気状態にして行うため、必ず必要な脱気袋と脱気ポンプ。セットで売っているものを買うと便利かも。袋は、数回使用可。脱気できなくなったら破棄します。

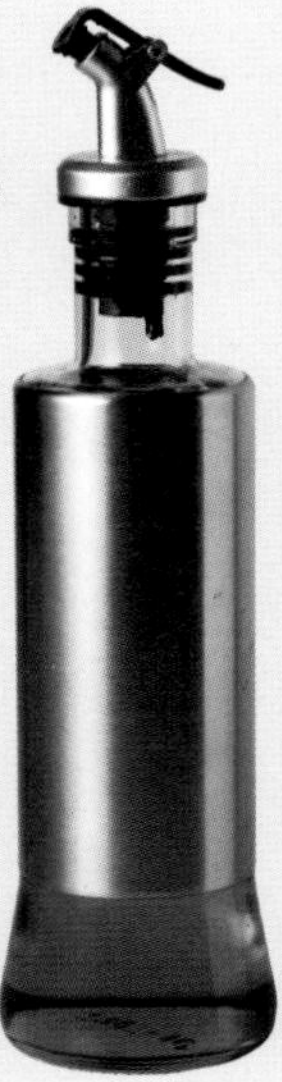

オイルの量を調節して注げるオイルボトル

サラダにオリーブオイルを回しかけるとき、注ぎ口が細くて量を調節できるオイルボトルがあると便利です。このボトルは液だれしないのでおすすめ。「オイルボトル」／楽家

「はじまりのサラダ会」を通して食べることを改めて考えるきっかけをつくっていきたい

最後まで読んでいただき、ありがとうございました。旧石器時代の食文化と、最新の栄養学、さらに何万という研究から導き出された論文。この学びを、全て掛け合わせた食事法が「はじまりのサラダ」です。

このはじまりのサラダで、まずは自分の体を栄養で満たすこと。そうしたら心も満ちていくはず。

そうして心身ともに満ちあふれた余裕で、誰かを満たしてあげること。

そんな循環が生まれたら、こんな幸せなことはありません。

人類の智慧を残してくれた、あらゆる科学者や有識者、そして全ての食に関わってくれる方々がいることを忘れずに。

本日もたくさんの感謝とともに。

「いただきます」

田代健斗

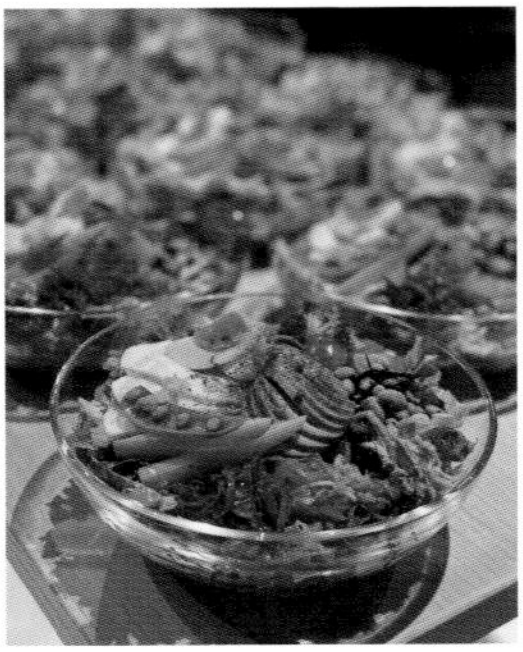

参加者の皆さまからのコメントは次ページへ ←

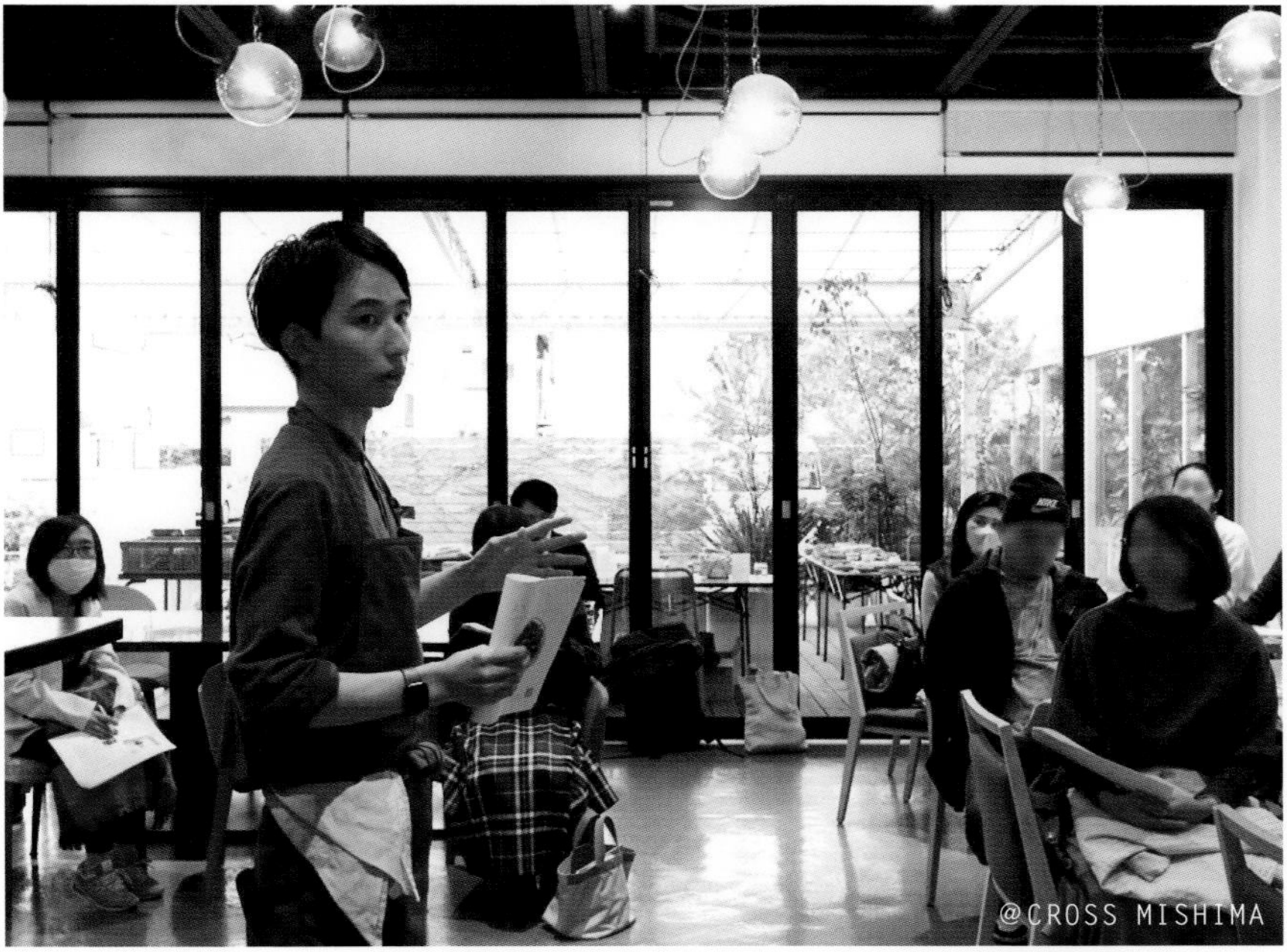

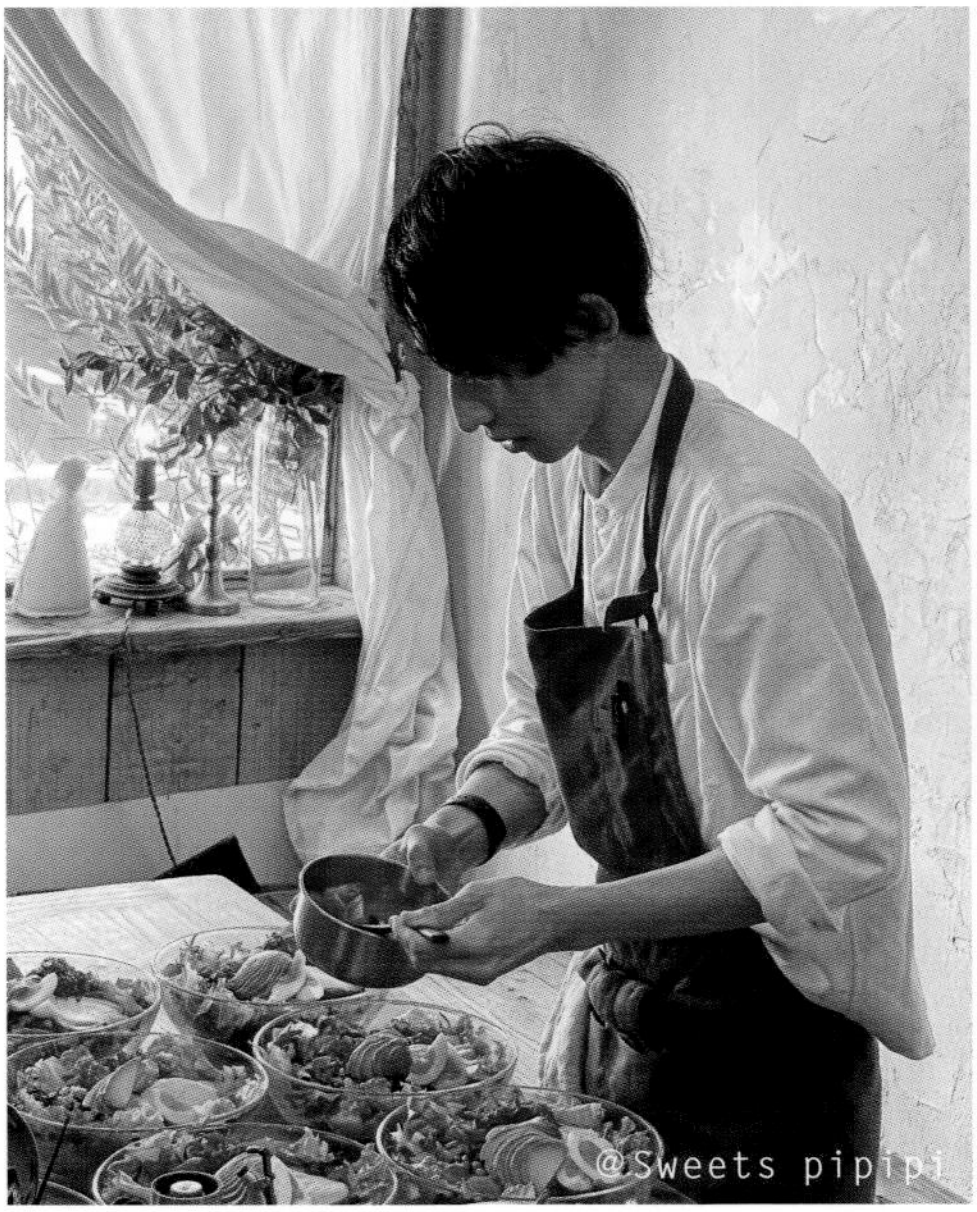

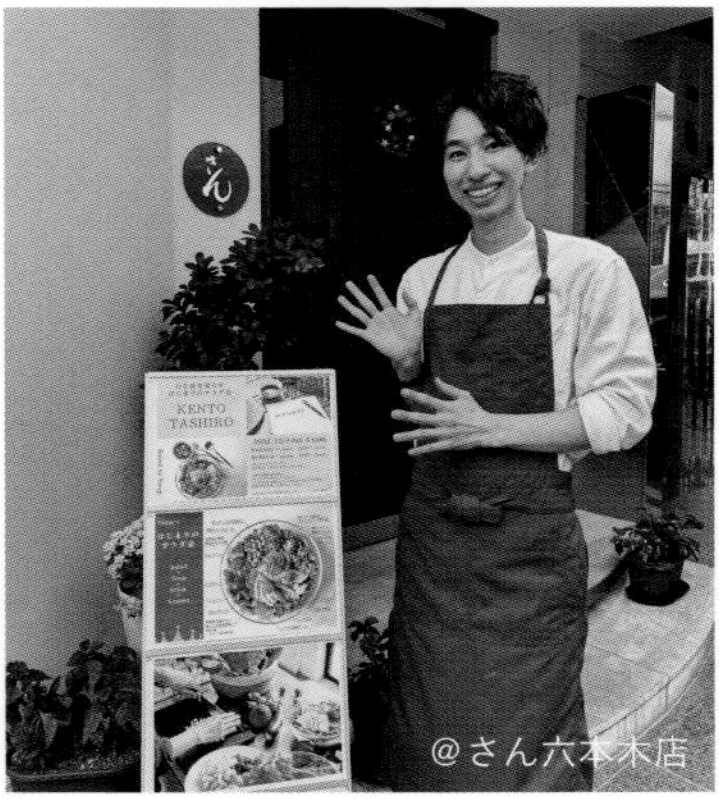

「はじまりのサラダ会」では、「はじまりの栄養学」の講義のあと、サラダの盛り付けをしながらレシピについての説明を行い、参加者の皆さんに実際に食べていただくところまでがセットです。この回の会場の「さん六本木店」は麹を中心とした自然食を提供しているお店です。

女性

【サラダ会の感想】
Instagram通り映えていました！　色々入っているのが美味しくて、満足な食事サラダでした
主宰の田代さんがたくさんお調べになった結果を面白くお話し頂いて、縄文時代に興味が湧きました
【自分の身に起きたカラダとココロの変化】
整体師の方に生のサラダは胃腸を冷やすので避けた方がいいと言われ、一応控えていたものの、田代さんのご発信で、大好きなサラダを楽しむ生活が復活しました！　田代さんが、楽しそうなので、楽しそうな方、楽しそうなこと好きの私はHAPPYです！！

50代・女性・主婦・KO

【サラダ会の感想】

サラダはなんとなく主役ではない印象がありますよねー……。いつも脇役な存在を立派な主役級になったサラダを見て、衝撃でした。

物足りなさとかも無くお腹いっぱいになり、それも驚きでした!!

田代先生のお話を聞いて単なるサラダなのではなく一つ一つがいい仕事をする、しかもぜんぶ集まれば百人力になると言う、理にかなったものなんだなと実感しました。

【自分の身に起きたカラダとココロの変化】

サラダ王子のサラダを毎日食べることは理想的だと思うのですが、つくるのもなかなか全部は揃いません。葉物野菜を重曹で洗い、即席でもつくれる紫キャベツのマリネと言った最小グループのものでもなるべくまいにち食べるようにしています。

スーパーの野菜売り場への着目度と言いますか、目の行き方が変わってきました。今まで気にもしなかったわさび菜があれば買ってみたり。紫キャベツが半額なら２個買ってみたり。イベント後はかなり積極的に野菜を食べるようにした時期が有り、吹き出物が減りました。

30代・女性・受付・S.R

【サラダ会の感想】

サラダをメインにしたお料理をあまり考えた事がありませんでしたが、葉物野菜たっぷり、その上に色々好きな具材を載せて楽しめる一品プレートが手軽でドレッシングも不要なのにおいしくてどハマり致しました。

何皿もお皿を用意して作る料理にこだわらなくても良いんだ！と気持ちも楽になりました。

【自分の身に起きたカラダとココロの変化】

夕飯はいつもサラダボウルになりました！

お野菜本来の美味しさに気付き、心からお野菜が大好き！食べている瞬間が本当に幸せを感じます。サラダを食べる事がこんなにも幸せな気持ちにさせてくれるのだと、毎日幸せを噛み締めております。

主人はサラダボウル生活になってから、人間ドックの数値が昨年より格段に良くなりました。食べる物で身体は変わると実感できるエピソードです。サラダ王子のお陰で、より口にする物に気をつけるようになりました。

女性・W.K

【サラダ会の感想】

見た目がまず美しい。料理は目で楽しむのも大切ですよね。見ただけで「食べてみたい♡」と思わせる盛り付けでした。そして、それぞれがとても美味しくて噛みしめていただきました。

たくさんの論文を読まれてすごく勉強されているのがわかりました。知っていたこと、知らなかったこと、忘れていたこと……とても勉強になりました。

【自分の身に起きたカラダとココロの変化】

家族もいるので毎日とはいきませんが、夕飯をサラダにする回数が増えました。元々発酵を勉強していたのですが、最近は腸活の勉強も始めました。腸が整うと体調も良くなり心も満たされます。

40代・女性

実は。波はあるんですけど、中学生の頃から過食嘔吐がやめれなくて。食べ方がわからなくなってるのもあるし、もう癖になってたんです。お腹いっぱいやのに、なんか満たされた感なくて。

お昼間は普通に食べれるし、夜も普通に食べて終わればよいのに無理でした。

もう30数年続いてたし普通には戻れへんのかなと思ってたのに、ケントさんのレシピにハマって真似してたら、なぜか止まりました！！前ならお腹パンパンでも、ガッツリ脂ものや甘いもの食べないと物足りなかったのに、不思議ともう十分〜！て思える様になりました！我慢してる感ゼロ、で！！

どちらかと言えば痩せ過ぎなので、ダイエットの気持ちではなく、健康的に普通になりたいと思い続けていたけど出来なかった事が、「はじまりのサラダ」のおかげで無理なく自然に治ってるし、外食しても選ぶものが変わりました。

長々と申し訳ありません！

もっとお勉強させていただきます！　本当にケントさんのおかげです。ありがとうございます。

40代・女性・事務職・M★U

【サラダ会の感想】

いろんな野菜が一度にたくさん食べられて幸せ♡　オリーブオイルと塩でこんなに美味しいとは思わなかった！　マリネとかカレーススパイス煮込みとか全てが美味しかったです♡　自分でも色々つくりましたが、また食べたいです♡　サラダ会の講義は、とてもお勉強になります！　さっそくお芋は冷やしたのを食べています。

【自分の身に起きたカラダとココロの変化】

お弁当の野菜がキャベツの千切りオンリーから豪華になりました（笑）。市販のドレッシングを使わなくなりました♡　肌の調子がいいです♡

女性

美味しく食べて、そして健康に120歳目指せる様に挑戦してみます！　またサラダ（野菜達）がこんなにメインディッシュで美味しく優しい味になるなんて！　このサラダ達を身近な人や子供達に食べて欲しいと思います！

30代・女性・新体操コーチ・J.S

【サラダ会の感想】

ここ最近食べたものの中で一番美味しかったです！！　普段自分は何を食べていたんだ、と思うくらい自然と噛む回数が増えてしっかり味わっていただくことができました。

見た目も華やかで、たくさんの美味しいお野菜をいただけて、心も身体もとっても満たされ幸せな気持ちでいっぱいになりました(^ ^)

栄養学講座はケントさんのお話がとても分かりやすく、面白かったです。

自分も栄養学の勉強をしていますが、また違った観点からお話が聞けて勉強になりました。

【自分の身に起きたカラダとココロの変化】

今までよりも野菜を多く摂る意識がつきました。日頃の食生活もまだまだですが以前よりは少し気をつけられたことにより、ファスティングの効果も上がった気がしました。

カラダが満たされるとココロも満たされるし、ココロが満たされているとカラダも満たされて、良いことしかありません(^ ^)

20代・女性

早速重曹を買ってきて野菜洗ってます。ひじきも重曹で戻し洗いしてから使いました。サラダの概念がガラッと変わり、サラダを作ることが楽しくなってきました。作り置きをすればお弁当にもささっとつめてこれますね！

p116 [55]「酸化した油が与える影響」ウイーン医科大学（2016） https://doi.org/10.1515/pjfns-2016-0028
p119 [56]「米国におけるオリーブオイルの消費量と心血管疾患リスク」ハーバード大学(2020)
https://doi.org/10.1016/j.jacc.2020.02.036
p121 [57]「加熱中の異なる商業用オイルの化学的および物理的変化の評価」オーストラリア(2018)
https://actascientific.com/ASNH/pdf/ASNH-02-0083.pdf
p123 [58]「タンパク質に対する熱処理に効果」スロバキア(2022) https://www.mdpi.com/2304-8158/11/7/1023
[59]「コレステロールの酸化温度」トリノ大学(2002) https://doi.org/10.1016/S0955-2863(02)00222-X
[60]「食品タンパク質の酸化」(2017) https://doi.org/10.1080/10408398.2016.1165182
p124 [61]「抗生物質についての声明」WHO(2018)
WHO Guidelines on use of medically important antimicrobials (MIA) in food-producing animals)
[62]「鶏肉の抗生物質残留物」パキスタンと韓国(2018) https://doi.org/10.4315/0362-028X.JFP-17-086
p125 [63]「米国で市販されているフィンフィッシュフィレの脂肪酸プロファイル」パデュー大学(2014)
https://link.springer.com/article/10.1007/s11745-014-3932-5
p126 [64]「コレステロール摂取量に関する声明」日本動脈硬化学会(2015)
https://www.j-athero.org/jp/outline/cholesterol_150501/
p127 [65]「ガンの素になる折りたたまれたタンパク質」Nature Chemical Biology(2011)
https://www.natureasia.com/ja-jp/research/highlight/1168
p128 [66]「経口AGE制限は、肥満のインスリン抵抗性を改善」(2016)
https://www.ncbi.nlm.nih.gov/pmc/articles/pmid/27468708/
p130 [67]「魚種の脂肪酸プロファイル、および油酸化に対する伝統的な乾燥方法の影響」マルアカメルーン大学(2020)
https://www.ncbi.nlm.nih.gov/pmc/articles/PMC7408053/
[68]「加工肉の消費と発がん性の関係」WHO (2015)
https://www.iarc.who.int/wp-content/uploads/2018/07/pr240_E.pdf
[69]「飲料水と食事による硝酸亜硝酸塩曝露と大腸がんのリスク」(2022)
https://doi.org/10.1016/j.clnu.2020.11.010
p134 [70]「高血糖と酸化ストレス」カナダ・マクマスター大学(2023) 10.14336/AD.2021.0929
[71]「内皮透過性、LDL沈着、および心血管危険因子」 イタリア・サレント大学(2018)
https://www.ncbi.nlm.nih.gov/pmc/articles/PMC7729208/
[72]「肥満とインスリン抵抗性と2型糖尿病を結びつける脂肪細胞機能障害」(2008)
https://doi.org/10.1038%2Fnrm2391
p135 [73]「肥満の減量戦略として、食事前の水プリロードの有効性」(2015)
https://onlinelibrary.wiley.com/doi/full/10.1002/oby.21167
[74]「食べ方と食べる時間が血糖変動に影響を与える」日本農芸化学会(2018)
https://www.jstage.jst.go.jp/article/kagakutoseibutsu/56/7/56_560708/_pdf
[75]「咀嚼は、健康な若い被験者の食後グルコース代謝を改善する」北海道大学(2019)
https://www.jstage.jst.go.jp/article/tjem/249/3/249_193/_article/-char/ja
[76]「食後のグルコースおよびインスリン応答に関する運動について」イラン・カシャン大学(2022)
https://pubmed.ncbi.nlm.nih.gov/35535401/
p136 [77]「ケトジェニックダイエットと腎結石」テキサス工科大学(2021) 10.3390/diseases9020039
[78]「腎不全をもたらすケトジェニックダイエット」アメリカ・ハワード大学病院(2023)
https://www.ncbi.nlm.nih.gov/pmc/articles/PMC10121483/
[79]「ケトジェニックダイエットで腸内細菌の多様性が減る」科学誌『nature』(2013)
https://www.nature.com/articles/nature12820
p138 [80]「肥満、心血管、その他の加齢性炎症性疾患のリスクを軽減するための腸の健康維持における食事の役割の解明」
(2024) https://www.ncbi.nlm.nih.gov/pmc/articles/PMC10773664/
p145 [81]「腸内マイクロバイオームの組成と多様性のマーカーを明らかにする」オランダとベルギー(2016)
https://doi.org/10.1126/science.aad3369
p146 [82]「抗生物質についての声明」厚生労働省(2018)
https://www.mhlw.go.jp/houdou_kouhou/kouhou_shuppan/magazine/2018/09_01.html
p149 [83]「16時間断食の健康効果」パドヴァ大学(2016) https://doi.org/10.1186/s12967-016-1044-0
p150 [84]「ファスティング・ミミッキング・ダイエット」南カルフォルニア大学ロンゴ博士(2015)
https://doi.org/10.1016/j.cmet.2015.05.012
p153 [85]「水の飲む量と血圧と体温の関係』(2020)
https://www.ncbi.nlm.nih.gov/pmc/articles/PMC7231288/
p155 [86]「腎臓を癒やすのは食物繊維」シャヒード・ベヘシュティー大学(2018)
https://doi.org/10.1017/S0007114517003671
[87]「慢性腎臓病における代謝性アシドーシスの治療と果物や野菜との比較」テキサス医科大学(2013)
https://pubmed.ncbi.nlm.nih.gov/23393104/
p159 [88]「トランス脂肪酸の危険性」WHO (2024)
https://www.who.int/news-room/fact-sheets/detail/trans-fat
p160 [89]「人工甘味料が腸内環境を荒らす可能性」イスラエル(2022) https://pubmed.ncbi.nlm.nih.gov/35987213/

＊栄養学やレシピ、商品の情報は2024年3月25日時点のものです。

参照文献、参考論文一覧

p60 [16]『サピエンス全史』著ユヴァル・ノア・ハラリ

p63 [17]「ピグミー族の暮らし」スペイン・アリカンテ大学(2013)
https://doi.org/10.1371/journal.pone.0084804

[18]「ピグミー族の食生活」日本(2012) https://doi.org/10.1537/ase.110913

[19]「チマネ族の食生活」カリフォルニア大学(2017) https://doi.org/10.1002%2Fevan.21515

p64 [20]「チネマ族の暮らし」ニューメキシコ大学(2017) https://doi.org/10.1016/S0140-6736(17)30752-3

p68 [21]『ジョコビッチの生まれ変わる食事』著ノバク・ジョコビッチ

[22][23]「日本におけるセリアック病とセリアック因子の保有率」国防医科大学(2020)(2017)
https://doi.org/10.1002%2Fjgh3.12352 https://doi.org/10.1007/s00535-013-0838-6

p70 [24]「酸化度の低い無洗米」日本(2009)
https://www.jstage.jst.go.jp/article/bimi2002/2009/13/2009_13_58/_pdf/-char/ja

[25]「玄米のフィチン酸を発芽玄米で減らせる」北京(2022)
https://doi.org/10.1016/j.foodres.2022.111603

p71 [26]「45℃の湯でフィチン酸を減らす」リトラル大学(2013)
http://dx.doi.org/10.1016/j.lwt.2013.01.029

[27]「蕎麦の酸化について」日本(2005)
https://www.naro.go.jp/project/results/laboratory/harc/2005/cryo05-40.html

[28]「オートミールの健康効果」デブレ・マルコス大学(2023)
https://doi.org/10.1155%2F2023%2F2730175

p72 [29]「食品の満足度」シドニー大学(1995) https://pubmed.ncbi.nlm.nih.gov/7498104/

p73 [30]「食事の炭水化物をじゃがいもに置き換えた健康効果」ペニントン医学研究所 (2022)
https://pubmed.ncbi.nlm.nih.gov/36367708/

[31]「サツマイモの健康効果について」メルボルン大学(2022)
https://doi.org/10.1016/j.fbio.2022.102208

p76 [32]『フードトラップ　食品に仕掛けられた至福の罠』著マイケル・モス

p79 [33]「中毒になりやすい食品」ミシガン大学(2015) https://doi.org/10.1371/journal.pone.0117959

[34]「ジャンクフードと発がんリスク」フランス(2018) https://www.bmj.com/content/360/bmj.k322

p80 [35]『最新脳科学で読み解く 脳のしくみ』著サンドラ・アーモット

p85 [36]「ジャンクフードとうつ病」ディーキン大学(2023)
https://www.sciencedirect.com/science/article/pii/S0165032723006092

p87 [37]「食品マーケティングの影響」シカゴ大学(2019) https://doi.org/10.1038/s41562-019-0586-6

[38]「見るとつい食べたくなるのは本能」国立遺伝学研究所(2017)
https://www.nig.ac.jp/nig/images/research_highlights/PR20170421.pdf

p88 [39]「食事快楽は高脂肪と高炭水化物どちらか」シェフィールド大学(2016)
https://pubmed.ncbi.nlm.nih.gov/27001260/

p89 [40]「超加工食品とガンのリスク」フランス(2018) https://www.bmj.com/content/360/bmj.k322

p93 [41]「夜と昼の食後の代謝プロファイル」イギリス・サリー大学(2018)
https://pubmed.ncbi.nlm.nih.gov/15646240/

p98 [42]「生野菜や果物は精神的健康に関連」オタゴ大学(2018)
https://doi.org/10.3389%2Ffpsyg.2018.00487

p100 [43]「果物とダイエットについて」ドイツ・ハインリッヒ・ハイネ大学(2019)
https://pubmed.ncbi.nlm.nih.gov/30801613/

[44]「果糖と死亡率」イラン (2022)
https://www.tandfonline.com/doi/full/10.1080/10408398.2021.2000361

p107 [45]「顔の皮膚老化と代謝物」中国(2023) https://doi.org/10.1186/s40246-023-00470-y

[46]「オメガ3脂肪酸による不安障害の変化」中国(2018)
https://doi.org/10.1001/jamanetworkopen.2018.2327

[47]「オメガ3脂肪酸と心臓周りの血管疾患の関係」ミラノ大学(2020)
https://pubmed.ncbi.nlm.nih.gov/32634581/

p108 [48]「クルミは血管を綺麗にし寿命を伸ばす」ハーバード大学(2022) https://doi.org/10.3390/nu13082699

[49]「クルミがメンタルヘルスに役立つ」南オーストラリア大学(2022)
https://www.mdpi.com/2072-6643/14/22/4776

p109 [50]「神経病理学に対するキャノーラ油の影響」科学誌「nature」(2017)
https://www.nature.com/articles/s41598-017-17373-3?error=database_circuit_open&error_description=Database%20is%20temporarily%20unavailable

[51]「食物油脂と健康」アメリカ(2005) https://pubmed.ncbi.nlm.nih.gov/16387724/

[52]「心血管疾患の危険因子に関する他の脂肪および油に対する高オイル植物油置換の系統的レビュー」ピーター・j・フース(2015) https://doi.org/10.3945/an.115.008979

p113 [53]「脂質の加熱温度と酸化製品に及ぼす影響」中国(2022) https://doi.org/10.3389/fnut.2022.913297

p114 [54]「自己免疫疾患、喘息、アレルギーのリスクを軽減するために、低いオメガ6/オメガ3比を維持することの重要性」
ミズーリ州医師会(2021) https://www.ncbi.nlm.nih.gov/pmc/articles/PMC8504498/

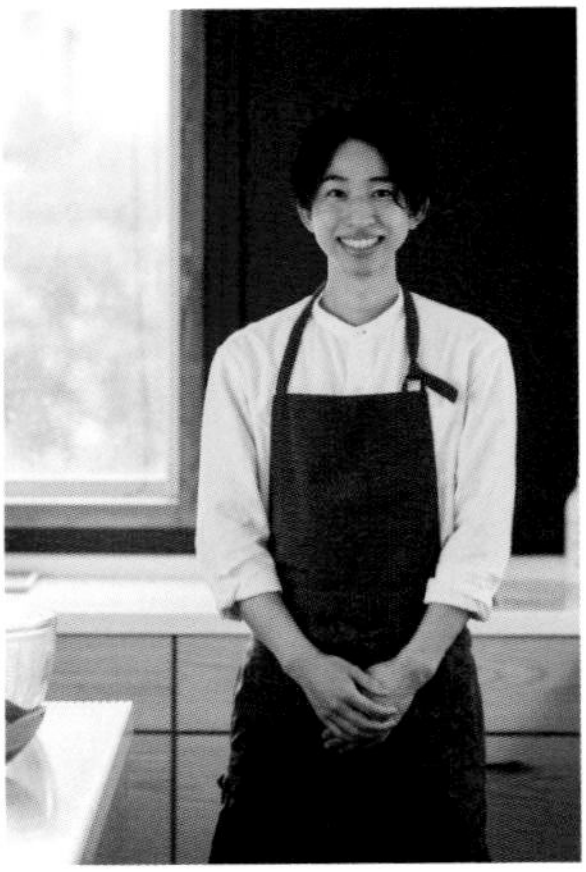

サラダ王子／鍼灸師

田代健斗（たしろ・けんと）

田代鍼灸マッサージ整骨院院長。治療家歴13年。鍼灸師・柔道整復師の国家資格を活かし年間2000人以上の患者を治療。鍼灸院で体に不調を抱える人への施術を行う中で、治療をして不調がとれてもまた戻ってきてしまう人たちがいるのはなぜかを追求した結果、食生活を改善しないと根本的な治癒にはならないことを痛感。食や栄養学の研究に目覚め知見を深める中で、自身が実践している、ひと皿で葉物野菜や緑黄色野菜、海藻、いも類などの野菜を１日に600～800g摂取し、質の良いタンパク質と脂質と糖質を摂る完全栄養食を考案し「はじまりのサラダ」と命名。はじまりのサラダ社を主宰し、各地でサラダと栄養学の講習会を行い、病気にならない正しい食事法と栄養の知識の大切さを広める活動をしている。

Instagram：@kent_tashiro_salad.oj
ブログ：https://kentcookinblog.com/

はじまりのサラダと栄養学《えいようがく》
「食《た》べる」の本質《ほんしつ》を解《と》いた新《あたら》しい食事法《しょくじほう》

2024年４月17日　初版発行
2024年５月30日　再版発行

著者　田代健斗《たしろけんと》
発行者　山下直久
発行　株式会社KADOKAWA
〒102-8177 東京都千代田区富士見2-13-3
電話 0570-002-301（ナビダイヤル）

印刷所　TOPPAN株式会社
製本所　TOPPAN株式会社

ISBN 978-4-04-606828-6　C0077